LE

CORPS DE L'HOMME

TOME III.

À la même Librairie :

DICTIONNAIRE DE MÉDECINE USUELLE

A l'usage des gens du monde, des chefs de famille et des grands établissements, des administrateurs, des magistrats et des officiers de police judiciaire, enfin pouvant servir de direction à tous ceux qui se dévouent au soulagement des malades; avec une introduction servant d'exposé pour le plan de l'ouvrage et de guide pour son usage;

Par une Société de membres de l'Institut et de l'Académie de médecine, de Professeurs, de Médecins, d'Avocats, d'Administrateurs et de Chirurgiens des hôpitaux dont les noms suivent :

Alibert (le baron), Andrieux, Andry, Bailly, Baugrand, Baude (J.-P.), Bricheteau, Blache, Blandin, Bouchardat, Bourgery, Caffe, Capitaine, Caron du Villard, Chevalier, Cloquet (J.), Colombat, Comte (A.), Cottereau, Couverchel, Cullerier (A.), Dalmas, Deslandes, Deleau, Devergie, Donné, Dumont, Falret, Fiard, Furnari, Gerdy, Gilet de Grammont, Gras (Albin), Guersent, Hardy, Larrey (H.), Lagasquie, Landousy, Lélut, Leroy d'Étiolles, Lesueur, Magendie, Marc, Marchesseaux, Martinet, Martins, Miquel, Ollivier (d'Angers), Orfila, Paillard de Villeneuve, Pariset, Petit, Plisson, Poiseuille, Sanson (A.), Royer-Collard, Toirac, Trébuchet, Velpeau, Véc, etc.;

Publié sous la direction du docteur Beaude, Médecin-inspecteur des établissements d'Eaux minérales, membre du Conseil de salubrité du département de la Seine. 2 forts vol. in-4, à deux colonnes. 30 »

Paris.—Imprimerie Bonaventure et Ducessois, quai des Augustins, 55 (près le Pont-Neuf).

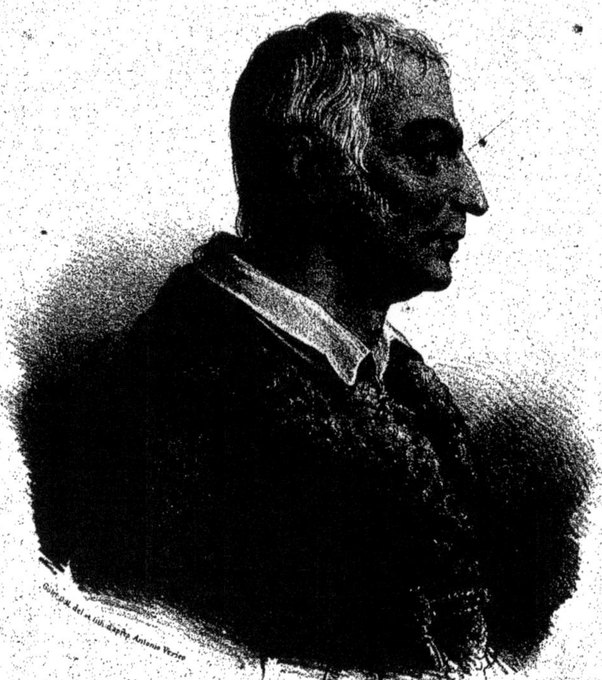

[illegible] del. et lith. d'après Antonio Verico

PAOLO MASCAGNI.

Lith. de Lemercier rue de Seine S. G. 55.

LE
CORPS DE L'HOMME

TRAITÉ COMPLET

D'ANATOMIE & DE PHYSIOLOGIE HUMAINES

Illustré de plus de 400 figures dessinées d'après nature

ET SUIVI D'UN

PRÉCIS DES SYSTÈMES DE LAVATER ET DE GALL

Ouvrage à l'usage des Gens du Monde, des Médecins et des Élèves

PAR LE Dr GALET

ANCIEN CHEF DE CLINIQUE DE LA FACULTÉ DE MÉDECINE DE MONTPELLIER.

Si l'espèce humaine peut être perfectionnée, c'est dans l'étude de l'organisation humaine qu'il faut en chercher les moyens.

TOME TROISIÈME

comprenant :

ANATOMIE	PHYSIOLOGIE
Appareil locomoteur (ostéologie, arthrologie et myologie).	Locomotion, Mécanisme des mouvements volontaires, Système de Lavater.

Avec 53 planches renfermant 142 figures.

PARIS

DIDIER, LIBRAIRE-ÉDITEUR

35, quai des Augustins.

1854

LE

CORPS DE L'HOMME,

OU

L'ANATOMIE ET LA PHYSIOLOGIE HUMAINES,

MISES

A LA PORTÉE DE TOUTES LES CLASSES DE LA SOCIÉTÉ,

Deuxième Partie.

DES RELATIONS EN GÉNÉRAL.

Le système animal, réduit aux seules conditions d'existence que nous avons jusqu'à présent développées, serait un être bien imparfait encore, bien éloigné du caractère de grandeur et de sublimité que lui réservait la nature. Les mouvemens internes, les agitations moléculaires qui font et reconstruisent les organes, lui sont communs avec les végétaux qui se nourrissent et respirent, comme tout animal respire et se nourrit. Mais la plante irrévocablement fixée au sol qui l'a fait éclore, ne puise que de là les matériaux de son entretien; son berceau lui sert de cercueil. Elle est privée du sentiment de son existence, et dominée, à son insu, par l'action des puissances externes. L'animal, au contraire, a pour habitation tout le globe; il veille aux soins de sa conservation et de son bien-être. Toutes les causes extérieures qui agissent sur lui, il les modifie à son gré, les approprie à ses besoins, à ses caprices; il s'en approche et les attire, ou les repousse et s'en éloigne, selon qu'il les soupçonne utiles ou nuisibles.

Cet avantage qu'a l'animalité de commander à la nature, et que l'homme possède à un si haut degré de supériorité, suppose en elle-même des moyens qui lui fassent connaître les qualités diverses des agens qui l'entourent, un centre sensible qui apprécie ces qualités, des instrumens qui exécutent les déterminations arrêtées. Les *organes des sens*, l'*encéphale*, les *appareils osseux* et *musculaire*, voilà le trépied matériel de la vie *animale*, vie *extérieure* ou de *relations*, parce qu'elle est toute excentrique, qu'elle s'exerce, rayonnante, sur tous les corps de l'univers. Avec cet apanage, l'existence humaine est une chaîne d'embellissement; elle n'est plus réduite à un grossier remaniement de molécules organiques; elle pense, elle perfectionne la nature, et bien que ses besoins se multiplient à l'infini, et qu'ils paraissent naître de l'excès même des richesses, ils sont tous satisfaits : l'exécution attend à peine que la volonté commande.

Qu'un sauvage, arraché de ses forêts désertes, de son antre informe et silencieux, tombât subitement dans nos contrées imprégnées de tout ce que la civilisation étale de grandeur et de somptuosité! qui pourrait nous dépeindre l'étonnement dont il serait saisi? Ce qui le frapperait d'abord seraient ces productions merveilleuses de l'art dont la splendeur et les proportions gigantesques éclipsent et font oublier les chefs-d'œuvre de la nature. Il croirait voir dans ce nouvel empire, un second univers, et dans les hommes qui l'habitent, les continuateurs de la création première. Autour de lui, tout se meut, tout s'agite, la vie se multiplie, déborde ses limites, et semble s'incruster dans tous les corps inertes. Sous ces mains qui modifient la forme, le volume, la consistance de la matière, il regarde grandir ces constructions presque magiques, ces palais orgueilleux devant lesquels doit tomber, impuissante, la fureur des élémens externes. Ou bien il voit jaillir du sein d'une terre aride ces productions si diversifiées, dont l'abondance contraste avec l'avarice du sol, et qui devant servir à la reconstruction de nos organes, flattent d'abord nos sens du doux parfum de leurs émanations ou du brillant éclat de leur parure. Ici, l'on oppose une digue aux torrens destructeurs, on leur commande une direction fixe, ou on leur ouvre mille voies pour les faire servir à nos divers besoins et à nos jouissances.

Ailleurs, la toile s'anime et le marbre respire; il palpite, il fait revivre toutes les générations qui nous ont précédés. Sublimité de la puissance humaine qui alimente nos affections les plus pures, quand une loi fatale nous en a ravi l'objet, ou multiplie à l'infini nos relations, en rajeunissant le vieux monde! Mais, parmi ces trésors que l'homme du désert admire et nous envie, il en est un plus précieux encore. Une bouche a parlé, et soudain une masse d'hommes s'agite. Un mouvement spontané, l'on dirait convulsif, témoigne de l'impression profonde que chacun a reçu ; la joie ou la douleur, la crainte ou l'espérance, la colère, l'indignation et les actes divers que ces passions font éclater, tels sont les prodigieux effets de la parole. Elle insinue dans le cœur des hommes, le sentiment dont elle est l'expression, et sa puissance devient d'autant plus grande qu'elle se pare de couleurs et se déguise sous certaines allures. Le chant et l'éloquence, voilà les grandes sources de toute civilisation.

L'instrument matériel créé par la nature pour l'accomplissement de si merveilleux phénomènes, est le cerveau avec les filamens nerveux qui en dépendent : c'est un fait avéré, dont on ne saurait plus déposséder la science. Les affections sensitives et intellectuelles et les mouvemens volontaires appartiennent à cet appareil comme le fruit à la plante qui le supporte. Loin de nous conséquemment la faiblesse ou l'absurdité de spiritualiser ces nobles fonctions de l'économie animale ! Qu'on nous montre un aveugle analysant les couleurs, ou un acéphale émettant une conception, et nous croirons à la doctrine des substances immatérielles ! Jusqu'alors nous professerons l'opinion qu'il ne peut exister d'acte intellectuel sans les circonstances physiques qui lui appartiennent. Logé dans la boîte osseuse du crâne, et couronnant ainsi tout l'édifice humain, le cerveau est le souverain maître des relations de toute espèce que l'économie entretient avec les corps de la nature. A lui seul aboutissent toutes les sensations ; de lui partent toutes les volitions. Les organes des sens distribués sur la périphérie du corps, comme des sentinelles avancées, préviennent l'encéphale de la présence des agens extérieurs. Ils lui transmettent les impressions qu'ils ont reçues des qualités de ces corps. L'encéphale compare, délibère, émet sa volonté, et les nerfs qui en partent pour aller se répandre dans les divers tissus, excitent les muscles à se contracter, à déplacer les os auxquels ils s'attachent : d'où résultent les mouvemens. Il y aurait donc des nerfs *afférens* ou *sensitifs* acceptant les impressions des sens et les confiant au cerveau, et des nerfs *efférens* ou *moteurs* transmettant aux masses musculaires, les volontés de l'encéphale.

Tout animal privé, par sa nature, d'organe encéphalique, ou n'ayant à sa place, que quelques ganglions, exécute très-bien sa vie végétative, mais il manque de toute espèce d'idées; il n'a qu'une conscience très-obscure des objets qui l'entourent. Qu'au contraire, ce même organe soit très-développé comparativement au reste du système, qu'il consiste, comme chez l'homme, en une grande masse de matière pulpeuse, ovalaire, fortement bosselée et terminée par un très-long cordon ; qu'il se lie à tous les autres agens organiques par des rameaux nerveux forts et multipliés, et l'exercice de l'intelligence jouira d'une immense portée ! Par la spontanéité même, par l'action concentrée de la pulpe nerveuse, l'intelligence créera et combinera des idées (conceptivité) ; et par les nerfs qui se répandent sur tous les points du corps, elle acquerra le sentiment du mode d'être des organes; par les nerfs sensitifs ou de communication avec les appareils des sens, elle appréciera les qualités des corps extérieurs (perceptivité); et par les nerfs moteurs, elle imposera aux organes des mouvemens l'obligation d'exécuter ses ordres.

Quant à la manière dont le cerveau élabore les sensations, compose les idées, les associe et les combine, les retient et les reproduit, force doit être de convenir de notre ignorance sur ce singulier mécanisme, sans préjudice cependant pour la conviction que les actes psychologiques dépendent de l'innervation, ou tout au moins exigent, pour condition de leur existence, la masse encéphalique. Mais faut-il dire avec toute l'école de Gall, qu'il y a, dans le cerveau, des départemens distincts pour chaque manifestation psychologique? Que le degré de développement de nos aptitudes, de nos propensions diverses, est mesuré à l'étendue et au volume relatifs de telle ou telle portion de matière cérébrale? Cette thèse, qui fixera en temps et lieu notre attention, exige encore des recherches nombreuses, mais surtout une appréciation consciencieuse, indépendante et sévère de tous les faits qui s'y rapportent. Pour le moment, nous nous bornons à répéter qu'à un grand développement de substance cérébrale répond une grande portée d'intelligence, et à établir, comme fait avéré, le manque d'uniformité dans l'élaboration des phénomènes intellectuels et moraux sur chaque individu. La variété des physionomies individuelles est l'image fidèle des diversités psychologiques. Chaque homme sent et pense à sa manière, soit qu'une organisation congéniale fixe elle-même les bornes et le genre des créations conceptives, soit que la pulpe cérébrale ait des aptitudes différentes à se laisser influencer par les impressions sensitives. Toutefois, il ne faudrait qu'ouvrir les yeux sur la marche de l'esprit humain en général, sur l'embellissement progressif du globe, pour juger que la grande mission des facultés psychologiques, c'est le perfectionnement illimité du monde matériel, ce qui suppose, dans ces facultés, une perfectibilité relative. L'organe encéphalique est pourtant de nos jours ce qu'il était dans l'enfance du monde; il faut donc que l'éducation, qu'un exercice constant et bien dirigé, en accroise la virtualité, et qu'avec un même volume de matière coïncide une infiniment grande quantité de productions psychologiques.

C'est surtout par l'application répétée des organes des sens sur les objets qui nous entourent, que l'intelligence grandit et se perfectionne. Conducteurs déliés des impressions externes, ces organes sont les instrumens essentiels de nos relations avec l'univers. Ils sont on ne peut mieux disposés pour l'exécution de leur rôle, et adaptés, quant à leur forme et à leur structure, au genre d'impressions qu'ils doivent recevoir. Les nerfs sont la base fondamentale de leur texture et de leur puissance. Ceux qui entrent dans la composition de la peau et constituent le toucher, en présentent le type. Etendus sur toute la surface animale, tant interne qu'externe, en forme de natte à filamens indivisibles et à trame feutrée ; protégés par une toile membraneuse d'une extrême finesse, ils semblent s'identifier avec les qualités de tous les corps, ils donnent l'éveil sur l'arrivée de tout plaisir et de toute douleur, et c'est en acquérant plus de délicatesse et en s'associant à des formes accessoires variées et découpées avec une justesse presque mathématique, qu'ils constituent les autres sens : ceux de la vue, de l'ouïe, du goût et de l'odorat. Il ne reste plus au cerveau qu'à juger les impressions que ces serviteurs lui transmettent, et à prescrire ses volontés : les muscles et les os les traduiront en actes.

Base dure et comme pierreuse de l'édifice humain, ferme soutien des puissances motrices, le système osseux est l'instrument passif de la volonté. Dans son ensemble il représente l'homme puisqu'il en détermine toutes les proportions ; mais il le représente dans un état de dégradation, comme un palais réduit à sa charpente. Par son union avec les muscles qui sont les instrumens actifs des volitions, il donne au corps humain toute la noblesse et l'élégance de sa forme, il répond à tous ses besoins; ces deux systèmes, inséparables l'un de l'autre, subissent à cet effet, dans leur figure et leurs dispositions respectives, d'innombrables modifications. L'un s'arrondit en voûte ou se plie en cerceaux s'il doit, comme à la tête, garantir le plus délicat, le plus précieux des organes, et prêter aux agens musculaires de nombreux points d'appui, ou, comme à la poitrine, suivre les mouvemens des muscles et agrandir le champ respiratoire ; tantôt il s'étend et s'amincit en lames ou se creuse en cavités plus ou moins profondes pour des usages différens ; tantôt enfin, comme dans les membres, il s'allonge en tiges, en colonnes brisées sur divers points, mobiles aux lieux de leurs brisures où se montrent des surfaces glissantes, humectées d'un fluide onctueux, et tenues en rapport par des liens d'une excessive solidité. L'autre superposé et adhérant à ces parties solides, les entraîne dans ses contractions, ou les prend pour point d'appui de ses efforts. Toute sa substance est pénétrée d'épanouissemens nerveux, à la faveur desquels il répond à la moindre incitation cérébrale. Sa masse sur chaque fraction du système, est en raison directe de l'étendue des mouvemens qui doivent se produire. Le nombre de ses divisions est, à cet égard, dans une proportion inverse. Ainsi les membres appelés à exécuter les grands déplacemens, possèdent les masses charnues les plus fortes. Et dans ces membres mêmes, dont les différentes parties jouissent d'attributions si diversifiées, ces masses charnues se modifient à chacune de leurs régions : elles s'épaississent à la hanche, à l'épaule ; elles se rétrécissent au pied et à la main où elles multiplient leurs lignes d'action.

Par cette mécanique aussi merveilleuse que simple, s'effectuent toutes les relations, tous les déplacemens, soit généraux, soit partiels, qui sont les principaux besoins de l'économie humaine. C'est cette mécanique qui décide l'attitude du corps et l'expression physionomique, miroir assez fidèle de tout ce qui se passe dans l'intérieur de l'homme; c'est cette mécanique qui fait jouer tous les ressorts par lesquels les êtres animés s'approchent ou s'éloignent des objets ambians, les attirent et les embrassent, ou les repoussent et les éloignent; c'est cette mécanique qui couronne son œuvre en enfantant les arts. Or, il est aisé de juger que, dans ce tableau réflecteur de toutes les sensations et volitions cérébrales, rien ne manque de ce qui constitue l'homme. Là se trouve son ame toute entière avec ses vertus et ses vices et les nombreux aspects de son intelligence.

Dans ces considérations rapides, générales que nous venons de formuler sur la vie de relation, il est aisé de distinguer les trois chefs capitaux qui serviront de base aux détails anatomiques et physiologiques relatifs à cette fonction. Mais cette vie de relation est une, indivisible: l'on ne peut séparer les modifications qu'éprouvent les sens externes, dans un temps donné, de celles qui se passent au même instant sur l'encéphale, ni les volitions de ce dernier organe des mouvemens périphériques qui les exécutent. Nulle de ces circonstances n'est vis-à-vis des autres dans un état d'isolement; elles se prêtent une influence mutuelle, et l'intégrité d'une seule exige rigoureusement l'intégrité de toutes.

Si donc nous fractionnons ici l'homme intellectuel; si nous le divisons en trois catégories d'appareils et de phénomènes, ce n'est pas dans le but de faire ressortir la ligne de démarcation qui distingue ces catégories, mais pour faciliter à l'esprit l'appréciation de leurs caractères. C'est un moyen artificiel supplétif des ressources de notre intellect, et auquel nous ne saurions attacher d'autre importance. Partant, avant d'analyser successivement, comme nous allons le faire, 1° *les mouvemens volontaires et la voix*, 2° *les sensations*, 3° *l'intelligence*, nous devons observer que c'est sans intention et mus comme au hasard, que nous nous arrêtons à ce plan, puisque, dans tous les cas, il nous faudrait examiner les caractères particuliers à chaque groupe et les liens qui rattachent la partie à l'ensemble.

Les fonctions animales n'étant point continues comme celles de la vie organique, mais se trouvant en quelque sorte assujetties à une intermittence que l'on connaît sous le nom de *sommeil*, notre analyse exposera les circonstances de ce phénomène. Les *systèmes de Lavater* et *de Gall* y trouveront aussi leur place (1).

---

(1) Voyez, à la fin des Tomes 3 et 4, la collection des planches physiologiques.

ANATOMIE.

CHAPITRE PREMIER.

APPAREIL LOCOMOTEUR.

A lui seul, cet appareil constitue presque l'homme. Il se compose de deux ordres d'organes : 1° Des *os* et des moyens qui établissent leurs connexions; 2° Des *muscles* et des aponévroses qui les enveloppent. *L'ostéologie* et l'*arthrologie*, d'une part; la *myologie* et l'*aponévrologie*, de l'autre, comprennent donc tout ce qui ce qui se rattache à son étude.

Section I.re

ARTICLE PREMIER.

De l'Ostéologie.

Les os forment la charpente du corps humain. Leur assemblage symétrique et dans l'ordre que leur assigne la nature porte le nom de *squelette*, lequel mesure exactement la hauteur du corps, en détermine la forme et les proportions, et se compose *du tronc*, *de la tête* et *des membres*.

Situé à la partie centrale, *le tronc* supporte en haut la tête. Les membres inférieurs appendent de sa base, les supérieures de ses parties latérales. Il comprend spécialement deux vastes cavités, l'une supérieure, la *poitrine* ou *thorax*; l'autre inférieure, *le bassin*. Le ventre qui, dans l'état d'intégrité des parties, a des parois presque entièrement musculeuses, est intermédiaire à ces deux cavités : le squelette n'en offre que

PHYSIOLOGIE.

CHAPITRE PREMIER.

LOCOMOTION.

La prééminence de l'homme sur tous les êtres animés qui peuplent l'univers serait bien peu significative si elle consistait dans la faculté pure et simple d'assimiler à son organisme les trois règnes de la nature. Elle serait tout-à-fait illusoire si elle était réduite à une sensibilité impuissante, à une intelligence privée de tout moyen de se réaliser en acte.

Sa noblesse et sa dignité, sa domination souveraine lui sont acquises autant par les circonstances purement matérielles de son système locomoteur, que par celles du principe même qui régit l'action de ce système.

Parcourez la série des êtres animés : la forme de la matière en est ingrate, comparativement à celle qui appartient à l'homme ; et la locomotilité, cette fonction par laquelle la matière organisée se déplace, soit en totalité, soit partiellement, ne semble avoir été donnée à tous les animaux au-dessous de l'homme que pour l'exécution du plus indispensable, du plus grossier de tous les besoins, le replâtrage des organes. Partant quelle simplicité dans la locomotion des uns comparativement à la grandeur, à la variété des mouvemens dans l'autre !

Au plus bas degré de l'échelle, la matière animée offrira tout au plus quelques frémissemens. La vie n'est là que rudimentaire et comme transition de la fixité de la plante à la motilité de l'animal. Point d'appareil distinct pour l'exercice du mouvement : alternativement l'animal se contracte et se dilate en masse pour s'imprégner de molécules nutritives et exprimer à sa surface les résidus de la sub-

la place. Une longue tige verticale sert de soutien, d'axe commun, à la poitrine et au bassin.

La *tête*, quoique se présentant sous l'aspect d'une masse unique, peut être divisée en deux parties: le *crâne* situé en arrière et constituant une vaste cage où siége le cerveau; la *face* située en avant et en bas, creusée de cavités où se logent les organes des sens, et subdivisée elle-même en deux parties, *les mâchoires supérieure* et *inférieure*.

Les membres supérieurs ou *thoraciques* offrent quatre fractions : *l'épaule*, *le*

PLANCHE XC.

Squelette.

A. La tête. — de B en B. le tronc. — C., C. les membres supérieurs ou thoraciques. — D., D. les membres inférieurs ou abdominaux.

Nos 1. L'os frontal. — 2. l'occipital. — 3. le pariétal. — 4. le temporal. — 5. le maxillaire supérieur. — 6. le nasal. — 7. le malaire. — 8. le maxillaire inférieur. — 9, 9. les dents. — de 10 à 10. les vertèbres cervicales. — de 11 à 11. les vertèbres dorsales. — de 12 à 12. les vertèbres lombaires. — 13. le sacrum. — 14. le coccyx. — 15. le sternum. — 16, 16, 16... les côtes. — 17. la clavicule. — 18. l'omoplate. — 19. l'humérus. — 20. le cubitus. — 21. le radius. — (22. le scaphoïde. — 23. le semi-lunaire. — 24. le pyramidal. — 25. le pisiforme : première rangée du carpe.) — (26. le trapèze. — 27. le trapézoïde. — 28. le grand os. — 29. l'os crochu : deuxième rangée du carpe.) — 30, 30... les os du métacarpe. — 31, 31... les premières phalanges des doigts. — 32, 32... les deuxièmes phalanges. — 33, 33... les troisièmes phalanges. — 34. l'os iliaque. — 35. le fémur. — 36. la rotule. — 37. le tibia. — 38. le péroné. — (39. le calcanéum. — 40. l'astragale : première rangée du tarse.) — (41. le scaphoïde. — 42, 42, 42. les trois cunéiformes. — 43. le cuboïde : deuxième rangée du tarse.) — 44, 44... les os du métatarse. — 45, 45... les premières phalanges des orteils. — 46, 46... les deuxièmes phalanges. — 47, 47... les troisièmes phalanges.

stance élaborée. A cela se réduisent et ses besoins et ses manifestations.

Plus haut, quelques fibres musculaires se montrent, mais blanches et d'une contractilité peu puissante; elles joignent la double surface interne et externe de l'animal, et leurs attributions ne vont pas encore au-delà de l'attraction des corps alibiles ou du rejet des produits digérés.

Mais lorsque sur des êtres plus composés, des parties dures viennent donner des points d'appui à la matière contractile, alors des mouvemens plus décidés, plus actifs, plus diversifiés se manifestent; ils correspondent d'ailleurs à un système nerveux plus développé, à des besoins mieux sentis et nombreux. Ici, du reste, une grande distinction est à faire: ces appuis, ou organes passifs du mouvement, sont ou externes ou internes. Dans le premier cas, qui est celui des crustacés, des testacés et autres, ils sont partie constitutive de la peau, et les puissances musculaires ne peuvent y avoir qu'une faible portée. Dans l'autre, les points d'insertion des agens musculaires étant excessivement variés, disséminés sur toute la surface, donnent à ces agens la faculté de déplacer le corps dans tous les sens: ce dernier cas est celui des animaux dits vertébrés: et là se trouve l'homme, mais avec des perfectionnemens d'organisation osseuse et musculaire qui en font un être distinct, et lui confèrent sa suprématie.

L'homme seul, de tous les êtres animés, est bipède. Cette tête que seul il supporte au faîte de son édifice, le rapproche de la divinité. C'est là qu'est sa noblesse, sa grandeur, son autorité. Rien de ce que les sens peuvent lui procurer d'impressions et de notions utiles ne trompe ainsi sa surveillance. Ses membres supérieurs qui jamais ne posent sur la terre et qui sont le plus parfait modèle de toute combinaison mécanique, lui font toucher,

PLANCHE 90.

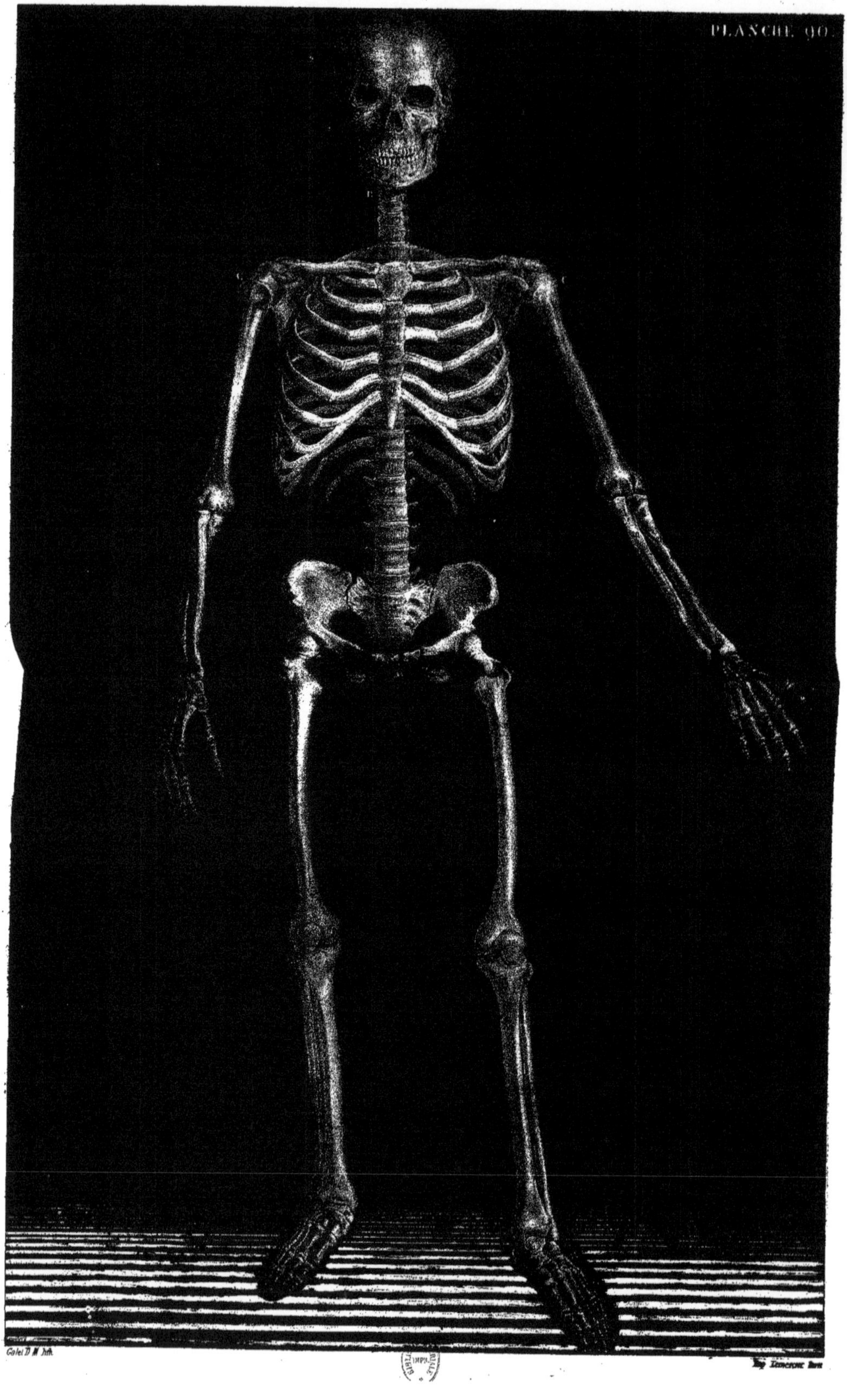

Galet D M lith.

Imp. Lemercier Paris

bras, *l'avant-bras* et *la main:* cette dernière se subdivise en trois parties, le *carpe*, le *métacarpe* et les *doigts*.

Les *membres inférieurs* ou *abdominaux*, formés sur le modèle des précédens, montrent un égal nombre de sections: *la hanche*, *la cuisse*, *la jambe* et *le pied*, lequel se divise lui-même *en tarse*, *métatarse* et *orteils*.

Il importe, avant d'aborder la description détaillée des diverses pièces dont se compose le squelette, d'offrir quelques considérations générales sur les modes d'être physique et chimique, et sur la contexture intime de ces organes.

(*Etat physique des Os.*) Les os sont les plus résistans de tous les organes du corps. Certains d'entr'eux, ou seulement quelques-unes de leurs parties, jouissent d'une dureté comme pierreuse. Mais à cette qualité s'allient la souplesse et l'élasticité, à des degrés qui varient selon les âges. Leur couleur est d'un blanc nuancé de rouge à l'état frais, et jaunâtre à l'état sec. Quant à leur pesanteur, elle est en raison directe de la dureté, et si quelques-uns se distinguent par une légèreté excessive, cela tient à l'immense quantité de vacuoles dont ils sont intérieurement creusés.

Sous le rapport de leurs dimensions et de leur figure, ils peuvent être divisés en os *longs*, os *larges* ou *plats*, et os *courts*.

Les os *longs* sont de véritables leviers qui entrent principalement dans la composition des membres dont ils mesurent l'étendue des mouvemens : tels sont l'humérus, le radius, le cubitus, le palper tous les objets dans leurs qualités les plus délicates; ses membres inférieurs souples et déliés lui permettent de franchir les espaces avec la rapidité de l'éclair.

C'est ici le lieu de nous arrêter un instant sur la conformation générale du corps de l'homme, dans le but de faire voir encore qu'il y a, dans la disposition de toutes les parties, dans l'arrangement des tissus de chacune d'elles, une corrélation si exacte, si harmonieuse entre les conditions matérielles et les conditions fonctionnelles, que l'on pourrait, jusqu'à un certain point, arriver à la détermination des unes par la connaissance préalable des autres.

Et d'abord, une conformité frappante de structure et d'attributions se présente entre le côté droit et le côté gauche du corps : un raphé ou suture médiane sert à la fois de limite et de ciment à ces deux parties identiques qui se renforcent mutuellement, qu'il y ait chez elles simultanéité ou alternative d'action. L'on remarque pourtant dans la solidité de leur texture, comme dans l'énergie de leur puissance, un degré différenciel quelquefois très-sensible. En général, le côté droit est plus fort que le gauche, ce qui dépend peut-être ou d'un arrêt primordial, ou de ce que cette faculté spéciale qui porte nom d'*instinct* excite le premier à s'exercer plus fréquemment et plus activement que l'autre. L'homme droit et l'homme gauche existent donc réellement sur le même individu, et il ne serait pas difficile de mettre en relief les avantages de cette symétrie dont le caractère le plus saillant est un surcroît de puissance coïncidant avec une grande variété d'action.

Mais une distinction plus importante, plus significative, plus riche en résultats, est celle de l'homme antérieur et de l'homme postérieur. Ici toute symétrie est rompue. D'un côté est la vie intellectuelle, ce que l'être animé a de plus grand, de plus cher et de

fémur, etc. Plus minces à leur partie moyenne qu'à leurs extrémités, ils offrent, dans ces derniers points, des éminences à surfaces tantôt convexes tantôt concaves, destinées à former des articulations, ou à surfaces inégales et rugueuses servant à l'implantation de muscles et de ligamens. La partie moyenne, ou *corps* de ces os, est elle-même parsemée d'empreintes et de rugosités pour des insertions musculaires et aponévrotiques.

Les *os larges*, presque toujours incurvés, superficiels et appelés à former des cavités, sont aussi généralement plus épais à leurs bords qu'à leur région centrale. Le frontal, l'occipital, les pariétaux, les iliaques etc., appartiennent à cette classe. Ils présentent indistinctement dans tous leurs points, des lignes et des rugosités où s'implantent des muscles, et plusieurs ont leurs bords hérisés de pointes par lesquelles ils s'unissent entr'eux.

Les *os courts*, la plupart remarquables par leur épaisseur et leur grande solidité, se trouvent disséminés sur toutes les parties du squelette. A eux seuls ils composent le carpe, le tarse et le rachis. Des facettes taillées sur divers points de leur surface servent à leurs articulations réciproques; des saillies, des inégalités nombreuses y donnent attache à des ligamens et à des muscles.

Les *éminences* et les *cavités* occupent un rang fort remarquable dans l'histoire des os, pour les modifications de leur forme, l'importance et la variété de leur rôle.

Les *éminences* sont de deux ordres. plus essentiel, l'activité de puissance; de l'autre, une accumulation de conditions passives, un renfort imposant de moyens matériels protecteurs. De telle sorte que ces deux plans, quoique diversement organisés, se défendent, chacun à sa manière, avec un grand succès contre l'impression vulnérante des agens extérieurs, l'un en les prévoyant et cherchant à s'y soustraire, l'autre en y résistant par les seules ressources de sa solidité.

La partie la plus vivante de l'homme, celle qui recueille le plus de sensations et exprime les affections de l'organisme de la manière la plus énergique et la plus variée, est la face, laquelle est située sur le plan antérieur et au point le plus culminant de l'édifice. Bien des inégalités, bien des saillies, des angles et des enfoncemens s'y présentent, et sa fragilité ou la prise qu'elle offre aux causes vulnérantes paraît être, de prime-abord, mal compensée par la grandeur et la richesse de son organisation. Mais là sont disposés les appareils des sens et, en première ligne, l'organe de la vue qui, tout en plongeant dans l'espace pour jeter le cri d'alarme à l'imminence de tout péril, exprime aussi, par la variété et la délicatesse de son jeu, toutes les affections internes, lance des traits qui simulent les chocs électriques, enchaîne de loin la menace ou attire la volupté. Qu'importe que la face, avec cette noble prérogative, soit matériellement mal abritée, qu'elle n'ait point ces formes arrondies ni cette masse de parties chevelues, musculeuses et ligamenteuses dont a été doué le côté postérieur de la tête et du cou? Ici n'existe aucun moyen d'appréciation; il fallait donc que l'agent vulnérant rencontrât une surface très-glissante et très-dure qui en trompât le choc, en diminuât la portée, ou un plan élastique qui en amortît l'impression. Ces conditions sont merveilleusement remplies par l'occiput avec la forme et l'épaisseur qui le caractérisent et le coussinet de cheveux

On les nomme *apophyses* lorsqu'elles ne sont qu'un prolongement de la substance osseuse elle-même; si, au contraire, elles sont séparées du corps de l'os par une intersection cartilagineuse, elles portent le nom d'*épiphyses*. Toutefois, comme il arrive que le progrès de l'âge efface presque toujours à l'extérieur ces lignes d'intersection, par l'accumulation des sels calcaires, on peut réduire toutes les éminences à l'ordre unique des apophyses.

Les éminences se divisent encore en *articulaires* et *non articulaires*.

Les premières, dont la qualification fait connaître le principal rôle, portent le nom, 1° de *têtes*, quand elles sont rondes, semi-sphériques et séparées du corps de l'os par un étranglement ou *col*; telle est l'extrémité supérieure de l'humérus et du fémur; 2° de *condyles*, si elles sont allongées, ovalaires, comme on le voit dans la mâchoire inférieure, dans l'extrémité tibiale du fémur, etc.; 3° d'*engrenures* ou de *dentelures*, quand elles offrent plusieurs pointes ou aspérités, comme dans les os du crâne.

Les secondes, désignées d'après leur forme ou leurs usages par les noms de *lignes*, *crêtes*, *bosses*, *trochanters*, etc., etc., sont destinées à l'implantation des ligamens, des tendons et des aponévroses, ou bien changent, à l'instar de poulies de réflexion, la direction primitive des tendons qui les labourent.

Les *cavités* se distinguent, comme les éminences, en *articulaires* et *non articulaires*.

Les cavités articulaires s'appellent, dont il est surchargé. Mais que sont tous ces avantages physiques à côté du sublime appareil de la vue? L'odorat et le goût situés sur le plan antérieur, les conduits acoustiques qui, bien qu'adaptés aux parties latérales, se dirigent néanmoins en avant, ont aussi leur mode d'influence dans cette protection supplétive de la structure matérielle de la face. Et, à défaut de l'exercice de ces divers sens, la peau de la face est si délicate et si impressionnable qu'elle sent à distance, jusqu'à un certain point, les qualités des corps qui l'environnent; elle en avertit l'organisme qui fuit ces corps ou s'en approche selon qu'il peut y rencontrer ou la douleur ou le plaisir.

Il suffirait déjà de ce premier aperçu pour se convaincre que la nature a établi dans un rapport inverse et les moyens propres à l'appréciation des objets extérieurs, et ceux qui servent à la défense passive de l'organisme. Mais poursuivons, pour plus ample informé, l'examen comparatif des autres parties du système. Quelle faiblesse dans la région antérieure de la poitrine, et, dans la postérieure, au contraire, quelle solidité, quel déploiement d'agens matériels protecteurs! Un os étroit, mince, fort délicat, simplement recouvert par la peau, occupe la ligne médiane du plan antérieur du thorax: tout le reste de cette surface consiste en des arcs osseux, très-distans les uns des autres, abrités seulement par la peau et par des masses charnues peu épaisses. Derrière ces faibles parois siégent immédiatement les poumons, lesquels se trouvent ainsi bien moins favorisés dans leur défense que ne l'est le cerveau puisqu'ils manquent d'une continuité de substance osseuse. Ce mode de structure de la cage thoracique était indispensable à ces organes pour l'obtention du grand épanouissement auquel est attaché l'acte de l'hématose, et l'on conçoit qu'il ne pouvait s'établir qu'au préjudice de la solidité. Mais outre

1° *cotyloïdes*, quand elles sont hémisphériques, en forme d'écuelles; 2° *glénoïdes*, quand elles sont profondes et larges; 3° *trochlées*, si elles ressemblent à des poulies; 4° *facettes*, si leur concavité est peu sensible, très-superficielle; 5° enfin, *alvéoles*, si la concavité est profonde et conique. L'examen graphique des os produira des exemples nombreux de ces modifications.

Les cavités non articulaires comprennent plusieurs ordres, savoir :

1° Les *cavités de réception* appelées *fosses* ou *sinus* selon que l'entrée est plus large ou plus étroite que le fond, ou *cellules* quand elles forment des espèces de loges qui communiquent entr'elles;

2° Les *cavités d'insertion* où l'on trouve les *empreintes* et les *rainures* ainsi distinguées par leur plus ou moins de profondeur;

3° Les *cavités d'impression* divisées aussi, d'après le degré de profondeur, en *sillons* qui logent les artères, et en *gouttières* qui renferment les veines;

4° Les *cavités de glissement*, autrement dites *coulisses* dans lesquelles passent des tendons;

5° Les *cavités de transmission* qui portent le nom d'*échancrures* si elles ne sont pratiquées que sur les bords des os; celui de *trou* lorsqu'elles traversent les os de part en part; de *conduits* ou *canaux* si elles parcourent l'intérieur de l'os dans une certaine étendue; enfin, de *fentes* ou *scissures*, si, à la longueur, elles joignent une grande étroitesse.

Les éminences et les cavités des os acquièrent généralement un accroisse- la protection intellectuelle et indirecte que lui ménagent les sens de la face, les extrémités supérieures, les bras et les mains déploient en sa faveur une puissance qui compense très-efficacement les défauts de sa condition matérielle. Quoique placés sur les parties latérales du tronc, les bras portent presque tous leurs mouvemens en avant. Par leur longueur et leur direction opposée ils saisissent les corps à de grandes distances; par la diversité de leurs déplacemens ils les atteignent dans tous les sens; par l'exquise sensibilité de leurs prolongemens terminaux, ils en explorent les qualités les plus fines; et ce n'est pas exagérer la portée de ces organes que de faire émaner d'eux tout ce que l'homme déploie activement de pouvoir sur le globe. Nous ferons voir plus loin qu'ils sont les interprètes de son intelligence, les instrumens réalisateurs de ses conceptions, qu'à eux seuls il faut attribuer la gloire de tout ce que la civilisation nous offre de richesses en produits artistiques. Mais du point de vue plus limité où nous les examinons ici, ils se montrent les protecteurs du plan antérieur du thorax, soit qu'ils repoussent les causes vulnérantes, qu'ils les enchaînent, ou les rendent inertes en modifiant à l'infini leur nature. Ils peuvent même, à l'instar des membres inférieurs, remplir l'office de colonnes de sustentation. En s'approchant du sol et y prenant leur point d'appui par une de leurs extrémités, ils supportent, par l'autre, le tronc à une certaine hauteur comme une voûte sur ses pilastres: ainsi sont prévenus les chocs pernicieux qu'une perte d'équilibre pourrait faire éprouver à la poitrine.

Ce bénéfice que les membres thoraciques offrent au champ respiratoire, ils le prêtent de même à la cavité abdominale dont les parois antérieures, exclusivement formées de parties molles, sont plus directement encore

ment progressif avec l'âge, et d'autant plus que les mouvemens soit généraux, soit partiels, sont plus forts et plus soutenus. On les voit à peine dessinées chez l'enfant; et chez le vieillard une distinction est à faire : les épanouissemens des tendons s'encroûtant de phosphate calcaire, les éminences acquièrent un développement considérable quand le reste des os diminue d'une manière très-sensible par l'amincissement des lames; cette dernière cause affaisse les bords des cavités articulaires, et les fait disparaître en partie, en même temps qu'elle élargit toutes les cavités intérieures.

(*Etat chimique des Os.*) La gélatine et le phosphate de chaux sont des élémens essentiels de la substance osseuse. Au phosphate de chaux se rattache la dureté qui la caractérise, à la gélatine au contraire, sa souplesse, son élasticité. Si l'on tient pendant un certain temps un os en contact avec de l'acide nitrique étendu d'eau, lequel a pour la chaux plus d'affinité que l'acide phosphorique, l'on obtiendra un corps flexible, comme cartilagineux qui n'aura rien perdu de la figure primitive de l'os : ce sera tout le parenchyme osseux chargé de gélatine, mais dépouillé du phosphate de chaux.

Qu'on soumette, au contraire, un autre os à la combustion, il en résultera un corps d'une excessive fragilité qui, lui aussi, conservera toute la forme primitive de l'os : la gélatine l'aura abandonné; seul le phosphate calcaire se sera maintenu.

L'on est porté à croire que le paren- exposées à l'atteinte des agens vulnérans. Ce mode de structure si favorable à l'accomplissement du travail digestif, ne pouvait manquer de se trouver associé à des conditions accessoires répulsives des impressions externes. Les membres thoraciques répondent à ce besoin. Mais il y a, en outre, sur tout le plan antérieur du corps des puissances motrices qui rendent très-facile la dépression, l'effacement, ou, pour mieux dire, la fuite de ce plan. La flexion du corps est, en effet, plus active et plus étendue que son extension, d'où il résulte que lorsqu'une cause vulnérante s'approche, si les extrémités thoraciques sont impuissantes pour la détourner, le ventre se fléchit, se retire en arrière, il fuit en quelque sorte et trompe le danger.

Autres usages, autre organisation dans la partie postérieure du tronc. Ici rien de ce qui fait connaître les qualités ou les distances des objets extérieurs, rien qui puisse attirer ces objets ou les rejeter dans l'espace n'a été dispensé par la nature. Tout est matière, tout est solidité et résistance dans cette région que l'on pourrait à bon droit regarder comme le véritable arc-boutant de l'édifice.

La colonne vertébrale, cette tige si longue, si lourde et si rugueuse, contraste admirablement avec ce plastron mince et étroit qui occupe la ligne médiane du plan thoracique antérieur. Par sa seule épaisseur elle résisterait à des chocs très-violens; mais les fractions nombreuses en lesquelles elle se divise, tout en lui conférant une grande souplesse qui la met à même de répondre à tous les mouvemens du tronc dont elle est le centre, multiplient aussi son énergie, parce que l'action des corps extérieurs, portée sur un point quelconque de sa longueur, doit nécessairement s'amortir et s'éteindre dans les lignes d'intersection. Au surplus, deux autres conditions principales d'une résistance très-efficace sont la rondeur des formes et l'accumulation des

chyme ou la partie vivante des os, est tout constitué par la gélatine, laquelle se dispose en lames et en mailles pour s'entrecroiser, et donner lieu à une trame aréolaire, celluleuse. C'est cette substance véritablement organisée qui serait surchargée, imprégnée de la matière inerte, le phosphate de chaux, d'où naît sa dureté.

D'autres élémens semblent entrer

PLANCHE XCI.

Elle représente les trois espèces de tissus qui entrent dans la composition des os et le mode de développement de l'ossification.

Fig. 1 et 2. Cubitus et radius sciés à leurs deux extrémités et dans une partie de leur corps.

N° 1, 1. Substance compacte. — 2, 2. substance spongieuse. (a. cellules circulaires. — b. cellules oblongues.) — 3. canal médullaire. — 4. tissu réticulaire. — 5, 5. lames de substance compacte traversant le tissu spongieux en forme de colonnes de renforcement.

Fig. 3. Extrémité supérieure du fémur, sciée verticalement et transversalement.

A. La tête du fémur. — B. le col. — C. le trochanter. — D. le corps.

N° 1. Plaque cartilagineuse ossifiée servant de soudure entre la tête et le col. — 2, 2. prolongemens de la substance compacte du col jusqu'au trochanter, à travers le tissu spongieux. — 3, 3, 4, 4. cellules oblongues et cannelées du tissu spongieux. — 5, 5. lames et filamens du tissu réticulaire. — 6. commencement du canal médullaire.

Fig. 4. Extrémité inférieure de l'humérus, sciée verticalement et transversalement.

N° 1. Substance compacte. — 2. substance spongieuse accumulée dans le condyle, et dont les aréoles s'élargissent progressivement aux approches du canal médullaire 3. — 4. tissu réticulaire. — 5. lame très-large de substance compacte, répondant en arrière à la fosse olécrânienne. — 6. petite lame de substance compacte, de laquelle irradient plusieurs filamens osseux.

Fig. 5. Pariétal d'un fœtus à terme, présentant le noyau A et les fibres rayonnantes B. B. d'ossification.

parties molles, comme nous l'avons vu pour la région postérieure de la tête et du cou. A la poitrine, l'ensemble des côtes, applati sur la région antérieure, est presque cylindrique en arrière. Ici, de même et dans la cavité profonde de deux longues gouttières creusées sur les côtés de la ligne épineuse, règnent deux coussinets de muscles longitudinaux, dont la grande épaisseur, jointe à la force d'élasticité, ne peut manquer de paralyser l'action directe des agens vulnérans. Enfin, les omoplates qui occupent une grande étendue du dos, forment là, superposées comme elles sont sur l'ensemble des côtes, un double rempart matelassé de muscles, lequel, à sa solidité et à la rondeur de ses formes, allie encore l'immense avantage de la mobilité.

L'opposition des agens matériels protecteurs se montre encore plus prononcée au bas du tronc, puisque à ces tissus si minces et si mous à la fois qui composent en avant les parois du ventre, dépourvues de toute pièce osseuse, répondent en arrière et la base si large, si épaisse de la colonne vertébrale, et ces coussins charnus d'un prodigieux volume qui constituent les lombes. D'une part, est la mobilité, la finesse, l'extensibilité en rapport avec les besoins du grand œuvre de la digestion, et, chez la femme, avec l'accroissement du produit de la conception; de l'autre, est l'immobilité, l'inexpugnable force de résistance passive appropriée au défaut de tout organe de prévision ainsi qu'à la nécessité de servir de base à la machine entière.

Comme les membres thoraciques, les membres abdominaux se trouvent situés sur les côtés du tronc, mais leurs principaux mouvemens se portent en avant. A eux seuls a été confié le déplacement de l'ensemble de l'organisme. Par leur longueur considérable ils élèvent la tête à une hauteur qui permet à la vue d'apercevoir les corps à d'énormes

PLANCHE 91.

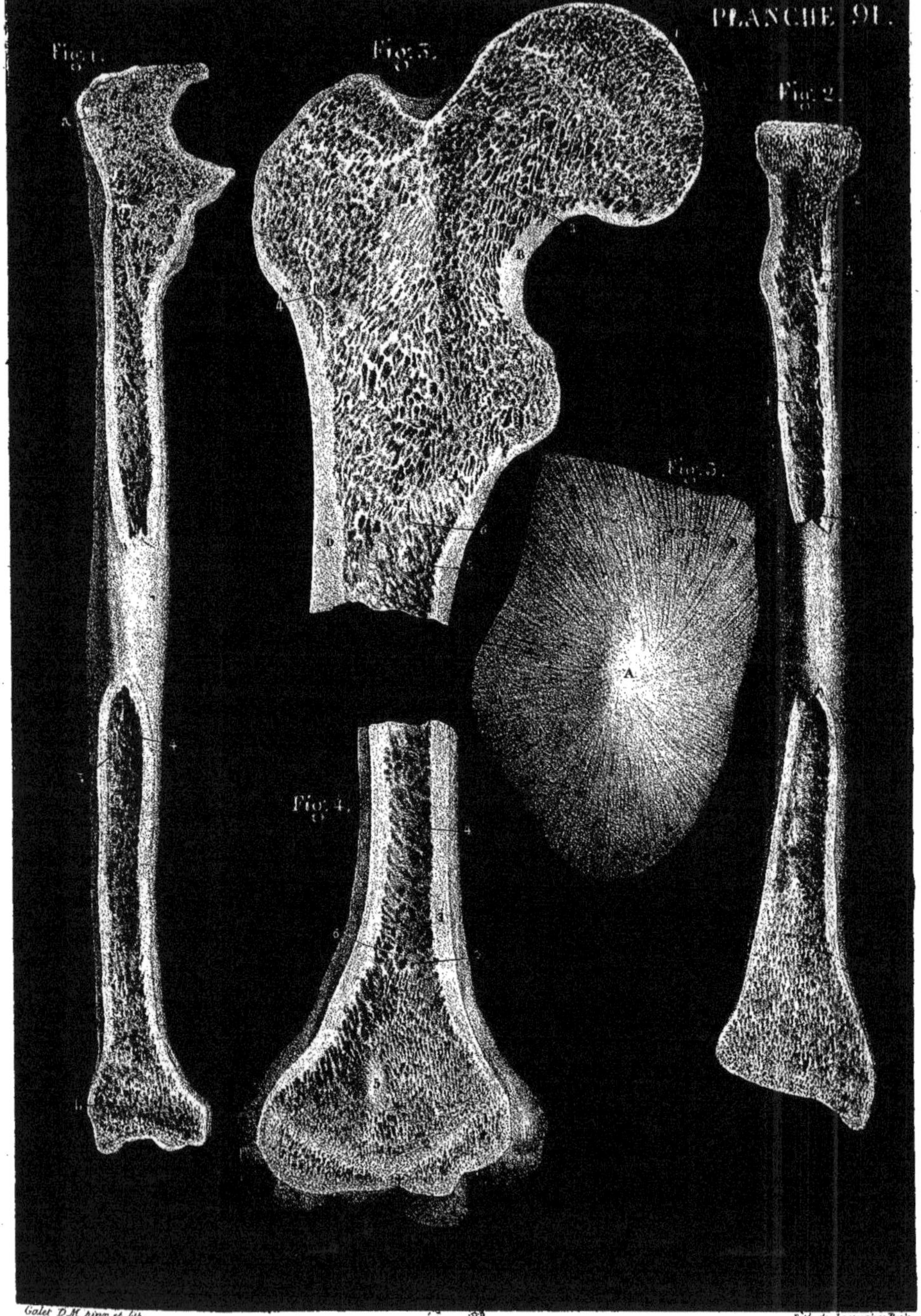

Galet D.M. pinx et lith.

Lith. de Lemercier, Paris.

aussi dans la composition de la matière osseuse. D'après Fourcroy et Vauquelin, on en retire des phosphates de fer, de magnésie, de manganése, du carbonate de chaux, de la silice et de l'alumine; d'après Berzélius, le fluate et le phosphate de chaux, la soude et l'ydro-chlorate de soude seraient les seuls principes inorganiques du tissu osseux.

(*Contexture intime des Os*). Une membrane fibreuse, du nom de *périoste*, recouvre extérieurement tous les os et leur adhère d'une manière très-solide. Une autre membrane plus mince, imbibée de sucs huileux les tapisse intérieuremnt dans toutes leurs aréoles et dans leurs grandes cavités : c'est l'enveloppe médullaire.

D'un blanc grisâtre et d'une grande force de résistance, le *périoste* exerce peut-être l'office d'organe sécréteur de la matière osseuse. Il est certain au moins que ses fibres les plus internes deviennent de plus en plus solides et finissent par s'ossifier. Il envoie plusieurs prolongemens dans le tissu osseux, il accompagne, sous forme d'enveloppe, tous les petits vaisseaux nourriciers des os; et, d'autre part, c'est lui qui fournit tous leurs points d'insertion aux tendons, aux muscles et aux ligamens. Il trouve ses limites au niveau des surfaces articulaires, où il est remplacé par des plaques cartilagineuses; mais à cette exception près, il s'étend sur tous les autres cartilages et se comporte à leur égard, sous le nom de *périchondre*, comme pour les parties osseuses elles-mêmes.

La membrane *médullaire*, d'une na- distances. Et cette même qualité associée à la variété, à la souplesse d'un jeu qui consiste en des alternatives de flexion et d'extension graduées selon les besoins, facilite de grands déplacemens et lie avec la nature tous les rapports qui tiennent de la fuite ou du rapprochement.

Quant à ce qui concerne la conformation des membres eux-mêmes, il est aisé de voir que c'est toujours la même idée qui préside à la combinaison de leurs moyens de résistance et de défense. Solidité pour le plan postérieur; dégagement des formes pour l'antérieur.

Il n'est pas étonnant, d'après une si haute sagesse de vues, que les parties latérales du corps aient reçu une disposition moyenne, par laquelle elles résistent avec plus d'avantage que la région antérieure, et se trouvent sensiblement plus faibles que la postérieure. Les régions temporales n'ont ni l'épaisseur, ni la rondeur de l'occiput, ni les irrégularités de la face, mais elles possèdent un organe appréciateur; en outre, les membres thoraciques qui peuvent, par leur élévation, aller former au-dessus de la tête une espèce de cintre, protégent à la fois et le sommet et les côtés du crâne, et les plans latéraux du cou moins durs et moins matelassés que le plan postérieur.

Des conditions de même genre devaient se présenter dans les côtés de la poitrine et du ventre. Et observons ici un nouvel artifice de la nature, un avantage qui ne se rapporte ni à la défense ni à la résistance, un avantage dont le sujet est comme négatif, mais essentiellement propre à annihiler l'action des causes vulnérantes : nous voulons parler de l'étroitesse de la façade latérale de l'édifice humain. Arrive une puissance vulnérante que l'on soupçonne ne pouvoir autrement détourner, on lui oppose cette façade latérale, laquelle est de moitié moins large que chacune

ture encore ignorée, reçoit les extrémités capillaires de tous les vaisseaux qui se rendent aux os. Elle forme, par de nombreux replis, des sortes de cellules dans les grandes cavités osseuses, et c'est elle qui sécréte les sucs huileux, qui, sous le nom de *moëlle des os*, remplissent ces cellules. S'il est vrai, comme quelques expériences semblent le démontrer, qu'en détruisant cette membrane, on détermine la mortification de la partie de l'os qui lui correspond, on doit admettre que la membrane médullaire sert à la régénération de la surface interne des os, comme le périoste à celle de la surface externe.

Entre le périoste et la membrane médullaire existe, comme emprisonné, le parenchyme osseux, lequel est composé de fibres et de lames dont la diversité d'arrangement donne lieu à trois espèces de tissu bien distinctes quant à leur forme, quoique identiques dans leur nature.

Fortement rapprochées entr'elles, ces fibres et ces lames constituent une substance pleine, lisse et très-dure, désignée sous le nom de *compacte*. Moins serrées et laissant entr'elles des espaces plus ou moins réguliers, elles imitent une substance *spongieuse*. Plus écartées encore et disposées comme en treillage, elles engendrent un corps *réticulaire*. Ce dernier n'existe que dans les os longs, et spécialement dans la cavité centrale de leur corps. Les deux autres se remarquent indistinctement dans tous les os.

Le *tissu compacte* consiste en des lames très-minces, adossées les unes contre les autres, de manière pourtant des deux autres, prise isolément. Tout le corps semble alors se cacher derrière ce plan si glissant et si délié qui trompe véritablement le choc qui le menace, et si, d'ailleurs, la cause vulnérante ne peut être évitée, elle rencontre la partie supérieure et osseuse des hanches qui protége le ventre, et des coussins charnus quelque peu épais qui couvrent la poitrine; plus haut, la tête dont la rotation est si facile, viendrait s'offrir de face, parce qu'ainsi elle mesurerait le danger et parce que, en outre, elle montre dans ce sens une moindre étendue que par sa région latérale.

A ces considérations d'un intérêt si élevé, nous pourrions joindre l'examen raisonné de l'organisation intime, moléculaire des différens systèmes d'organes qui exécutent les déplacemens du corps, et nous découvririons partout une concordance parfaite entre les conditions physiques et les attributions fonctionnelles. Ne prenant que les os pour exemple, nous y trouverions combinées, de la manière la plus heureuse, la densité et la raréfaction, ce qui les rend en même temps solides et légers et parfaitement propres à remplir les usages qui leur sont dévolus. Nous y verrions le tissu compacte étendu sur la surface extérieure, sur la partie la plus exposée au contact des causes vulnérantes; le tissu spongieux, au contraire, occupant des lieux abrités, accumulé dans les parties épaisses pour prévenir leur pesanteur, et renforcé de lames compactes aux endroits qui doivent supporter quelques rudes efforts. Mais ne voulant point dépasser les limites que nous nous sommes tracées, nous rentrons dans la spécialité du sujet.

Ce n'est plus, comme nous l'avons déjà dit, des mouvemens internes, moléculaires, sans conscience, par lesquels le corps vivant saisit, modifie, s'incorpore des substances étrangères, ou les détache, les modifie encore

à circonscrire de petits vides qui sont comme le degré le plus fin des cellules du tissu spongieux. Il sert comme d'écorce à tous les os, mais il projette dans leur intérieur d'innombrables prolongemens linéaires, et même de véritables noyaux sur lesquels s'appuient ou la substance spongieuse ou la réticulaire. Il n'est pas rare en effet de distinguer, dans les cavités des os longs et dans la profondeur des grosses apophyses, plusieurs lames de ce tissu ferme et serré dont le double avantage est de donner un surcroit de solidité aux parties les plus exposées à l'action des causes externes, et d'intervertir la direction des forces compressives pour la rapporter sur des points capables d'une plus grande résistance.

La substance compacte est très-épaisse à la partie moyenne du corps des os longs, très-mince au contraire à leurs extrémités et dans les os courts. Elle forme dans les os plats une double couche, au centre de laquelle est renfermé le tissu spongieux, lequel disparaît aux endroits où l'os devient très-mince, pour n'y laisser régner que le tissu compacte.

Le *tissu spongieux*, sous-jacent au compacte, est le plus abondant. Il forme presque toute la masse des os courts et des extrémités des os longs. Rien de plus diversifié que la disposition de ses fibres et de ses lamelles, et conséquemment que la forme de ses cellules dont les unes oblongues, les autres circulaires, certaines en forme de canaux cylindriques et tortueux font varier à et les rend à la nature externe, ce n'est plus de ces mouvemens que nous allons nous occuper ici, mais bien de ceux que la volonté commande, qui mettent l'organisme en état de connaître et d'apprécier l'univers, et dont les instrumens actifs et passifs sont les nerfs, les muscles et les os. Toutefois, il ne faudrait pas accorder à nos volitions une suprématie absolue, en les considérant comme la cause génératrice indispensable des phénomènes de la locomotion. Quelque étendue quelle puisse être, l'influence de cette faculté a des bornes qu'il importe de faire entrevoir de suite.

Il ne suffit pas, en toute circonstance, que la volonté commande, pour que, dociles à son ordre, les agens musculaires entrent en contraction. Il est une infinité de mouvemens, de simples attitudes qui ressortent explicitement du domaine de l'instinct, ou que l'on ne réussit à produire que par une longue habitude et un travail opiniâtre. Tels sont entre autres les exercices de la danse et de la gymnastique. Ici la volonté manifeste bien sa présence, mais son empire est méconnu ou du moins il se trouve lui-même subordonné à d'autres lois. Bien plus, il n'est pas rare que des agitations, des déplacemens musculaires, soit généraux, soit partiels, s'exécutent d'une manière toute automatique : car lorsque la colère ou quelqu'autre passion violente ébranle la machine, la volonté reste souvent dans l'ombre et les vibrations fibrillaires, énergiques, désordonnées, se font à son insu. Si l'état organique normal nous fournit des exemples fréquens de ce défaut de concordance entre les volitions et le jeu musculaire, c'est surtout dans le domaine de la pathologie que se rencontrent les plus nombreux et les plus caractéristiques. Une observation remarquable de M. Magendie nous semble généraliser tous les faits de ce genre. Nous la rapportons textuellement pour ne

tout instant la densité ou la raréfaction de l'organe qui les renferme.

Quant au *tissu réticulaire*, plusieurs anatomistes, suivant l'exemple de Bichat, ne le distinguent point du tissu spongieux. On le trouve exclusivement, comme nous le disions tout-à-l'heure, dans la cavité centrale du corps des os longs, où il supporte la toile médullaire. Il consiste en des filamens ou des lames rares et légères qui partent des parois de la cavité, se touchent par quelques points, s'écartent et se rencontrent de nouveau, formant ainsi un véritable réseau, lequel justifie parfaitement la dénomination donnée à ce tissu.

Nous ne saurions trouver la moindre utilité à faire le dénombrement de tous les os qui constituent le squelette, par la raison que nous allons décrire successivement chacun d'eux en particulier. Pour ce qui est des dissidences élevées par les anatomistes sur la détermination du nombre, nous les regardons comme trop oiseuses pour que nous les reproduisions ici. Disons seulement qu'en général on compte 210 os, sans y comprendre ni les dents ni les os sésamoïdes.

§ 1. — *Du Tronc.*

Partie centrale du squelette, le tronc comprend la *colonne vertébrale*, la *poitrine* et le *bassin*.

1° COLONNE VERTÉBRALE OU RACHIS.

Le rachis, vulgairement appelé *échine* ou *épine du dos*, est une longue tige pyramidale, flexible en tous les sens, creuse, symétrique, occupant la partie

point affaiblir l'intérêt dont elle s'environne.

« M. M***, âgé de trente-six ans, d'un » physique agréable, d'un esprit cultivé, » d'un commerce doux et facile, mais d'une » grande susceptibilité nerveuse, avait mené » la vie des gens du monde jusqu'à son ma- » riage. A dater de cette époque, il fut obligé » de s'adonner aux affaires ; il éprouva de » vives contrariétés, puis il fut atteint d'un » violent chagrin causé par une maladie men- » tale qui survint à sa femme au moment de » son premier accouchement. Il ne la quitta » pas un instant durant toute cette maladie ; il » l'accompagna dans un voyage, et fut ainsi » témoin, pendant près d'une année, des » divagations et des mouvemens convulsifs » d'un être pour lequel il avait l'attachement » le plus tendre. La guérison complette de » Madame *** mit un terme aux tortures » morales qu'éprouvait son mari ; mais au lieu » de se livrer à la joie que devait naturelle- » ment lui causer un aussi heureux événe- » ment, il resta triste et taciturne, et peu à » peu il offrit tous les signes d'une véritable » mélancolie, croyant sa fortune inévitable- » ment perdue, se persuadant qu'il était » l'objet de l'animadversion de l'autorité, des » recherches de la police et des railleries du » public. Son esprit conservait sa justesse » sur tout autre sujet. On le fit voyager, » prendre les eaux, on le soumit à divers » traitemens, sans aucun succès.

» Les choses étaient dans cet état, lors- » qu'il fut pris d'une certaine roideur dans la » jambe et la cuisse droites, roideur qui le » faisait boiter en marchant. Peu de jours » après, une roideur semblable s'empara de » la cuisse et de la jambe opposées ; puis il » perdit toute influence de sa volonté sur ses » mouvemens. Ceux-ci étaient loin, cepen- » dant, d'être paralysés ; mais ils étaient

postérieure du tronc, sur le plan médian. Il est là comme enclavé entre la tête et le bassin, et, véritable levier mobile, il sert de soutien à tous les autres os, et de centre à tous les mouvemens. Il se compose de 24 petits os nommés *vertèbres*, superposés, séparés les uns des autres par des disques fibro-cartilagineux, et unis par de forts ligamens qui donnent à l'ensemble l'apparence d'un seul os. Ces vertèbres sont disposées en trois régions dont elles empruntent le nom; il y en a 7 à la région *cervicale*, 12 à la *dorsale* et 5 à la *lombaire*. On les désigne par leurs noms numériques en procédant de haut en bas.

Les vertèbres présentent des caractères *communs* parce qu'elles ont à exécuter des mouvemens d'ensemble, et des caractères *différentiels* et *propres*, parce qu'elles doivent répondre à des mouvemens différens. Ces différences sont à la vérité peu sensibles dans une même région; elles le sont fort peu encore au passage d'une région dans l'autre, mais elles deviennent très-saillantes quand on compare entr'elles les vertèbres moyennes de chaque région.

Caractères communs. Toute vertèbre se compose essentiellement : 1° d'une partie épaisse, fondamentale ou *corps*, située en avant, encroûtée, haut et bas, d'un disque fibro-cartilagineux qui l'unit à la vertèbre qui précède et à celle qui la suit, convexe sur les faces antérieure et latérales, et légèrement concave en arrière; 2° de deux arcs latéraux supportant, haut et bas, des saillies osseuses ou *apophyses articulaires*, à la faveur

» livrés en quelque sorte à eux-mêmes pendant des heures entières; ce malheureux » jeune homme était alors obligé d'exécuter » les mouvemens les plus déréglés, de prendre les attitudes les plus bizarres, de faire » les contorsions les plus extraordinaires. » Il est impossible de peindre par le langage » la multiplicité, l'*étrangeté* de ses mouvemens et de ses poses. S'il eût vécu dans » des temps d'ignorance, il aurait, sans » doute, passé pour possédé, car ses contorsions étaient tellement éloignées des » mouvemens propres à l'homme, qu'elles » auraient pu aisément être regardées comme » diaboliques. Il fut digne de remarque qu'au » milieu de ces contorsions dans lesquelles » son corps grêle et souple était tantôt porté » en avant, tantôt renversé sur le côté ou en » arrière, à l'instar de certains bateleurs, il » ne perdait point l'équilibre, et que, dans la » multiplicité d'attitudes et de mouvemens » singuliers qu'il a exécutés pendant plusieurs mois, il ne lui est jamais arrivé de » tomber.

» Dans certains cas, ces mouvemens rentraient dans la classe des mouvemens ordinaires; ainsi sans que sa volonté y participât le moins du monde, on le voyait se » lever et marcher rapidement jusqu'à ce » qu'il rencontrât un corps solide qui s'opposât à son passage; quelquefois il reculait » avec la même promptitude, et ne s'arrêtait » que par la même cause.

» On l'a vu souvent reprendre l'usage de » certains mouvemens, sans pouvoir en aucune manière diriger les autres. C'est » ainsi que ses bras et ses mains obéissaient » fréquemment à sa volonté, plus fréquemment encore les muscles de son visage et » de la parole. Il lui était quelquefois possible de reculer dans l'instant où la marche » en avant lui était interdite, et il se servait » alors de ce mouvement rétrograde pour se

desquelles les vertèbres glissent les unes sur les autres; 3° d'une éminence, plus ou moins saillante, appelée *apophyse épineuse*, laquelle se prolonge en arrière, formée par la jonction de deux lames qui semblent émaner des deux arcs latéraux précités; 4° de deux apophyses latérales dites *transverses*, séparant les apophyses articulaires supérieures des inférieures, et servant, avec l'apophyse épineuse, aux mouvemens d'ensemble du rachis par les points d'insertion qu'elles offrent aux muscles; 5° d'un trou central circonscrit par toutes les parties que nous venons d'énumérer, et concourant à la formation du canal vertébral qui renferme la moëlle.

Au point d'union des arcs latéraux avec le corps est creusée, haut et bas, une petite dépression qui forme un trou quand les vertèbres sont superposées : c'est, 6° le *trou de conjugaison* qui communique avec le canal vertébral, et livre passage à des nerfs et à des vaisseaux.

PLANCHE XCII.

Colonne vertébrale.

Fig. 1. Face antérieure. — *Fig.* 2. face latérale. — *Fig.* 3. face postérieure.

De A en A les sept vertèbres cervicales. — de B en B les douze v. dorsales. — de C en C les cinq v. lombaires. — D. le sacrum. — E. le coccyx.

N° 1. Le corps des vertèbres. — 2, 2... les apophyses articulaires. — 3, 3.... les trous de conjugaison par où passent les nerfs de la moëlle. — 4, 4... les apophyses transverses. — 5, 5... les apophyses épineuses. — 6, 6... les lames des vertèbres constitutives des apophyses épineuses. — 7. l'apophyse odontoïde de l'axis. — 8, 8. les facettes des vertèbres dorsales pour l'articulation des côtes.

» diriger vers les objets qu'il voulait atteindre.

» Du reste, ces mouvemens ne duraient » jamais un jour entier : il avait d'assez longs » intervalles paisibles entre ses accès : ses » nuits étaient toujours tranquilles. Bien que » ses contractions fussent extrêmement violentes, jusqu'au point de suer abondamment quand elles avaient cessé, il n'éprouvait pas de sentiment de fatigue, en rapport avec l'intensité des efforts qu'il avait » faits; comme si l'action intellectuelle que » nous faisons pour exciter nos mouvemens » était ce qui se fatigue davantage en nous. »

De ce fait si curieux se déduit une distinction évidente entre l'empire de la volonté et l'empire d'une autre cause motrice qui, elle aussi, a son siége dans l'appareil nerveux et sans laquelle les agens musculaires seraient, comme les os, plongés dans l'inertie, et nous pensons avec le physiologiste que nous venons de citer, que la cause déterminante du mouvement est la volonté, mais que la production même de la contraction musculaire nécessaire pour qu'il se fasse est purement instinctive. Du reste, en parlant ci-dessous de l'influence du système nerveux sur la production des mouvemens musculaires, nous fixerons avec plus de netteté la portée spéciale et le siége probable de chacune de ces puissances.

L'ensemble des agens matériels qui répondent à l'incitation de cette double puissance et réalisent la locomotion, constitue un appareil de mécanique si complet et d'une exactitude tellement sévère dans la disposition, la forme, la combinaison des diverses pièces, telles que cordes, leviers, poulies, etc., qu'en vain l'industrie humaine viendrait lui opposer les chefs-d'œuvre de sa création propre. Mise à côté de l'exiguité des uns, la supériorité de l'autre brillerait d'un plus vif éclat. Pour exposer avec le plus de lucidité possible ce

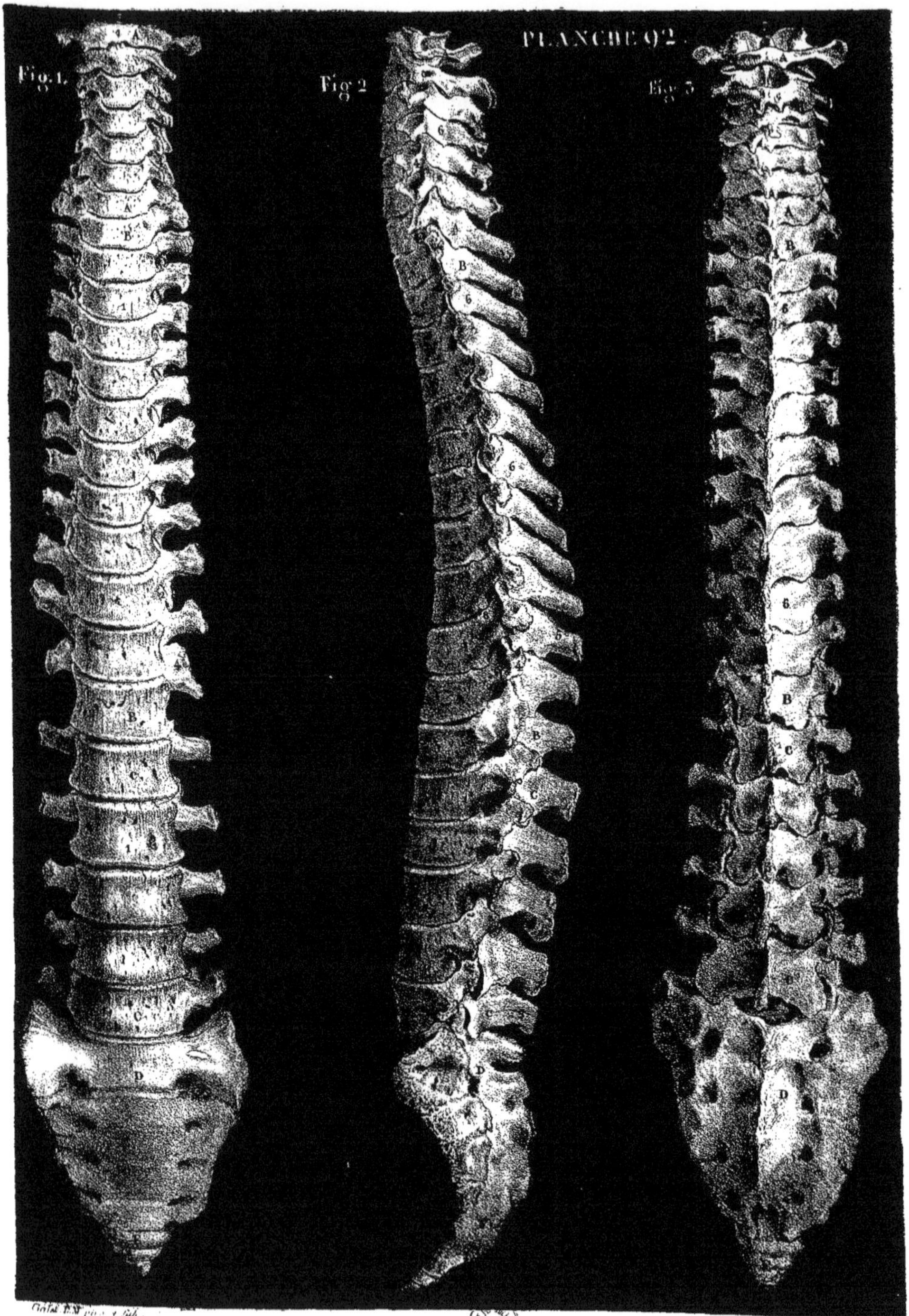

Lith. de Lemercier

Caractères différentiels. Ils portent sur l'ensemble et sur quelques-unes des vertèbres de chaque région.

Au cou, le *corps de la vertèbre* est plus petit qu'au dos et aux lombes; il s'allonge transversalement; il est concave en haut, et très-légèrement convexe en bas; les *apophyses articulaires* sont ovales, les supérieures, regardant en arrière et en haut, les inférieures, en bas et en avant; l'*apophyse épineuse* courte, triangulaire, horizontale et inférieurement concave, se termine par une petite bifurcation; les *apophyses transverses* se bifurquent aussi à leur sommet : courtes, horizontales et situées sur le même plan que le corps de l'os, elles offrent supérieurement une gouttière large et profonde qui donne passage aux nerfs cervicaux, et dont les bords servent à l'insertion des muscles intertransversaires : leur base est percée d'un trou que traverse l'artère vertébrale; enfin, le *trou vertébral* est triangulaire et plus grand que dans les autres régions.

Au dos, le *corps de la vertèbre*, plus épais en arrière qu'en avant, est plane haut et bas; son diamètre antéro-postérieur est le plus étendu; sur les côtés, sont taillées deux demi-facettes qui, réunies à celles des vertèbres les plus voisines, constituent des cavités plus ou moins profondes, dans lesquelles pénètre et s'articule l'extrémité postérieure des côtes; les *apophyses articulaires* sont ovalaires et presque verticales; l'*apophyse épineuse*, longue et pyramidale, s'incline fortement en arrière et en bas, et se termine par un tubercule; les *apophyses transverses*, volumineuses, lon-

tableau magnifique des mouvemens progressifs ou de la *mécanique de l'homme*, nous étudierons successivement : 1° les conditions organiques du système osseux; 2° celle du système musculaire, et les rapports de celui-ci avec le système nerveux; 3° les lois de mécanique relatives au mouvement; 4° les divers actes locomoteurs que l'organisme humain exécute.

ARTICLE PREMIER.

Agens passifs de la locomotion.

Les os qui, chez les animaux à sang blanc, consistent en de simples enveloppes pierreuses ou écailleuses et s'y confondent avec l'épiderme, occupent chez l'homme le centre de l'édifice de la vie, et y composent un système particulier. Ils y font l'office de leviers, ils servent de remparts protecteurs à différens organes, et transmettent au sol le poids de la machine. Brisés et articulés d'une infinité de manières, ils n'en font pas moins un tout continu d'une extrême solidité: les muscles qui les recouvrent et y prennent leurs adhérences sont de véritables cordes qui les mettent en jeu. Il est aisé de préjuger combien cette disposition générale doit être favorable à l'énergie et à la rapidité des mouvemens. Pour compléter notre conviction, il ne faudrait qu'examiner la lenteur, l'uniformité et les bornes prescrites aux mouvemens des animaux à squelette extérieur. Une seconde condition de la facilité des déplacemens est la dureté propre des os. Toute personne dont les os ont été ramollis par l'effet de certaines affections morbides, a une marche pénible, souvent même impossible, et les animaux, dont le corps est à peu près tout muqueux, ne quittent presque point le berceau de leur origine. Rien d'étonnant dans ce phénomène, puisqu'un corps mou doit s'affaisser sous son poids, et qu'un point quelconque de sa sub-

gues, horizontales et déjetées en arrière, sont également tuberculeuses à leur sommet.

PLANCHE XCIII.

Fig. 1 et 2. Plans supérieur et inférieur de la vertèbre atlas.

N° 1. Arc antérieur. — 2. arc postérieur. — 3, 4. tubercule de l'un et de l'autre arc. — 5. facette interne de l'arc antérieur pour l'articulation de l'apophyse odontoïde de l'axis. — 6, 6. facettes articulaires supérieures. — 7, 7. facettes articulaires inférieures. — 8, 8. gouttières supérieures par où passent l'artère vertébrale et le nerf sous-occipital. — 9, 9. gouttières inférieures pour le deuxième nerf cervical. — 10, 10. apophyses transverses. — 11. trou de l'apophyse transverse par lequel passe l'artère vertébrale. — 12. trou vertébral.

Fig. 3 et 4. Plan supérieur et inférieur de la vertèbre axis.

N° 1. Apophyse odontoïde. — 2. facette par laquelle cette apophyse s'articule avec l'arc antérieur de l'atlas. — 3, 3. facettes articulaires supérieures. — 4, 4. facettes articulaires inférieures. — 5, 5. apophyses transverses. — 6. apophyse épineuse. — 7. face inférieure du corps de la vertèbre. — 8. trou vertébral.

Fig. 5. Plan supérieur de la septième vertèbre cervicale.

N° 1. Face supérieure du corps de la vertèbre. — 2, 2. apophyses transverses. — 3, 3. apophyses articulaires supérieures. — 4, 4. apophyses articulaires inférieures. — 5. apophyse épineuse. — 6. trou vertébral.

Fig. 6 et 7. Plan supérieur et inférieur de la sixième vertèbre dorsale.

N° 1. Corps de la vertèbre. — 2, 2. demi facettes pour l'articulation de la tête des côtes. — 3, 3. lames vertébrales. — 4, 4. apophyses articulaires supérieures. — 5, 5. apophyses articulaires inférieures. — 6, 6. apophyses transverses. — 7, 7. tubercule de cette apophyse et facette pour l'articulation de la tubérosité des côtes. — 8. dépression supérieure du trou de conjugaison. — 9. dépression inférieure du même trou. — 10. apophyse épineuse.

Fig. 8 et 9. Plan supérieur et inférieur d'une vertèbre lombaire.

N° 1. Face antérieure du corps de la vertèbre. — 2. face postérieure. — 3, 3. lames vertébrales. — 4, 4. apophyses articulaires supérieures. — 5. 5, apophyses articulaires inférieures. — 6, 6. dépressions du trou

stance doit céder à toute force de traction exercée sur lui pour déplacer la masse.

Mais c'est peu que ces conditions générales, et pour bien apprécier l'utilité et la magnificence de ce système, il faut descendre dans les particularités des diverses régions et de chacune des pièces dont ces mêmes régions se composent.

(Tête.) La tête presqu'exclusivement bâtie de matière osseuse réunit toutes les conditions de la solidité alliées à la noblesse et à l'élégance des formes. Elle reflète un immense intérêt, considérée comme simple instrument protecteur d'organes délicats, mais elle tient aussi à la fonction locomotrice sous le rapport de l'équilibre et de sa rotation au sommet de la colonne rachidienne, sous le rapport aussi des mouvemens mandibulaires et de ceux qui dessinent la physionomie. A tant de titres, les deux parties dont elle se compose, *le crâne* et *la face*, réclament un examen approfondi.

Il ne faut que réfléchir un instant sur l'intimité des rapports qui unissent la vie morale et intellectuelle à la matière encéphalique, sur la délicatesse de la pulpe nerveuse, sur les funestes accidens que ses moindres lésions entraînent, pour juger que la forme du crâne et sa situation ne pouvaient se montrer sans un immense préjudice différentes de ce qu'elles sont. Tout ce que l'existence humaine entretient de relations avec la nature extérieure émane nécessairement des organes sensitifs. Pour qu'ils pussent dominer le globe, ces organes devaient préalablement dominer l'édifice vivant; ils devaient aussi recevoir du souverain dispensateur des mouvemens la dose d'énergie nécessaire à la vivacité de leur jeu. L'état de plus grande proximité possible était un sûr garant de l'obtention pleine et entière de ce résultat. Aussi les organes des sens touchent-ils de bien près le cerveau, et tous ensemble ils siégent sous le dôme de l'édifice organisé,

PLANCHE 93.

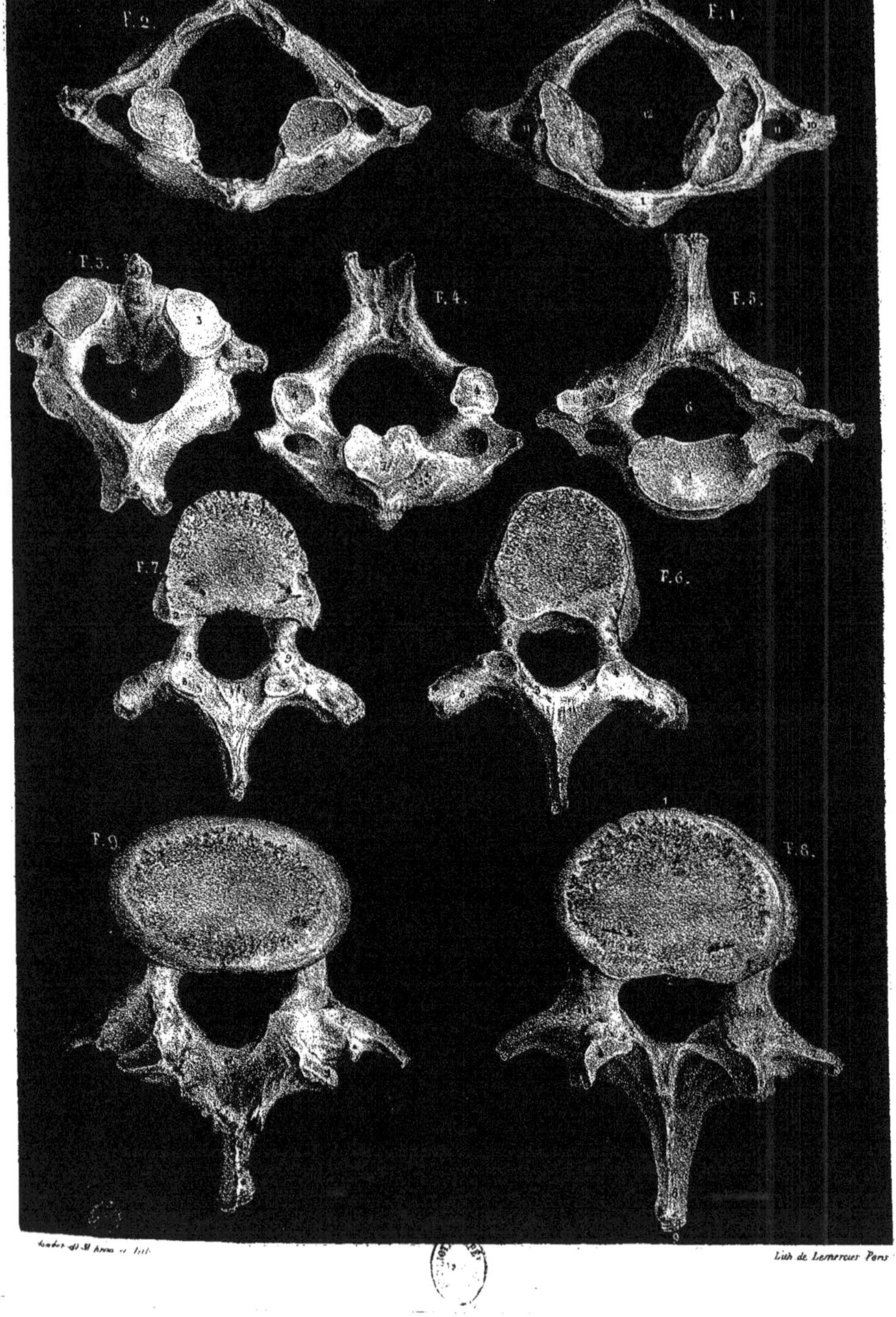

Lith. de Lemercier Paris

met, lequel est surmonté d'une facette creuse où repose la tubérosité des côtes; le trou vertébral est petit et presque rond.

Aux lombes, le *corps de la vertèbre*, remarquable par l'énormité de son volume, est applati haut et bas, plus épais en avant qu'en arrière, et plus étendu transversalement que dans les autres sens; les *apophyses articulaires*, très-fortes, très-saillantes, sont verticales comme celles du dos, mais les supérieures, concaves et dirigées en dedans, ont un écartement plus considérable que les inférieures, lesquelles, à l'inverse, sont convexes, plus rapprochées et tournées en dehors; les *apophyses transverses*, longues, minces, presque horizontales, sont applaties d'avant en arrière; l'*apophyse épineuse*, large, horizontale, applatie transversalement, se termine par un bord très-épais, presque tuberculeux; le *trou vertébral*, est triangulaire et un peu plus large qu'au dos.

Les vertèbres affectées de caractères propres qui les différencient de celles appartenant à la même région, sont la *première*, la *seconde* et la *septième* au cou; la *première*, la *onzième* et la *douzième* au dos; la *cinquième* aux lombes.

Première vertèbre cervicale. Cette vertèbre, désignée sous le nom d'*atlas*, offre l'aspect d'un grand anneau irrégulier résultant de deux arcs qui se joi-

de conjugaison. — 7, 7. apophyses transverses. — 8. apophyse épineuse. — 9. bord tuberculeux qui termine cette apophyse.

sous la boîte crânienne et dans ses alentours. L'encéphale ne se dilate point. A l'inverse des intestins et des poumons, il demeure à peu près immobile, ou bien s'il se déplace, c'est uniquement pour répondre aux secousses peu prononcées du plancher artériel qui le supporte, mais il est fort douteux qu'il s'opère en lui aucun mouvement d'expansion ou de resserrement moléculaire. Par cela même, des arcs osseux comme à la poitrine, ou des parois mollasses comme à l'abdomen ne pouvaient être appropriées à ses usages; ils auraient, au contraire, été nuisibles à sa nature. Une boîte entièrement osseuse pouvait seule la protéger, seule elle pouvait remplir toutes les conditions de la solidité. Et quelle forme lui était-elle destinée? Pyramidale ou tout autrement angulaire elle aurait trop mal résisté à l'action des causes vulnérantes externes. Mais la sphéricité dont chaque point est soutenu par ceux qui l'environnent et leur sert d'appui à son tour, cette forme qui répartit sur toute l'étendue de la surface les chocs portés sur un seul point, s'adaptait trop avantageusement aux usages du crâne, pour que la nature eût pu la négliger: aussi le crâne est-il lisse, poli et arrondi. La base seule en est rugueuse, percée de trous pour le passage de vaisseaux et de nerfs, hérissée d'éminences pour son articulation avec le rachis. Mais ici à quoi aurait servi une uniformité de surface puisque la protection est acquise par la seule situation et surtout par la colonne vertébrale et par les masses charnues ou ligamenteuses qui matelassent le derrière du cou? La multiplicité des pièces et leur mode d'union respectif ne sont pas des conditions indifférentes de la solidité du crâne. L'on conçoit que si les adhérences avaient été tellement incomplètes que le crâne eut cessé d'être un tout continu, en vain la dureté des os, leur uniformité et la configuration de l'ensemble se seraient combinées pour éteindre

gnent par leurs extrémités. L'arc antérieur, mince, étroit, beaucoup plus court que le postérieur, tient lieu de corps à la vertèbre. Il est convexe et tuberculeux en avant, et concave en arrière, où il s'articule avec l'apophyse odontoïde de l'axis. L'arc postérieur, convexe aussi et tuberculeux en dehors, est creusé, haut et bas, de gouttières assez profondes livrant passage, l'une, à l'artère vertébrale et au nerf sous-occipital; l'autre, au deuxième nerf cervical. Les apophyses articulaires de cette vertèbre sont fort remarquables. Les supérieures, très-larges, fortement concaves, et tournées en dedans, ont leur diamètre antéro-postérieur double du transversal. Elles servent à l'articulation de la tête avec l'atlas, en recevant, dans leur cavité, les condyles de l'occipital. Les inférieures, moins étendues, planes et presque rondes, s'articulent avec l'axis. Les apophyses transverses, longues et volumineuses, naissent des articulaires par deux racines dans l'intervalle desquelles est le trou qui donne passage à l'artère vertébrale. L'apophyse épineuse est représentée par le tubercule de l'arc postérieur. Enfin, le trou vertébral plus considérable que dans toute autre vertèbre, se trouve divisé en deux parties par un ligament transversal, qui, bridant en arrière l'apophyse odontoïde, presse en avant cette même apophyse contre l'arc antérieur de l'atlas.

Deuxième vertèbre cervicale. Elle porte le nom d'*axis*. Son corps, très-volumineux, est surmonté d'une longue apophyse dite odontoïde, laquelle, verticale l'action des causes extérieures. Un choc même léger se serait étendu sur les points de jonction, il aurait rompu leurs rapports et intéressé l'encéphale. Mais, au contraire, les adhérences sont si bien établies et si habilement combinées qu'on peut leur reconnaître une supériorité de résistance sur tous les autres points du crâne, lequel demeure ainsi parfaitement continu nonobstant les brisures nombreuses dont il est affecté. C'est à la faveur d'engrenures très-longues et serrées et d'un ciment extrêmement tenace que cette union est obtenue, disposition des plus étonnantes, dont l'industrie humaine ne nous fournit aucun exemple, et dont l'effet est de borner et d'amortir les ébranlemens moléculaires qu'un choc sur la boîte crânienne tend à transmettre à l'encéphale.

La tête de l'homme, revêtue de toutes les parties molles qui font son ornement, semble au premier aspect, quand on la considère dans son union avec le reste de l'édifice, reposer horizontalement sur la colonne vertébrale. L'on suppose, du reste, que cette direction doit être la plus favorable à la solidité et la plus propre au maintien de l'équilibre. L'illusion n'est pas entièrement détruite alors même qu'on n'a sous les yeux que l'état hideux du squelette. Mais l'on commence à reconnaître qu'en cet état de choses, la face, située en avant et composée d'une multiplicité de pièces osseuses, devrait, par son énorme pesanteur, entraîner la tête vers la terre et assimiler l'homme à la brute en lui faisant perdre la dignité et la grandeur de son attitude. Pour prévenir un si grave inconvénient, suffisait-il que la partie postérieure du cerveau fut plus volumineuse que l'antérieure, et que des muscles et des ligamens très-épais et très-forts fussent placés en arrière du cou? Ces conditions existent réellement; mais la première mérite à peine d'être mentionnée, tant est faible son effica-

et en forme de cône, s'articule en avant avec l'atlas, touche en arrière le ligament transverse, et offre son sommet à l'insertion de ligamens qui l'unissent au crâne. La face antérieure du corps est presque tuberculeuse sur la ligne médiane, et déprimée sur les côtés; la postérieure est rugueuse; l'inférieure, quadrilatère et concave. Les apophyses articulaires supérieures, situées sur les côtés de la base odontoïde, s'inclinent en dehors en s'arrondissant légèrement; les inférieures, beaucoup plus écartées et plus étroites, sont dirigées en bas et en avant. Les apophyses transverses, triangulaires et courtes, regardent en bas et en dehors, et le trou qui traverse leur base, se porte en dehors et en haut; l'apophyse épineuse, longue et incurvée en bas, présente, dans ce sens, une gouttière très-profonde; le trou vertébral imite exactement la forme d'un cœur de carte à jouer.

Septième vertèbre cervicale. Le caractère distinctif le plus saillant de cette vertèbre réside dans la longueur de l'apophyse épineuse; ses apophyses transverses sont aussi plus volumineuses, et ces deux modifications principales, jointes à d'autres nuances de forme dans tout l'ensemble, lui confèrent une grande similitude avec les vertèbres dorsales.

Première vertèbre dorsale. Son corps est comme celui des vertèbres cervicales, plus étendu transversalement que d'avant en arrière. Il offre sur les côtés des demi-facettes complètes en haut, et incomplètes en bas.

Onzième vertèbre dorsale. Le corps très-volumineux et presque rond, se

cité, et quant à la seconde, que l'on juge, appréciation faite du poids de la face, combien aurait été pénible l'effort de contraction exercé par ces muscles pour maintenir la tête dans un état d'élévation permanente. Au surplus, la pulpe cérébrale si mollasse et si délicate, reposant perpendiculairement sur la base du crâne, n'aurait pu supporter la compression de son propre poids, et tout ébranlement subi par la colonne vertébrale se serait répété en entier sur l'encéphale où il aurait produit les plus graves désordres.

Une simple obliquité de la base du crâne en arrière et en bas devait seule répondre à tous les besoins. A sa faveur, l'articulation de la tête avec le rachis peut se faire en arrière du point central de la base du crâne et laisser sur le plan antérieur un grand espace qui permette l'établissement des organes si importans de la déglutition et de la voix: Le centre de gravité se dirige en arrière, et ainsi, pour entretenir l'équilibre, les muscles extenseurs n'ont pas à se livrer à d'intolérables contractions. A sa faveur aussi, l'homme ne peut plus se confondre avec les quadrupèdes, car sa face se porte en haut et en avant, enchassée comme elle est dans l'angle qui résulte du plan oblique tracé par la base du crâne et d'un autre plan venant horizontalement de l'articulation du rachis; à sa faveur enfin, les ébranlemens de la colonne vertébrale glissent, se brisent et s'éteignent sur les pièces osseuses de la tête, et le poids du cerveau dirigé en arrière ne menace plus cet organe d'écrasement.

A la rondeur, à l'uniformité de la boîte crânienne opposons les nombreux accidens, les inégalités frappantes que supporte la face! qui pourrait ne point soupçonner qu'en ce lieu va se dérouler la scène phénoménale la plus riche, la plus changeante et la plus animée? Le crâne est lisse et creusé d'une cavité unique: la face est, au contraire,

rapproche beaucoup de celui des vertèbres lombaires. Sur ses parties latérales est taillée une facette unique et entière, pour l'articulation de la onzième côte. Le tubercule des apophyses transverses manque de facette articulaire.

Douzième vertèbre dorsale. Elle ne se distingue de la précédente que par son volume et par la forme de son corps, lequel est plus étendu transversalement que d'avant en arrière.

Cinquième vertèbre lombaire. Le corps a sa face inférieure coupée obliquement en arrière et en haut, ce qui rend sa partie antérieure sensiblement plus épaisse que la postérieure. L'apophyse épineuse est courte et presque arrondie.

Considérée dans son ensemble, la colonne vertébrale a la forme d'une pyramide ou d'un cône tronqué dont la base située en bas repose sur le sacrum, et le sommet en haut sert d'appui à la tête. Toutefois, quand on l'examine sous un aspect moins général, on voit qu'elle se décompose elle-même en trois pyra-

---

PLANCHE XCIV.

Plan antérieur de la tête.

N° 1. Os frontal. — 2, 2. Os pariétaux. — 3, 3. suture sagittale ou articulaire des pariétaux. — 4. suture coronale ou articulaire entre les pariétaux et le frontal. — 5, 5. os temporaux. — 6. apophyse mastoïde. — 7. fosse temporale. — 8. suture écailleuse ou temporo-pariétale. — 9. autre suture qui unit le temporal et le pariétal avec le sphénoïde. — 10, 10, 10. fosses orbitaires. — 11. portion du sphénoïde. — 12. portion de l'ethmoïde. — 13. fente sphénoïdale. — 14. fente sphéno-maxillaire. — 15. os propres du nez. — 16. os maxillaires supérieurs. — 17. os malaire. — 18. os unguis. — 19, 19. fosses nasales. — 20. os vomer. — 21, 21. cornets inférieurs. — 22, 23. dents. — 24. os maxillaire inférieur.

très-rugueuse et parsemée de dépressions profondes; c'est qu'ici, et dans un cercle fort étroit, devaient être fixés une infinité de muscles propres à refléter les nombreuses passions qui agitent l'économie; qu'ici existe l'homme extérieur avec toutes les empreintes de ses affections; qu'ici devaient siéger les organes des sens, lesquels, à raison de la spécialité de leurs usages, exigeaient chacun pour lui-même une cavité convenablement disposée et adaptée à sa nature, et comme ces organes ne peuvent s'exercer qu'en tant qu'ils entretiennent des communications directes avec les corps externes, les cavités osseuses destinées à les contenir, ne pouvaient pas manquer, à l'inverse de la cavité crânienne, de s'ouvrir largement au dehors pour recevoir facilement l'influence excitante des agens ambians.

Sur la limite la plus élevée de la face et sous le dôme protecteur de la région frontale se montrent les fosses orbitaires dont l'évasement extérieur répond si bien aux exigences de l'appareil visuel, qu'en l'absence ou dans un mode d'être différent de cette conformation, l'on ne concevrait pas l'exécution libre et facile de l'acte fonctionnel. Il fallait que le champ de la vue fut aussi étendu que possible: à cela se rattachent les jouissances nées des relations et spécialement la prévision qui sert d'égide à la vie. Aussi nous faut-il admirer ces deux enfoncemens coniques dont la base portée par la pensée en dehors de ses limites matérielles, s'agrandit, se prolonge indéfiniment dans l'espace, comme pour absorber l'univers, et dont le sommet, représenté par le fond de l'orbite, réunit les rayons lumineux véhicules des objets extérieurs, et les transmet en faisceau très-serré au centre appréciateur. Quelle autre forme aurait pu amener un aussi merveilleux résultat? Trop vaste, cependant, pour que le globe oculaire le remplisse dans sa totalité,

PLANCHE 94

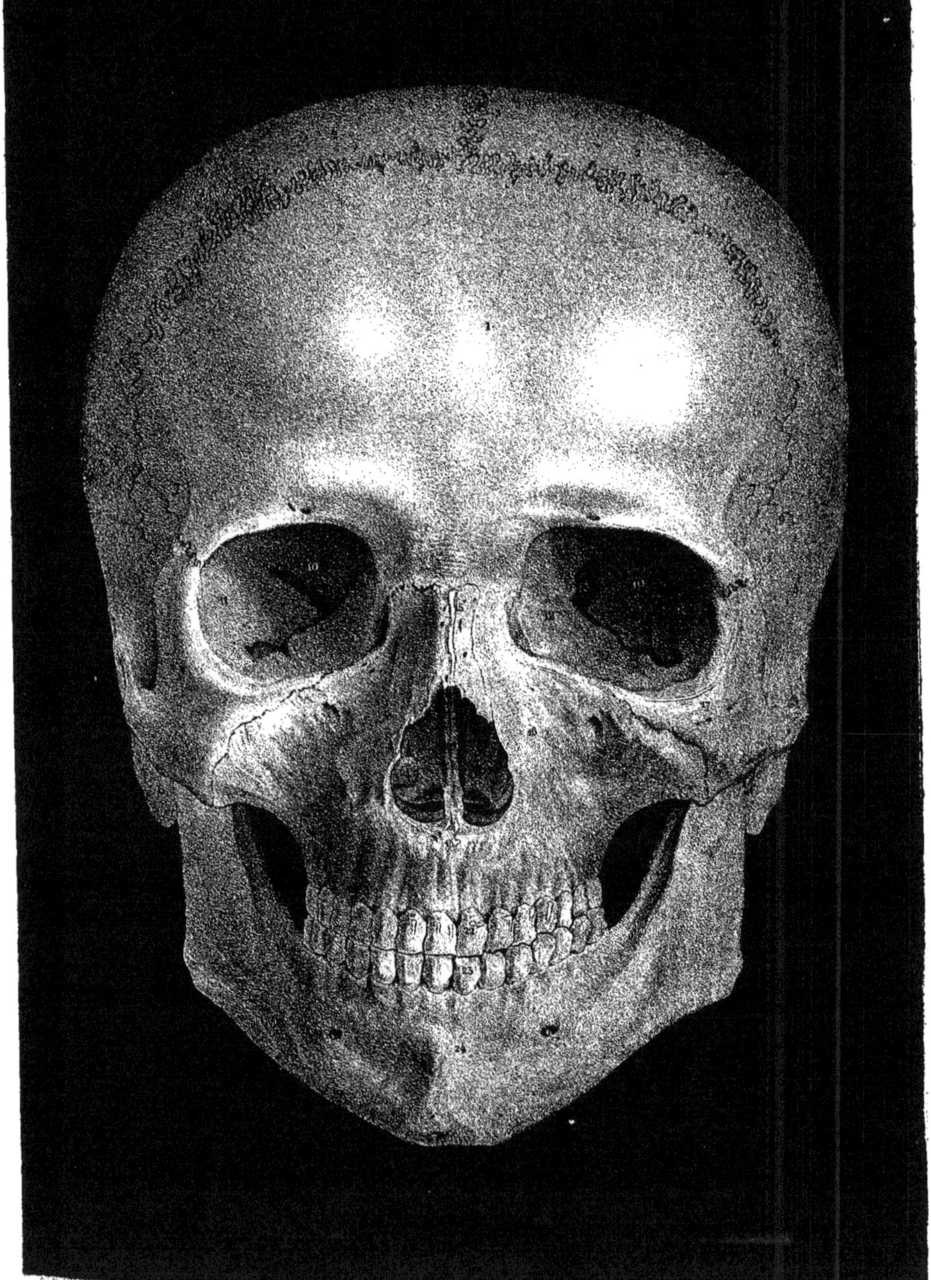

Galet D.M. pinx et Lith

Lith. de Lemercier Paris

mides secondaires : la supérieure ou *cervicale* a son sommet en haut couronné par l'atlas, et sa base à la première vertèbre dorsale ; la moyenne et l'inférieure se touchent par leur sommet, au niveau de la cinquième vertèbre dorsale : l'une a sa base représentée par celle de la base pyramidale cervicale ; l'autre a la sienne posée sur le sacrum.

A part cette irrégularité, la colonne vertébrale offre des flexuosités, des courbures qui correspondent à chacune de ses régions. Vue d'avant en arrière, elle est à peu près verticale ; on y distingue seulement, au niveau des troisième, quatrième et cinquième vertèbres dorsales, une inclinaison légère dont la concavité regarde à gauche, et qui, pour cette raison, a été considérée comme accidentelle et dépendante de la pression que la crosse aortique lui imprime dans ses battemens. Ne serait-il pas plus probable, comme Bichat l'a pensé le premier, et comme le confirment les observations de Béclard et celles de M. Cruveilhier, qu'elle est produite par l'exercice plus actif et plus permanent du membre thoracique droit ?

Examinée de côté, la tige rachidienne offre trois courbures primitives, constantes et très-prononcées vers le plan antérieur : elle est alternativement convexe au cou, concave au dos, et de nouveau convexe à la région lombaire. Une disposition inverse affecte le plan postérieur.

Dans aucun âge de la vie, la colonne vertébrale n'est parfaitement droite. Les flexuosités s'y montrent, quoi-

l'orbite est matelassé de graisse, ce qui prévient l'effet fâcheux des frottemens, il soutient et renferme des fibres musculaires qui impriment à l'organe tous les mouvemens nécessaires à l'exercice de son jeu. Mais pourquoi une double cavité orbitaire ? Pourquoi deux globes de vision ? est-ce pour l'harmonie, la symétrie des formes ? est-ce pour ajouter à l'éclat de la physionomie et pour mieux exprimer les affections internes ? Ici toute interprétation doit se taire. Il n'en est pas moins vrai que les deux impressions se confondent, et que le centre appréciateur reçoit une seule et même modification, comme si l'appareil visuel était unique. Du reste, tous les organes des sens sont passibles de cette particularité remarquable. Une moitié de leur substance supplée l'autre dans ses attributions, et s'ils agissent dans leur totalité, la sensation qu'ils déterminent reste toujours indivisible.

Placée immédiatement au-dessous des orbites, la cavité nasale, siége de l'odorat, n'est divisée que par une mince cloison, laquelle participe elle-même à la fonction olfactive, de telle sorte que, quoique double, cet enfoncement a son unité comme l'acte qui s'y déploie. Ici, en outre, point de mouvement de muscles qui excitent l'organe à se porter au-devant de l'impression ou à la fuir, ou bien s'il en existe, leurs fibres rares et ténues se bornent à donner au pavillon cartilagineux qui borde l'ouverture extérieure, un léger évasement de plus dont le défaut, du reste, ne saurait guère nuire à l'accomplissement de la fonction. Aussi la cavité osseuse joue un grand rôle dans l'odorat, ou plutôt les surfaces qui constituent son périmètre interne embrassent presque toutes les conditions de cet acte. Avec quelle attention minutieuse la nature a façonné ici les os pour leur communiquer l'aptitude d'absorber le plus grand nombre possible de molécules odorifé-

que peu marquées, même dès la naissance, et, dans la vieillesse, celle du dos devient tellement prononcée par le dessèchement des disques cartilagineux et du corps des vertèbres, que le tronc se courbe en demi-cercle, si les muscles extenseurs se laissent aller à un excès de relâchement.

En général, ce n'est point la longueur du rachis qui mesure la taille de l'homme, c'est plutôt celle des membres inférieurs. Dans l'âge adulte, les dimensions de cette tige sont à peu près les mêmes chez tous les sujets : elles forment les deux cinquièmes environ de la longueur totale du corps, et si des différences semblent se présenter, elles tiennent uniquement à une saillie plus grande des courbures, ce qui diminue la hauteur sans préjudicier à la longueur. Toutefois, la longueur du rachis se montre proportionnellement plus courte chez la femme que chez l'homme.

PLANCHE XCV.

Plan inférieur de la tête.

N° 1. Os occipital. — 2. trou occipital. — 3. protubérance occipitale externe. — 4, 4. condyles de l'occipital servant à l'articulation de la tête avec le rachis. — 5, 5. trous condyloïdiens postérieurs. — 6. apophyse basilaire. — 7, 7. portion des pariétaux. — 8, 8. temporaux. — 9. apophyse mastoïde. — 10. trou mastoïdien. — 11. apophyse styloïde. — 12. trou déchiré postérieur. — 13. trou déchiré antérieur. — 14. portion pierreuse ou rocher du temporal. — 15. sphénoïde. — 16. vomer. — 17. apophyse ptérygoïde. — 18. os palatin. — 19, 19. fosses nasales postérieures : on y voit une portion des cornets ethmoïdaux. — 20. portion horizontale du maxillaire supérieur : elle forme avec l'os palatin la voûte palatine. — 21. arcade zygomatique. — 22. os maxillaire inférieur. — 23, 24. rangées des dents.

rantes! Etendre et multiplier les surfaces dans un espace fort étroit, favoriser l'arrêt de l'agent d'impression dont l'excessive ténuité est la seule condition d'influence, tel était le but à atteindre. Toute autre organisation que des lames osseuses pliées sur elles-mêmes en forme de cornets, que des cellules très-multiples, des trous à peine apercevables faisant communiquer entr'eux plusieurs compartimens, n'aurait saisi ce but que d'une manière incomplète. Le génie de la nature ne se dément jamais quand il s'agit d'une difficulté à vaincre pour un objet de grande utilité.

Si tout est immobile dans le département de l'odorat, si la membrane pituitaire adhérente aux surfaces osseuses ne se porte jamais elle-même au-devant du corps extérieur provocateur de sensation, il n'en est point ainsi de l'appareil du goût. La cavité buccale en est le siége spécial, et la mobilité, des déplacemens très-divers, des passages rapides, instantanés à mille modifications de forme et d'étendue constituent les principaux attributs de cette région. Du reste, c'est moins pour son appel à l'appréciation des saveurs, que pour l'accomplissement de l'acte masticateur avec lequel l'exercice du goût semble se confondre, que la cavité buccale a reçu en partage tant de mobilité. Concevrait-on la division moléculaire de corps alibiles quelquefois très-résistants sans un organe ferme, énergique et capable de grands déplacemens. A la substance osseuse devait être dévolu cet office ; mais il fallait aussi à cette substance une disposition et une configuration telles qu'elle pût se mouvoir dans un champ assez vaste et présenter des points d'attache à des puissances locomotrices d'une extrême vigueur.

L'on pourrait préjuger, connaissant la portée du premier acte de l'opération digestive, sachant qu'il s'agit d'inciser, de déchirer ou de broyer des corps solides venus du

PLANCHE 95

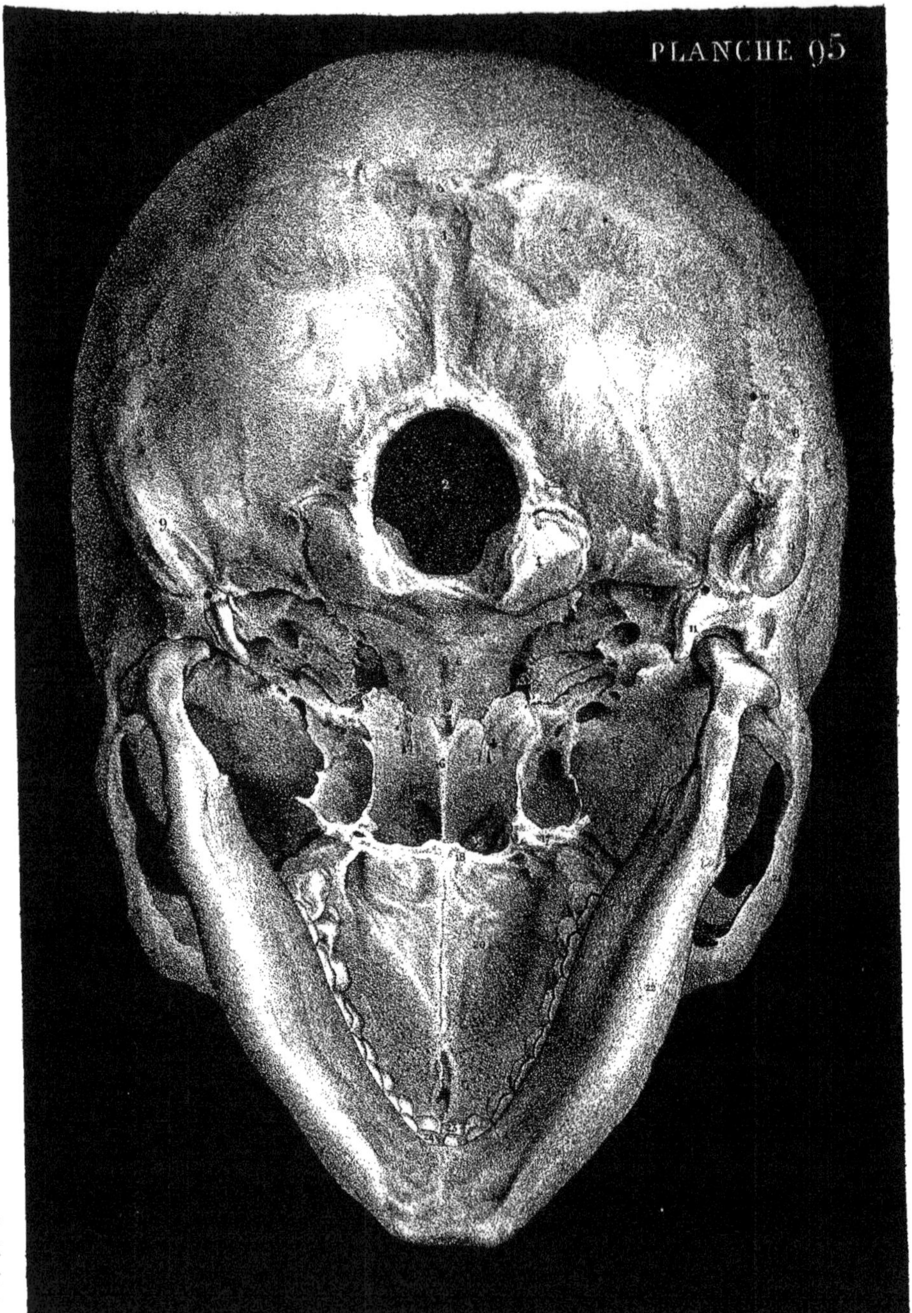

Galet D.M. pinx. et lith.

Lith. de Lemercier, Paris

Quatre plans : un antérieur, deux latéraux, un autre postérieur, une base, un sommet et un canal central, telles sont les diverses parties que le rachis offre à la description.

Le *plan antérieur* est large et régulier, très-applati au cou et plus rond à la région dorsale qu'à la lombaire; il n'est sillonné que par la dépression très-superficielle et transversale du corps de chaque vertèbre, et n'est hérissé que de légers rebords correspondant aux intersections vertébrales.

Le *plan postérieur* contraste avec le précédent par son extrême irrégularité. Sa ligne médiane est occupée par la rangée des apophyses épineuses, lesquelles, presque horizontales et très-proéminentes au cou et aux lombes, s'inclinent et semblent s'imbriquer à la région dorsale. Sur les côtés de cette crête épineuse, entr'elle et deux autres saillies verticales formées par la succession des apophyses transverses, sont deux vastes gouttières longitudinales aussi, et très-creuses, dont le fond est constitué par les lames des vertèbres; elles logent les paquets des muscles spinaux. Larges et superficielles au cou, elles deviennent étroites et profondes au dos et aux lombes.

Les *plans latéraux*, également très-rugueux, résultent de la succession des apophyses transverses et de celle des corps vertébraux. On y voit, en avant et dans la région dorsale seulement, les rangées des facettes pour l'articulation de la tubérosité des côtes; au milieu, les facettes taillées sur les apophyses transverses pour l'articulation de la tête dehors, l'on pourrait préjuger le mode d'appareil créé par la nature pour l'impétration de ce phénomène. L'on devinerait aisément qu'une cavité devait s'ouvrir à l'extérieur, assez large pour permettre une grande étendue de mouvemens, et limitée par deux pièces solides qui, s'écartant et s'approchant alternativement l'une de l'autre, à la manière de ciseaux, imprimassent une pression énergique sur le corps étranger, ou qui, glissant dans plusieurs directions l'une sur l'autre, pussent écraser ce corps et le poursuivre dans les déplacemens qui résultent de sa division. C'est là ce que font les mâchoires. Il est vrai qu'une seule des deux est mobile. La supérieure ne pouvait l'être comme faisant suite à cette partie de la face qui se lie au crâne; mais elle supporte à l'instar d'un enclume le choc de l'inférieure, laquelle limitant en bas la tête ne trouve aucun obstacle à ses déviations. Fixée à la base du crâne par deux points latéraux, opposés, excentriques et postérieurs, la mâchoire inférieure jouit de toute la solidité désirable, elle donne à la cavité buccale une grande capacité par la forme concave de sa surface interne, par la mobilité de sa double articulation, et, à la faveur des muscles vigoureux qui s'y implantent dans tous les sens, elle est capable des plus énergiques efforts et d'une immense variété de déplacemens.

La rangée des dents qui bordent les mâchoires du côté de la bouche, et dont le tissu a une trempe beaucoup plus ferme que la substance osseuse, est un artifice de la nature pour vaincre plus efficacement la cohésion des corps. Que si des cavités nous passions aux saillies, aux aspérités de la face, nous verrions qu'un de leurs principaux usages est de fixer les muscles qui protégent les organes des sens ou qui donnent à la physionomie ses caractères expressifs. Passibles des mouvemens divers auxquels se livrent les agens mus-

des côtes ; puis, à la région cervicale, la succession des trous qui percent la base

PLANCHE XCVI.

Fig. 1. Plan inférieur de la surface intérieure du crâne.

A, A, A. Fosses antérieures. — B, B, B. fosses moyennes. — C, C, C. fosses postérieures.

N° 1, 1. Sinus frontaux. — 2. trou borgne. — 3. lame criblée de l'ethmoïde. — 4. apophyse crista-galli. — 5, 5. bosses orbitaires. — 6. suture sphéno-ethmoïdale. — 7, 7. sutures fronto-ethmoïdales. — 8, 8. orifices des trous orbitaires internes. — 9. trou optique. — 10, 10. apophyses clinoïdes antérieures. — 11. fosse pituitaire. — 12, 12. gouttières coronaires logeant les sinus de même nom et l'artère carotide interne. — 13, 14, 15. trous grand rond, ovale et petit rond. — 16. trou déchiré antérieur. — 17. apophyses d'Ingrassias. — 18. bord libre de ces apophyses s'enfonçant dans la scissure du cerveau dite de *Sylvius*. — 19. apophyses clinoïdes postérieures. — 20. suture sphéno-occipitale. — 21. gouttière basilaire. —22. trou occipital. — 23. gouttière du sinus pétreux supérieur. — 24. gouttière du sinus pétreux inférieur. — 25. trou déchiré postérieur. — 26. orifice interne du conduit acoustique. — 27. orifice de l'aqueduc du limaçon. — 28. crête occipitale interne. — 29. protubérance occipitale interne. — 30. sinus latéral droit.

Fig. 2. Frontal. Face antérieur.

N° 1. Trace linéaire de la suture qui unit les deux pièces de l'os dans le premier âge. — 2. bosse nasale. — 3, 3. bosses frontales. — 4. dépression sous-jacente à ces bosses. — 5, 5. arcades sourcilières. — 6, 6. arcades orbitaires. — 7. trou sourcilier. — 8. ligne saillante circonscrivant la fosse temporale. — 9. extrémité de l'arcade sourcilière s'articulant avec l'os de la pommette. — 10. échancrure nasale s'articulant avec les os carrés du nez et les apophyses montantes des os maxillaires supérieurs. — 11. crête frontale. — 12. trou borgne. — 13. échancrure ethmoïdale. — 14, 14. sinus frontaux. — 15. bord supérieur s'articulant avec les pariétaux.

Fig. 2. Frontal. Face postérieure.

N° 1. Gouttière du sinus longitudinal supérieur. — 2. crête frontale. — 3. trou borgne. — 4, 4. fosses frontales. — 5, 5. sillons parcourus par les divisions de l'artère méningée moyenne. — 6, 6. sinus frontaux. — 7. plan cérébral de la voûte orbitaire.

culaires, ces saillies doivent éprouver certaines mutations de forme et de grandeur, en raison de la différence des sensations individuelles. Car les os ne conservent pas à beaucoup près, pendant tout le cours de la vie, un même degré de consistance. Ils sont presque malléables dans la première période, et, plus tard, quand ils semblent avoir acquis toute leur consistance, leurs molécules cèdent encore à la traction des moteurs qui s'y fixent. C'est ce dont on peut se convaincre en examinant le développement exagéré de l'apophyse styloïde chez les chanteurs et les crieurs publics. Cette courte pyramide osseuse qui part de la base du crâne et donne attache à des petits muscles d'une action très-puissante dans l'exercice de la voix, acquiert souvent chez ces gens-là une telle longueur qu'on l'a vue prolonger sa pointe jusques sur les bords du larynx.

D'après cela l'on peut être certain que le théâtre osseux de la face reproduit plus ou moins le caractère individuel du sujet. Sans doute, une autre cause, une organisation primordiale, un caprice impénétrable de la nature, influe plus puissamment sur cette modification de la matière, mais ce n'est pas à dire qu'il n'y ait dans ce phénomène des conditions absolument dépendantes de circonstances acquises.

De tous les animaux du globe, l'homme est celui dont la face a le plus d'étendue et les proportions les mieux prises. Chez lui aussi le champ du langage expressif est le plus vaste et le plus fécond. Si l'on descend graduellement toute l'échelle des êtres animés, on aperçoit une dégénération très-sensible des moyens d'expression donnés à l'animalité pour accroître ses jouissances. Il n'est pas un seul appareil organique qui ne nous signalât cette dégradation, mais en circonscrivant notre examen dans le système osseux et spécialement sur la région faciale, nous voyons que

PLANCHE 96.

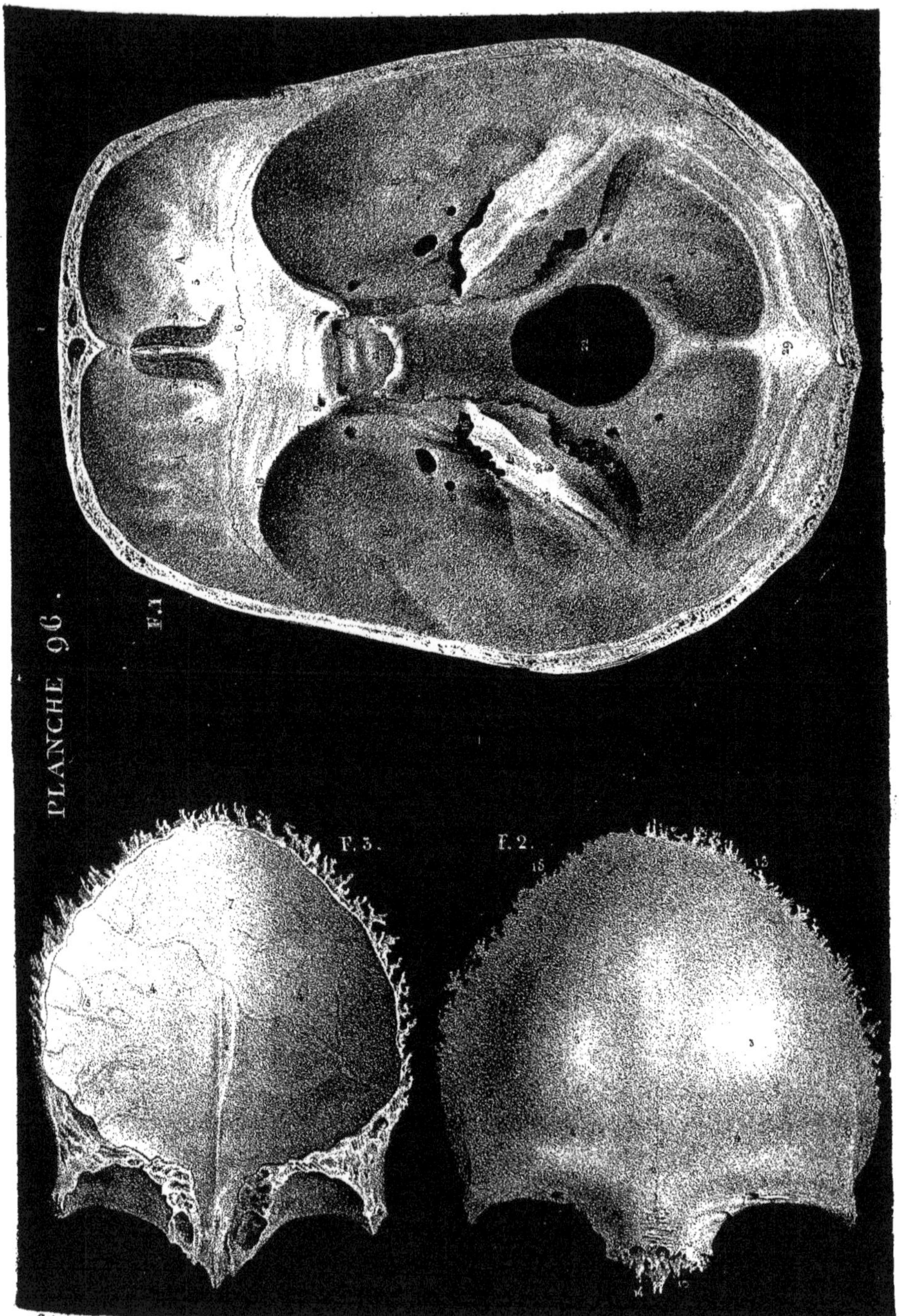

Galet D.M. pinx et lith.

Lith. de Lemercier Paris.

des apophyses transverses pour le passage de l'artère vertébrale, et, dans toute la longueur de la colonne, les trous de conjugaison plus étroits au dos que dans les deux autres régions, et situés en avant des pédicules des apophyses transverses; enfin, la succession des apophyses articulaires.

La *base*, constituée par la face inférieure de la dernière vertèbre lombaire, repose sur la face supérieure du sacrum, et forme, avec cet os, un angle antérieur, qu'en obstétrique, on nomme promontoire.

Le *sommet* est formé par l'atlas et s'articule avec l'occipital.

Le long canal qui règne dans toute la longueur du rachis, porte le nom de *vertébral*. Il est situé derrière le corps des vertèbres, et, par conséquent, plus rapproché de la partie postérieure que de l'antérieure. Il communique en haut avec la cavité crânienne, se continue en bas avec le canal sacré, et contient la moëlle épinière; large et triangulaire au cou et aux lombes, il s'arrondit et devient plus étroit à la région dorsale. Le corps vertébral en avant, les lames épineuses en arrière, et, sur les côtés, la base des apophyses transverses, telles sont les parties qui forment ses parois. On aperçoit dans ce dernier sens la succession des orifices intérieurs des trous de conjugaison.

Les connexions qu'entretient le rachis avec tout l'organisme, sont d'une si grande importance, que nous devons en faire ici mention; mais en raison de leur multiplicité nous devons nous borner dans les mammifères au-dessous de l'homme, tout se montre comme sacrifié à l'acte masticateur; l'immense développement des mâchoires semble tenir dans l'ombre toutes les autres parties. A un degré plus bas, dans les oiseaux, que reste-t-il de cette surface où doit se peindre l'état moral de l'individu, lorsque le bec, organe dépourvu de toute expression, y a fixé son siége ?

Disons-le par anticipation: une corrélation admirable existe entre le développement du système nerveux et celui du théâtre extérieur destiné à représenter les affections dont ce système est susceptible. L'harmonie générale de l'univers réclamait cette harmonie particulière organique; car, sans elle, l'être sensible se serait consumé dans ses désirs s'il n'avait pu manifester ses sentimens et ses besoins, communiquer ses intentions par un langage significatif.

(*Colonne vertébrale*). Dans la fabrication de ce levier mobile qui doit servir de centre à tous les mouvemens, d'appui et de rempart à toutes les parties du squelette, la nature nous a donné la solution du plus beau problème de la mécanique animale. Tout est prévu et bien exécuté dans ce remarquable dessin, et il n'est point jusqu'au moindre détail susceptible d'utilité qui ne porte l'empreinte d'une méditation profonde. Marier la souplesse à la solidité, la mobilité la plus facile et la plus diversifiée à une résistance ferme, inexpugnable, telle était la difficulté à résoudre. Qu'aurait fait l'industrie humaine pour allier deux conditions si essentiellement antipathiques l'une à l'autre ? Elle aurait nécessairement recouru à la matière osseuse, et, la façonnant en colonne, exécuté pour l'édifice humain ce qu'elle fait journellement dans l'érection de ses somptueuses demeures. Elle aurait même inventé des brisures pour assouplir et mobiliser cette masse solide. Mais

ner à une simple énumération des principales.

En avant, le ligament vertébral antérieur le recouvre d'une manière immédiate et dans toute sa longueur. Viennent ensuite 1° pour la région cervicale : les muscles longs du cou et grands droits antérieurs de la tête; le pharynx, l'œsophage et la trachée-artère; les artères carotides, les veines jugulaires, etc.; 2° pour la région dorsale : les piliers du diaphragme, le cœur, l'artère-aorte, les veines-caves et la veine azygos; le canal thoracique, le foie, le pancréas, le tube intestinal et les cordons nerveux du pneumo-gastrique et du grand sympathique; 3° pour la région lombaire : les muscles qui fléchissent les cuisses sur le bassin, les vaisseaux iliaques et sacrés, tant veineux qu'artériels, et la plupart des organes digestifs abdominaux.

En arrière se trouvent les nombreuses attaches des muscles extenseurs de la tête et du cou; et, sur les côtés, encore une infinité d'insertions musculaires, et la série des nerfs, qui, partis de la moëlle, traversent les trous de conjugaison.

TÊTE.

Considérant la tête comme un développement, une sorte d'excroissance de la colonne vertébrale, ou, selon l'opinion d'un célèbre naturaliste moderne, comme une vraie vertèbre façonnée d'une manière relative à la spécialité de ses attributions, nous l'ajoutons ici, malgré son importance et sa complica- ensuite que de ressorts pour donner du jeu à toutes les pièces sans préjudicier à leur correspondance mutuelle? Quelle complication et quel fatras de mécanique!... La nature plus simple n'a fait qu'interposer entre chaque brisure une substance à la fois résistante et mollasse, un disque fibro-cartilagineux à la faveur duquel chaque pièce se meut sur celle qui la précède et qui la suit, sans frottement nuisible, sans embarras pour elle-même ni pour le reste du système, et, de ces mouvemens partiels, se compose un mouvement d'ensemble qui répond à toutes les exigences de la locomotion. Vingt-quatre vertèbres ont été admises chez l'homme. Mais le nombre importe peu à la fonction. Chacune d'elles correspond avec ses voisines par des surfaces assez larges pour qu'un déplacement ne put jamais avoir lieu, et observons que ces surfaces s'élargissent progressivement à mesure que s'accroît le poids qu'elles ont à supporter. Il y a en outre entre chaque pièce mobile des liens partiels et des liens généraux, des cordons et des rubans fibreux dont la substance à la fois souple et résistante concilie pour sa part les deux conditions exigées.

Ce n'est pas tout : une modification importante devait être affectée à la figure générale de ce levier brisé, lequel s'il eût été uniformément cylindrique comme une simple colonne, aurait permis une égale facilité de mouvemens dans tous les rayons de son cercle. Mais, ainsi que nous le disions naguère, toute la vie de l'homme est à la surface antérieure de son édifice; c'est par cette surface qu'il exerce toutes ses relations; c'est dans ce sens qu'il est forcé de diriger la plupart de ses mouvemens; il en déploie un certain nombre par ses plans latéraux, mais en arrière tout devait être résistance, immobilité. Un surcroît de difficulté dans la construction du rachis naissait conséquemment de cette complication fonctionnelle. Or, par cela

tion, comme appendice à l'examen graphique que nous venons d'offrir.

Située au sommet de la colonne vertébrale, la tête domine le squelette. Sa forme et son volume sont si facilement appréciables, qu'il serait inutile d'en faire ici mention. Mais la diversité de ses pièces constitutives et la multiplicité d'objets dont chacune d'elles est le siége, font de cette portion de l'édifice osseux un sujet d'étude du plus haut intérêt. C'est à ce titre que nous allons entrer pour elle dans une analyse graphique quelque peu circonstanciée.

L'on distingue à la tête, malgré une liaison intime et des communications réciproques, deux parties principales : le *crâne* et la *face*.

§. 1.er — *Du Crâne.*

Le crâne occupe, sous la forme d'une boîte ovalaire, la partie supérieure et postérieure de la tête. Libre, arrondi et régulier en haut, il est, en bas, criblé de trous, semé d'aspérités, uni en partie à la face et en partie à la colonne vertébrale dont il forme comme le chapiteau. Il se compose de huit os : le *frontal* en avant; l'*occipital* en arrière; sur les côtés les deux *pariétaux* et les deux *temporaux*; en bas le *sphénoïde* et l'*ethmoïde*.

1. Le *frontal*, os impair, symétrique et plus que demi-circulaire, constitue l'extrémité antérieure du crâne. Il présente à l'étude, 1° deux faces, l'une externe convexe, l'autre interne concave; 2° deux bords, l'un supérieur arrondi et mince, l'autre inférieur allongé, surmonté de chaque côté d'une surface creuse et horizontale formant la voûte de l'orbite.

même que le moyen créé pour y répondre est de tous le plus simple et le plus certain, il est probable que la nature seule était à même d'en saisir les ressources. Il suffisait que, dans l'effort imprimé à la colonne pour se plier en arrière, chaque pièce rencontrât un obstacle qui l'empêchât de parcourir dans ce sens une étendue considérable. Cet obstacle n'est point séparé de la colonne : il fait corps avec elle-même : il consiste dans cette multiplicité d'apophyses articulaires et épineuses dont les unes, tout en favorisant l'union mutuelle des vertèbres et leur inclinaison en avant, bornent leur glissement en arrière, tandis que les autres, s'associant à ce dernier objet, remplissent aussi, comme nous l'avons dit précédemment, un usage de protection très-efficace. Mais il importe de donner de ce phénomène une explication détaillée. Quatre apophyses articulaires sont affectées à chaque vertèbre. Il en est deux de supérieures, deux autres d'inférieures : les premières regardent en arrière, les autres en avant, et toutes sont à peu près verticales, d'où il résulte que dans la situation droite du corps, les surfaces articulaires inférieures d'une vertèbre sont apposées contre les supérieures de la vertèbre qui est au-dessous. Or, dans l'inclinaison du corps en avant, l'apophyse inférieure glisse librement sur la supérieure en se portant en haut et en avant, tandis que dans l'inclinaison en arrière cette même apophyse inférieure rencontre la base de l'apophyse épineuse et ne peut vaincre sa résistance; son mouvement est borné dans ce sens, et s'il arrive que des bateleurs étendent leur corps d'une manière exagérée, cela tient à ce que dès leur bas-âge et pendant que leurs os étaient encore malléables, une petite dépression s'est creusée, par un exercice souvent répété, sur la lame de l'apophyse épineuse, et que le bord de l'apophyse articulaire s'est émoussé, ce qui permet un par-

Face externe. Elle offre assez souvent, au milieu, la trace longitudinale, linéaire, de la soudure des deux pièces primitives de l'os. Au bas de cette ligne est une saillie du nom de *bosse nasale.* Sur ses côtés se montrent de haut en bas deux surfaces presque planes, sans nom particulier, légèrement inclinées en arrière; les *bosses frontales*; deux dépressions transversales; les *arcades sourcilières* qui se confondent en dedans avec la bosse nasale, et qui, en dehors, vont à la rencontre d'une crête allongée, limite assez saillante entre la surface frontale et les fosses temporales.

Face interne. On y voit, sur la ligne médiane et de haut en bas, la gouttière du sinus longitudinal supérieur, une crête pour l'insertion de la faux cérébrale, et un petit trou dit *borgne* ou *épineux*; sur les côtés, un grand nombre d'impressions digitales et les fosses frontales correspondant aux bosses du même nom.

Bord supérieur. Il est hérissé de pointes plus ou moins longues pour son union avec les pariétaux et avec les grandes ailes du sphénoïde.

Bord inférieur. Proéminent et très-épais à sa partie moyenne, il offre aussi en cet endroit des épines nombreuses, dont une moyenne et principale porte le nom d'*épine nasale*, et qui s'articulent avec les os nasaux et avec les apophyses montantes des os maxillaires supérieurs. C'est là l'échancrure nasale, augmentée latéralement et en arrière des échancrures ethmoïdales qui forment avec l'os ethmoïde des cellules plus ou moins cours plus considérable dans le sens postérieur.

La colonne *vertébrale* justifierait peu son titre, si, avec sa longueur et son volume énorme, elle eût été toute compacte et massive. En vain les conditions de flexibilité auraient-elles été réunies avec une sorte de luxe : il est au moins douteux que les puissances locomotrices existantes eussent pu vaincre le poids du corps; ou dans le cas de leur suffisance, le plus léger déplacement ne pourrait s'opérer qu'avec difficulté, et à de grands efforts ne répondraient jamais que de faibles effets.

Il n'y avait qu'un seul moyen d'obvier à un inconvénient si grave : il fallait creuser de mille cavités la portion la plus volumineuse de chaque vertèbre, et faire subir à la partie centrale une perte considérable de substance. L'on pouvait de la sorte, sans préjudicier le moins du monde à la solidité, enlever au rachis plus de la moitié de son poids. C'est là précisément ce qu'a fait la nature. Elle a jeté à pleines mains le tissu spongieux dans le corps vertébral, et au centre de chaque pièce elle a fait une large ouverture, laquelle est partie composante du canal rachidien. Mais ce vide oblong, cylindrique, est uni à une autre fin tout aussi importante, celle de contenir la moëlle épinière. Par ce moyen, le foyer nerveux tout entier se trouve convenablement abrité contre toute impression mécanique externe : le cerveau dans la boîte crânienne, et la moëlle épinière dans l'étui vertébral.

L'on peut présupposer que les nerfs de la moëlle qui doivent se répandre dans toutes les parties du corps, trouveront, à droite et à gauche du canal vertébral, des ouvertures de transmission en nombre assez considérable pour qu'aucune partie de la tige pulpeuse ne demeure étrangère à l'animation des organes.

vastes, et laissent voir aussi l'entrée des sinus frontaux.

Les extrémités latérales du bord inférieur, minces et presque tranchantes, portent le nom d'*arcades orbitaires*. Terminées par les apophyses internes et externes dont les premières s'articulent avec les os unguis, les autres avec les os malaires et les petites ailes du sphénoïde, elles sont percées un peu en dedans de leur milieu par le trou sus-orbitaire. Ce sont ces mêmes arcades qui bornent en avant les fosses orbitaires, lesquelles sont horizontales, légèrement concaves et un peu déprimées en dedans pour l'insertion de la poulie du muscle grand oblique, et en dehors pour loger la glande lacrymale.

2. L'*occipital* est un os également impair, bornant le crâne en arrière. Sa figure est celle d'un losange convexe en dehors, concave en dedans, et fortement recourbé sur lui-même, de manière à constituer une partie de la base du crâne.

Face externe. Sur la ligne médiane et de haut en bas, existent la *protubérance occipitale externe; la crête occipitale externe* où se fixe le ligament cervical postérieur; le *trou occipital*, très-grand et ovalaire par lequel passent la moëlle épinière, les artères vertébrales et les nerfs spinaux; la *surface basilaire*, qui forme la voûte du pharynx, donne attache aux muscles grand et petit droits antérieurs de la tête et constricteur supérieur du pharynx, et se termine par une surface quadrilatère et rugueuse qui s'articule avec le corps du sphénoïde.

Car il serait aisé de concevoir tout le désavantage d'un départ qui ne s'effectuerait que par quelques points rares de la moëlle. Une portion de celle-ci aurait été presque perdue dans son canal osseux, et les filets de nerfs trop rares ou trop divisés n'auraient peut-être pas atteint tous les points de l'économie ou en auraient laissé plusieurs dans un état d'insensibilité presque complète. Il fallait donc qu'un rayonnement s'opérât au travers de chaque vertèbre, et c'est là l'objet remarquable que remplit la série des trous de conjugaison. A la faveur de ces nombreuses ouvertures, rangées de champ sur la longueur des faces latérales de la colonne rachidienne, il n'est point de partie que les nerfs de la moëlle ne puissent promptement atteindre; et notez que cette organisation affecte encore le poids du corps d'une diminution sensible, sans préjudicier à la condition capitale, la solidité.

(*Poitrine.*) Ici, nous pourrions reproduire ce que nous avons dit plus haut dans l'article de la respiration pulmonaire, touchant la dépendance établie entre la condition physique de la cage thoracique et l'acte fonctionnel que les poumons doivent remplir. Mais nous n'encourrons point le blâme d'un retour en arrière quand il nous reste encore un champ si vaste à parcourir. Nous dirons seulement qu'en supposant à la charpente thoracique une toute autre coupe que celle qui existe, ce serait enrayer les premiers ressorts de son jeu; que l'esprit humain aurait pu parvenir, connaissant par avance l'essentialité de la fonction, à préciser le mode général de composition physique le mieux approprié à celle-ci; mais que, pour la simplicité des moyens, l'élégance des formes et le fini des moindres circonstances, il n'était donné qu'à la nature d'en pouvoir revendiquer les honneurs. Et, en effet, pour protéger un tissu délicat, comme l'est le parenchyme pulmonaire,

De chaque côté de la ligne médiane et dans le même sens s'offrent la *ligne courbe supérieure* partant de la protubérance occipitale externe et fixant les muscles trapèze et sterno-mastoïdien ; une dépression transversale donnant attache au splénius et au grand complexus ; la *ligne courbe inférieure* prenant son origine à la crête occipitale externe ; enfin, une surface bosselée où s'insèrent les muscles grand et petit droits postérieurs et petit oblique de la tête.

Sur les côtés du trou occipital sont les *condyles occipitaux*, éminences ovalaires et lisses, dirigées obliquement en avant et en dedans, et reposant sur la vertèbre atlas ; les *fosses* et les *trous condyloïdiens antérieurs et postérieurs*, et une petite surface dite *jugulaire* où se fixe le muscle droit latéral de la tête.

Face interne. La ligne médiane offre la fin de la gouttière du sinus longitudinal supérieur ; la *protubérance* et la *crête occipitales internes ;* le *trou occipital* et la *surface basilaire interne* déprimée en forme de gouttière.

Les parties latérales consistent en quatre fosses aussi étendues que profondes, dont deux supérieures logent les lobes postérieurs du cerveau, deux inférieures, les lobes du cervelet; en une large gouttière du nom de *sinus latéral* qui sépare les fosses supérieures des inférieures; en deux autres petites gouttières creusées sur les bords de la surface basilaire et répondant aux sinus pétreux inférieurs ; en deux éminences qui correspondent aux condyles et aux contre l'action des puissances externes, l'on voit bien qu'il fallait une enveloppe osseuse ; et celle-ci devait être faite à claire-voie, offrir nombre de divisions, de zônes adhérentes bien que mobiles sur la colonne vertébrale, pour la liberté d'expansion et d'affaissement du viscère respiratoire. Le problème de ce grand acte ne pouvait recevoir d'autre solution. Mais donner en avant à ces arcs un appui général, représenté par le sternum, afin qu'un choc trop violent que l'un d'eux pourrait éprouver se répartit sur l'ensemble des arcs du côté opposé ; mais les joindre à cet appui unique par des languettes molles, flexibles, cartilagineuses; faciliter ainsi leur allongement et prévenir dans la pluralité des cas leur rupture ; mais leur offrir en arrière, dans la création des apophyses transverses, des sortes d'arcs-boutans propres à empêcher que les extrémités costales antérieures ne cèdent à la puissance de leur poids, ne sont-ce pas là des ressources qu'aucun effort d'invention humaine n'aurait pu découvrir ou du moins amener au degré de perfectionnement et de simplicité où les a placées la nature ?

(*Bassin.*) De la cage thoracique à l'enceinte pelvienne, le passage est brusque, décidé. C'est à peine si une voie de transition existe sur l'axe sustentateur figuré par la colonne vertébrale et le sacrum. Pour tout le reste des parois, le contraste est frappant. Au thorax appartiennent la flexibilité, les brisures nombreuses, une excessive mobilité; au bassin la solidité, l'épaisseur, la dureté presque pierreuse, une immobilité complète. C'est qu'ici tout devait concourir à présenter un inébranlable support au poids énorme de la tête et du tronc, et à lutter avantageusement contre la forte compression des extrémités inférieures. Peut-être aussi cette organisation se trouvait-elle commandée par la nécessité d'abriter sûrement les organes re-

environs desquelles se montrent les orifices internes des trous condyloïdiens antérieurs et postérieurs.

Bords supérieurs. Ils sont fortement dentelés et s'articulent avec les pariétaux.

Bords inférieurs. Ils se composent de deux parties égales dont l'éminence jugulaire forme le point de démarcation. La moitié supérieure est légèrement dentelée, et s'articule avec la portion mastoïdienne du temporal ; la moitié inférieure offre d'abord une échancrure qui concourt à former le trou déchiré postérieur : elle s'unit ensuite avec la portion pierreuse du temporal.

3. *Le Pariétal*, os pair et quadrilatère, occupe les parties supérieure et latérale du crâne. *Sa face externe* convexe n'offre de notable qu'une bosse moyenne, fort étendue, dite *pariétale ;* un trou conducteur de petits vaisseaux dont l'existence n'est pourtant pas constante, et une ligne courbe qui circonscrit la fosse temporale et sert d'implantation à l'aponévrose du muscle crotaphyte. *Sa face interne* concave, montre la fosse pariétale, des sillons rameux plus ou moins profonds où se loge l'artère méningée moyenne et une demi-gouttière constitutive du sinus longitudinal supérieur.

Les *bords supérieur et postérieur* fortement dentelés, s'articulent le premier avec son analogue du côté opposé, le second avec l'occipital. Le *bord antérieur*, dentelé aussi, mais coupé en biseau aux dépens de la lame interne en haut et de l'externe en bas, s'articule avec le frontal. Le *bord inférieur* non dentelé, mince

producteurs de l'espèce. Mais nous exposerons plus tard les conditions que nécessitent ces agens et celles qu'exige aussi le développement libre et facile du produit de la conception.

Le bassin sert de base sustentatrice à la colonne vertébrale ; il est en même temps comme le chapiteau des extrémités inférieures. Il suffit d'avoir une idée de l'étendue d'action qu'exerce cette double puissance compressive sur le bassin, pour préjuger d'une manière générale la spécialité de structure de cette section du squelette. Il lui fallait une solidité presque à toute épreuve, une lourdeur, une forme massive, sans lesquelles il aurait été applati ou broyé par le triple levier qui ne cesse d'agir sur lui. Mais devait-il être taillé sur le modèle de la tête dont la solidité nous est déjà connue et dont les pièces ne sont si multipliées que pour la division et l'amortissement des chocs qu'elle reçoit? Si la nature, en créant le bassin, était revenue sur l'idée du morcellement de la matière osseuse, elle serait tombée dans l'inconvénient qu'il importait trop d'éviter, celui des déplacemens déterminés par l'effort des leviers. Et sous le point de vue opposé, quelque avantageuse que puisse être la continuité de substance pour assurer à un organe un haut degré de force et de solidité, il est aisé de préjuger ce que la tête aurait eu à souffrir, si le bassin se fût trouvé formé d'une seule pièce, puisque tous les efforts portés sur celui-ci se seraient répétés en entier, sans le moindre amortissement, sur l'extrémité supérieure de la colonne vertébrale : les seules secousses d'une progression même lente et légère auraient suffi pour ébranler le crâne et transmettre au cerveau des commotions funestes.

Une condition moyenne consistait donc à asservir le nombre des pièces constituantes du bassin, au nombre des leviers qui portent

et tranchant s'unit par superposition avec le temporal.

PLANCHE XCVII.

Fig. 1. Occipital. Face externe.

N° 1. Protubérance occipitale. —2. crête occipitale. — 3. trou occipital. — 4. surface basilaire. — 5. ligne courbe supérieure. — 6. dépression sous-jacente à cette ligne. — 7. ligne courbe inférieure. — 8. surface bosselée. — 9, 9. condyles occipitaux. — 10, 11. fosses condyloïdiennes postérieure et antérieure. On y voit au milieu le trou de même nom. — 12. surface jugulaire terminée par une apophyse.

Fig. 2. Occipital. Face interne.

N° 1. Gouttière du sinus longitudinal supérieur. — 2, 3, protubérance et crête occipitales. — 4. trou occipital. — 5. gouttière basilaire. — 6, 6. fosses occipitales supérieures. — 7, 7. fosses occipitales inférieures. — 8. gouttière du sinus latéral. — 9, 9. éminences des condyles occipitaux. — 10, 10. orifices internes des trous condiloïdiens postérieur et antérieur. — de 11 à 11. bords supérieurs. — de 11 à 12. moitié supérieure du bord inférieur. — de 12 à 13. moitié inférieure du même bord.

Fig. 3. Pariétal. Face externe.

N° 1. Bosse pariétale. — 2. ligne de circonscription de la fosse temporale. — 3. trou pariétal. — 4. bord antérieur. — 5. bord supérieur.

Fig. 4. Temporal. Face externe.

A. Portion écailleuse. — B. portion mastoïdienne. — C. portion pierreuse.

N° 1. Surface plane faisant partie de la fosse temporale. — 2. apophyse zygomatique. — 3. sa base. — 4. branche antérieure de la bifurcation. — 5. branche postérieure subdivisée en 6 et 7. — 8. cavité glénoïde. — 9. fissure de Glaser. — 10. apophyse mastoïde. — 11. trou mastoïdien. — 12. rainure digastrique. — 13. orifice du conduit auditif externe. — 14. apophyse styloïde. — 15. crête vaginale.

Fig. 5. Temporal. Face interne.

A. Portion écailleuse. — B. portion pierreuse. — C. portion mastoïdienne.

N° 1. Surface mamelonnée correspondant à la fosse cérébrale moyenne. — 2. orifice interne du trou mastoïdien. — 3. face interne supérieure du rocher. — 4. face interne postérieure du même. — 5. hiatus de Fallope. — 6. éminence correspondant au canal demi-circulaire supérieur. — 7. orifice du

leur action sur cette enceinte osseuse. En faisant correspondre une pièce à la colonne rachidienne, et une autre à chacun des membres abdominaux; en unissant ces pièces, soit entr'elles, soit avec leurs leviers correspondans, au moyen d'un ciment flexible, élastique et à la fois très-résistant, rien ne pouvait manquer de ce qui était nécessaire à la résistance du pelvis et à la sûreté de l'encéphale. Toute combinaison différente de celle-ci serait restée bien en deçà du but qu'il fallait atteindre.

Une autre condition non moins essentielle siégeait dans la direction à donner au pelvis. Il est certain que, faisant suite à la colonne vertébrale, il devait continuer l'inclinaison en arrière qu'offre celle-ci à la région lombaire. Mais si la colonne vertébrale est ainsi recourbée, elle doit cette particularité à la nécessité existante pour le bassin d'être affecté de cette inclinaison. Un grand nombre des viscères du ventre sont libres et flottans ou susceptibles de dilatation. Les toiles membraneuses où ils sont appendus sont assez extensibles et longues, pour que, dans une direction verticale du pelvis, une précipitation eût dû se faire dans le bas-fonds; et, dans cet état de choses, il eut fallu ici un support, un plancher très-solide, afin qu'à la première secousse une rupture n'eut point lieu. Mais ce plancher solide ne pouvait point entrer dans les vues de l'organisation. Entre mille inconvéniens, il aurait eu celui de gêner le mouvement des organes les plus inférieurs, lesquels supportant tout le poids des organes placés au-dessus d'eux auraient été presque écrasés, ou tout au moins paralysés dans l'exercice de leur jeu. En suivant, au contraire, l'inclinaison en arrière, commencée par la colonne vertébrale, le bassin offre aux viscères abdominaux l'avantage de pouvoir s'étendre et de se dilater sans gêne et sans danger. La paroi

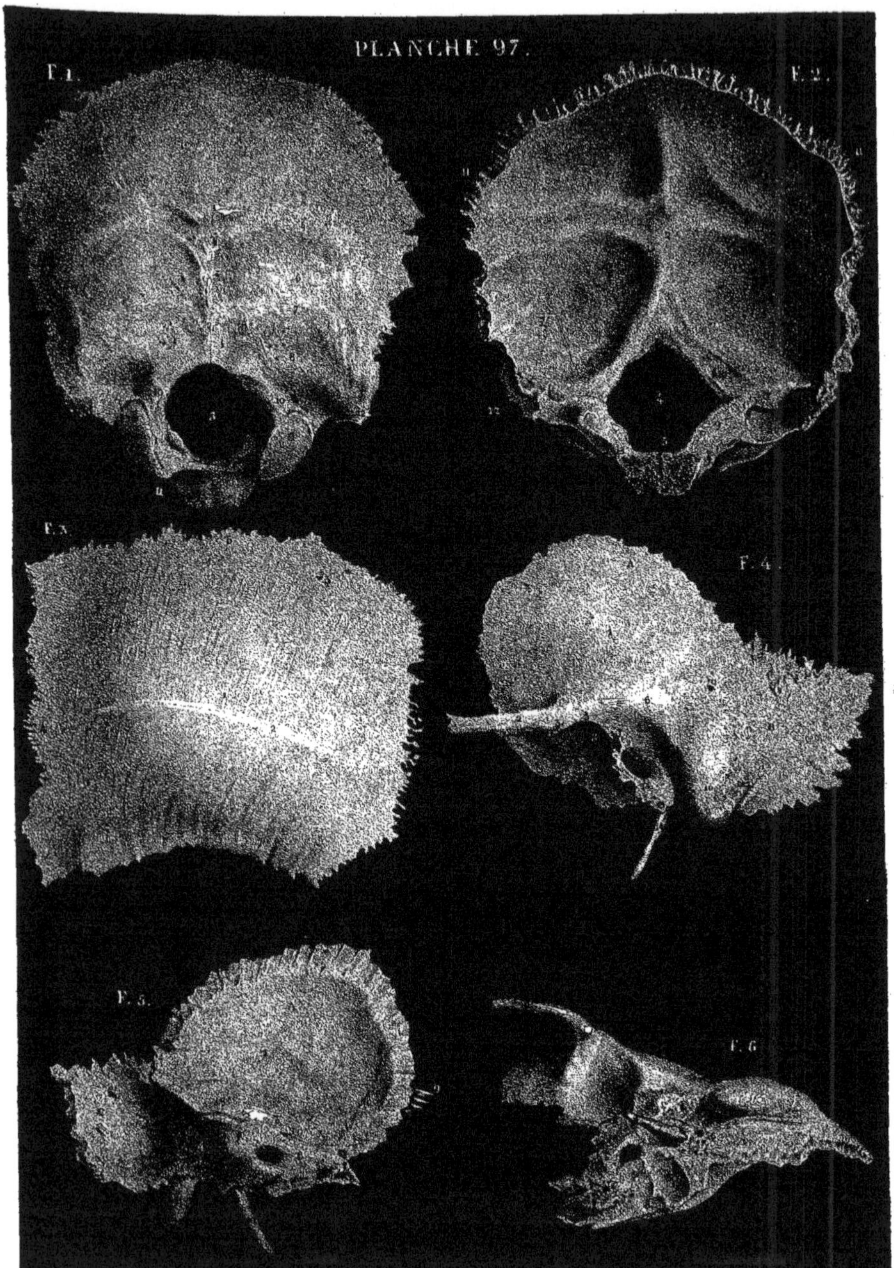

Gaitet D.M. pinx^t et Lith.   Lith. de Lemercier Paris.

Quant aux angles, l'*antéro-postérieur* mérite seul d'être mentionné à cause de sa forme tronquée et de son extrême longueur. Il s'articule avec le sphénoïde.

4. Le *temporal* est un os pair, fort irrégulier, situé aux parties latérale et inférieure du crâne. On le divise, pour la facilité de l'étude, en portions *écailleuse*, *mastoïdienne* et *pierreuse*.

Portion écailleuse. Antérieure et supérieure par rapport aux deux autres, elle montre, en dedans, une surface mamelonnée qui concourt à former la fosse cérébrale moyenne, et, en dehors, une surface large, presque plane, qui fait partie de la fosse temporale. Au dessous de celle-ci, est l'apophyse zigomatique, éminence très-longue, dirigée horizontalement en avant, convexe et sous-cutanée en dehors, fixant par son bord supérieur l'aponévrose temporale, et par l'inférieur le muscle masséter, se terminant par un sommet dentelé qui s'articule avec l'os malaire, et reposant sur une base bifurquée qui présente les particularités suivantes : très-épaisse et très-courte, la branche antérieure de la bifurcation se porte transversalement en dedans et constitue le rebord antérieur

conduit acoustique. — 8. orifice supérieur du canal carotidien ouvert au sommet du rocher. — 9. apophyse zygomatique. — 10. apophyse styloïde. — 11. apophyse mastoïde.

Fig. 6. Temporal. Face externe ou inférieure du rocher.

N° 1. Surface d'insertion pour les muscles interne du marteau et péristaphylin interne. — 2. orifice supérieur du canal carotidien. — 3. orifice inférieur du même canal. — 4, 5. apophyse et fosse jugulaires. — 6. trou stylo-mastoïdien. — 7. apophyse styloïde. — 8. orifice externe de l'aqueduc du limaçon. — 9. fissure de Glaser. — 10. orifice de la trompe d'Eustache.

abdominale antérieure, molle, souple et élastique, supporte une grande partie de la compression dont une autre partie se perd sur le rebord osseux antérieur du bassin; de telle sorte que les organes glissent mollement les uns sur les autres en se portant vers l'extrémité la plus déclive, et la compression qu'ils exercent sur le plancher mollasse du pelvis est si bien ménagée, si légère, qu'ils ne font point faire à celle-ci, dans les circonstances ordinaires, la moindre saillie au dehors. Une rupture est donc impossible avec des conditions aussi sagement combinées, elle l'est même quand toutes les puissances musculaires marient leur action pour opérer un travail excréteur, comme on le voit dans l'acte de la défécation ou dans celui de l'accouchement.

La forme et le mode d'union des pièces constitutives du bassin, attirent à leur tour l'attention du physiologiste. A peu de chose près, l'esprit humain aurait su découvrir les conditions géométriques les mieux adaptées à leur fin. Le nombre des pièces une fois connu, l'on devine que l'une d'elles est postérieure et enclavée entre les deux autres. Elle devait servir de support à la colonne rachidienne. A cet effet sa forme ne pouvait être que pyramidale : la supposer quadrilatère, à bords latéraux parallèles, ce serait reconnaître que dans une secousse du corps, dans un effort quelque peu violent du rachis et des membres abdominaux, le sacrum brisant les liens qui l'unissent aux pièces adjacentes, abandonnerait ses rapports en s'enfonçant entre ces deux pièces. L'énoncé de ce résultat signale le danger qui péserait sur l'organisme. Mais avec une forme pyramidale, la seule propre à remplir les exigences des fonctions, si le sommet était tourné en haut, le même inconvénient s'offrirait plus sensible encore : c'est assez dire que cette pyramide ne pouvait qu'être supposée renversée. Il

de la cavité glénoïde ; la branche postérieure, mince et horizontale, se bifurque à son tour, et par sa subdivision supérieure va circonscrire la fosse temporale, tandis que par l'autre elle compose une partie du rebord de l'orifice auriculaire externe.

Portion mastoïdienne. Elle contraste avec la précédente par ses rugosités et par son épaisseur. Sa face interne concave offre une portion de la gouttière du sinus latéral et l'orifice du trou mastoïdien. Sa face externe convexe sert presque toute entière de base à une apophyse volumineuse, conique, du nom de mastoïde, laquelle est percée en arrière du trou mastoïdien, et creusée en bas de deux rainures, dont l'une plus profonde donne attache au muscle digastrique, et l'autre au petit complexus.

Portion pierreuse. Sa forme est celle d'une pyramide triangulaire dont la base se perd dans la portion mastoïdienne, et dont le sommet se dirige en dedans et en avant. Son excessive dureté justifie le nom qu'elle porte : mais elle est surtout remarquable par le grand nombre de trous, d'aspérités et d'éminences que présentent ses faces, lesquelles sont au nombre de trois : deux internes ou crâniennes, et l'autre externe faisant partie de la base du crâne.

La *face interne supérieure* montre une petite ouverture (hiatus de Fallope), précédée d'un petit sillon et surmontée en arrière d'une éminence correspondant aux canaux demi-circulaires.

La *face interne postérieure* est creusée en arrière d'une fente où se termine l'aqueduc du vestibule, et, en avant, de

n'est pas jusqu'à la forme de la base que l'on ne put géométriquement déterminer ; elle devait offrir une similitude parfaite avec le corps de la dernière vertèbre, appelée qu'elle était à s'articuler fortement avec celui-ci. Mais cependant ne faudrait-il pas avouer que peut-être à la nature seule devait appartenir l'idée de donner au sacrum l'aspect d'une série de vertèbres décroissantes, dans le but de ménager à cette pièce osseuse l'harmonie de composition nécessaire à l'élégance de sa forme ? Et ne serait-ce pas par suite de cette même idée, que le coccyx aurait été surajouté au sommet de cet os ? L'on dirait véritablement un luxe de l'organisation, et si quelque apparence d'utilité se rattache à la présence du coccyx, elle consiste simplement à élargir de quelques lignes la capacité du bassin, dans l'acte d'excrétion du produit fœtal.

Une égale facilité de détermination se manifeste à l'égard des deux autres pièces du bassin. Il est certain que les deux os iliaques devaient être similaires, et comme ils étaient appelés à former les parois antérieures et latérales de l'enceinte, ils ne pouvaient manquer d'être contournés et applatis d'avant en arrière et transversalement. Trois surfaces articulaires leur étaient indispensables : une antérieure pour leur jonction réciproque ; une postérieure pour s'unir au sacrum, et celle-ci devait être fort large, car autrement elle n'aurait pu résister aux chocs de la colonne vertébrale ; enfin, une troisième inférieure pour se mettre en rapport avec le membre abdominal correspondant. La nécessité pour ce membre d'exécuter des mouvemens très-étendus et dans tous les sens, fixait le mode particulier de forme applicable à cette dernière surface, laquelle ne pouvait être plane, attendu que les luxations auraient été de tous les instans, ni saillante en dehors puisqu'elle aurait exigé

l'orifice du conduit acoustique au fond duquel on aperçoit deux trous, l'un inférieur livrant passage au nerf acoustique, l'autre supérieur, plus petit, communiquant avec l'aqueduc de Fallope et logeant le nerf facial.

La *face externe* présente d'avant en arriere, ou du sommet à la base, une surface inégale et rugueuse donnant attache aux muscles interne du marteau et péristaphylin interne; l'orifice inférieure du canal carotidien; l'apophyse jugulaire; une forte dépression nommée fosse jugulaire, faisant partie du trou déchiré postérieur; le trou stylo-mastoïdien, orifice inférieur de l'aqueduc de Fallope, donnant passage au nerf facial; enfin, l'apophyse styloïde, grèle et ordinairement très-longue, enchâssée par sa base dans une sorte de gaîne osseuse ou crête vaginale, et donnant attache aux muscles stylo-hyoïdien, stylo-glosse, stylo-pharyngien ainsi qu'aux ligamens stylo-maxillaire et stylo-hyoïdien.

La *base* de la portion pierreuse présente l'orifice du conduit auditif externe autour duquel s'attache le pavillon de l'oreille.

Le *sommet* est percé de l'orifice supérieur du canal carotidien et concourt à la formation du trou déchiré antérieur.

Le *bord antérieur* s'unit, en avant, avec le sphénoïde, et, en arrière, avec la portion écailleuse. De cette dernière jonction, qui se fait dans la cavité glénoïde, résulte une scissure dite *glénoïdale* ou de *Glaser*.

une immense largeur à l'extrémité du levier où elle aurait été reçue. Elle ne pouvait donc consister qu'en une cavité profonde et circulaire tournée en bas pour se présenter au levier qui vient à sa rencontre, et en dehors pour agrandir le cercle des déplacemens.

Ajoutons, pour dernière remarque, que s'il était facile de deviner la disposition générale nécessaire au bassin comme condition la plus favorable à la force de résistance, il ne le serait pas au contraire de découvrir la forme spéciale des deux cavités pelviennes, de mesurer leurs diamètres avec autant de précision, ni de les mettre dans un aussi parfait rapport avec les exigences du développement et de l'expulsion du produit de la génération.

(*Membres thoraciques.*) Quand on compare les membres thoraciques de l'homme à ceux des autres classes animales et des quadrupèdes en particulier, on aime à reconnaître que la nature a procuré à l'un l'exploitation du globe dans toute l'acception du mot, tandis qu'aux autres elle n'a accordé que les moyens de déplacer leur corps. Ceux-ci n'ont que des jambes et des pieds: le premier a des bras et des mains. Atteindre dans un certain rayon, et sans que le tronc se déplace, les objets ambians, saisir, embrasser ces objets et les apprécier dans leurs qualités les plus importantes, les repousser au besoin et les contenir à distance, tel était le problème à résoudre. Cet énoncé entraîne avec lui l'idée d'un double appendice doué à la fois d'une certaine longueur et d'une mobilité excessive. La situation la plus avantageuse de cet appendice devait être au sommet et sur les côtés de la cage thoracique. De là, en effet, l'espace peut être mesuré au-dessus de la tête, et les objets environnans, depuis le plus petit jusqu'à ceux qui égalent le volume de notre corps, peuvent être embrassés dans leur circonférence.

Le *bord supérieur* situé dans le crâne est creusé d'une gouttière peu profonde qui loge le sinus pétreux supérieur.

Le *bord inférieur*, en rapport avec l'occipital, concourt à former les trous déchirés et offre l'orifice externe de l'aqueduc du limaçon.

5. Le *sphénoïde* est impair, symétrique, très-irrégulier et situé, entre l'ethmoïde et l'occipital, à la partie moyenne de la base du crâne. Il présente à l'étude six faces.

Face antérieure. Sa ligne médiane est hérissée d'une crête verticale qui s'articule avec l'ethmoïde et qui sépare les sinus sphénoïdaux, cavités très-profondes dont on voit les orifices, bien qu'elles soient presqu'entièrement fermées par une lame mince du nom de *cornet de Bertin*. Sur les côtés se montrent, de dedans en dehors, le *trou optique*, la *fente sphénoïdale*, le *trou grand rond* ou *maxillaire supérieur*, le *trou vidien*; enfin, une surface presque quadrilatère qui constitue la paroi externe de l'orbite, et s'articule, en haut, avec le frontal; en bas, avec le malaire.

Face postérieure. Sur la ligne médiane est une surface quadrilatère et rugueuse articulée avec l'occipital; sur les parties latérales, un bord épais et très-irrégulier percé de l'orifice postérieur du trou vidien et hérissé d'aspérités, qui forment, avec le bord antérieur du rocher, le trou déchiré antérieur.

Face supérieure. On y voit, au milieu et d'arrière en avant, une lame quadrilatère qui fait partie de la gouttière basilaire et qui se termine latéralement, et en haut, par deux saillies coniques

En fait, connaissant par avance la nécessité des mouvemens dans tous les sens et celle d'embrasser et de palper les corps externes, l'on pourrait deviner le membre thoracique non pas dans le degré de perfection qui le caractérise, mais du moins dans sa configuration générale, dans ses qualités les plus essentielles. Et d'abord comment établir son union avec le thorax? Peut-on le supposer fixé sur une côte? Évidemment ce serait lui donner un point d'appui trop faible et trop étroit; ce serait encore assujettir et réduire ses mouvemens à ceux d'élévation et d'abaissement qu'exécute toute tige costale. Le membre thoracique a une toute autre mission à remplir. Il ne peut être l'agent subordonné des mouvemens respiratoires qui n'appartiennent qu'à la vie intérieure, tandis que les siens sont du domaine presqu'exclusif de la vie du dehors. Il fallait donc pour lui un appareil spécial surajouté à la poitrine, un support très-solide indépendant de cette cage, une sorte de plaque, creusée d'une cavité pour recevoir l'origine du membre, et suffisamment large pour fixer les muscles vigoureux qui doivent le mouvoir. La clavicule d'une part, l'omoplate de l'autre, remplissent tout le cadre de ces attributions. C'est là l'épaule qui, comme on le voit, pouvait sans peine être déterminée dans ses conditions les plus rigoureuses. Pour que le membre, au moindre effort, ne put abandonner sa place, un point d'appui, de fixité lui devenait indispensable : la clavicule le lui offre, car elle adhère énergiquement au sternum, et, à ne voir que son épaisseur, sa texture presque toute compacte, sa forme contournée en une espèce d'S, on reconnaît que son office se réduit à parer les secousses, à amortir les chocs, en un mot, à servir d'arc-boutant. Mais si l'autre partie de l'épaule se fut montrée de la sorte immobile, elle eut été privée d'accompagner le membre dans ses

appelées *apophyses clinoïdes postérieures*; la *fosse pituitaire*; une gouttière très-superficielle et transversale où se fait l'entrecroisement des nerfs optiques; enfin, les *petites ailes du sphénoïde* : mais celles-ci sont aussi latérales, car le sommet de la pyramide qu'elles représentent se projette assez loin en dehors. L'angle interne et postérieur de la base de ces ailes est très-saillant et connu sous le nom d'apophyse *clinoïde antérieure*. L'angle interne et antérieur se confond avec son analogue du côté opposé, et forme une surface plane sur laquelle reposent les nerfs olfactifs. Entre ces deux angles est l'orifice du trou optique.

En dehors de ces diverses parties sont les grandes ailes du sphénoïde où l'on remarque le *trou petit rond* ou *sphéno-épineux*; le *trou ovale* ou *maxillaire inférieur*; le *trou grand rond* ou *maxillaire supérieur*; enfin, une surface large, concave, mamelonnée faisant partie des fosses cérébrales.

Face inférieure. Trois parties principales s'y font distinguer : une crête médiane qui s'articule avec le vomer, et de chaque côté les *apophyses ptérygoïdes*, éminences quadrilatères, verticales, séparées l'une de l'autre par les fosses nasales, dont la base est percée par le conduit vidien, et dont le sommet, bifurqué, réfléchit sur son bec interne le tendon du muscle péristaphylin externe; la face postérieure de ces apophyses est libre et creusée d'un enfoncement appelé *fosse ptérygoïde*.

Faces latérales. Elles sont peu étendues, concaves, et font partie, en haut,

mouvemens d'une grande étendue et d'une excessive variété; et comme la cavité qui reçoit l'origine de ce membre devait être assez superficielle, toujours pour la même facilité des mouvemens, nul doute que, dans un effort un peu brusque, le contact des surfaces articulaires n'eût cessé d'avoir lieu. Il fallait donc que l'omoplate pût accompagner tous les mouvemens du bras. Aussi rien ne la fixe à la colonne vertébrale, ou du moins elle ne montre pas de surface articulaire en rapport avec cette tige. Très-large, elle donne de nombreux points d'attache aux muscles moteurs de l'humérus, et, suspendue comme elle est à l'extrémité libre de la clavicule, elle offre toujours sa face articulaire à l'extrémité supérieure du levier, n'importe la direction que celui-ci peut affecter. Avec de telles conditions, l'épaule doit répondre admirablement aux usages qui lui sont dévolus. Elle établit la continuité du membre thoracique avec le tronc; elle sert de support très-solide au levier brachial, et, tout en fixant les puissances qui mettent en jeu ce levier, elle le suit dans tous ses mouvemens.

Mais ce levier lui-même appelé à exécuter presque tous les ordres de l'intelligence, de quel cachet physique doit-il être frappé? Pour atteindre aux objets quelque peu distans du centre du corps, il faut qu'il soit d'une certaine longueur; pour les embrasser dans leur circonférence lorsqu'ils ont un certain volume, il doit être brisé; et pour pouvoir palper, apprécier leurs qualités diverses, il faut qu'il se termine par des bouts déliés, très-mobiles, simulant une espèce de pince. N'eût-elle possédé que ces simples données, l'intelligence humaine eut pu créer le bras, l'avant-bras et la main. Composant d'un seul os, à l'imitation de la nature, la première fraction, elle l'aurait fixée à l'épaule au moyen d'une tubérosité arrondie qui est la

des foses temporales; en bas, des fosses zygomatiques.

PLANCHE XCVIII.

Fig. 1. Sphénoïde. Face antérieure.

N° 1. Crête verticale séparant les sinus sphénoïdaux. — 2, 2. — 3, 3. apophyses d'Ingrassias. — 4. trou optique. — 5. fente sphénoïdale. — 6. trou grand rond. — 7. apophyses ptérygoïdes. — 8. trou vidien. — 9. paroi externe de l'orbite. — 10, 10. faces latérales du sphénoïde comprenant 11 la fosse temporale et 12 la fosse zygomatique. — 13. surface d'articulation avec le frontal. — 14. avec le malaire.

Fig. 2. Sphénoïde. Face postérieure.

N° 1. Gouttière basilaire. — 2. surface rugueuse articulée avec l'apophyse basilaire de l'occipital. — 3, 3. petites ailes. — 4. fente sphénoïdale. — 5. trou vidien. — 6. surface formant avec le rocher le trou déchiré antérieur. — 7. aile interne de l'apophyse ptérygoïde. — 8. aile externe de la même. — 9. grande aile du sphénoïde.

Fig. 3. Spénoïde. Face supérieure.

N° 1. Lame quadrilatère faisant suite à la gouttière basilaire. — 2, 2. apophysès clinodoïdes postérieures. — 3, 3. apophyses clinoïdes antérieures. — 4. fosse pituitaire. — 5. gouttière où se fait l'entre-croisement des nerfs optiques. — 6. surface plane, sur laquelle reposent les nerfs olfactifs. — 7, 7. trous optiques. — 8, 8. petites ailes. — 9, 9. grandes ailes. — 10. trou petit rond. — 11. trou ovale. — 12. trou grand rond.

Fig. 4. Sphénoïde. Face inférieure.

N° 1. Crête médiane. — 2, 2. apophyses ptérygoïdes. — 3. fosse ptérygoïde. — 4, 5. ailes interne et externe de cette apophyse. — 6. crochet de l'aile interne. — 7, 8. trous ovale et petit rond.

Fig. 5. Ethmoïde. Face supérieure.

N° 1. Apophyse crista-galli. — 2, 2. lame criblée. 3, 3. cellules ethmoïdales. — 4, 4. masses latérales.

Fig. 6. Ethmoïde. Face inférieure.

N° 1. Lame perpendiculaire. — 2, 2. gouttières latérales. — 3. cornet moyen. — 4, 4. orifices des cellules. — 5, 5. lames et cellules correspondant à l'ouverture du sinus maxillaire.

Fig. 7. Ethmoïde. Face antérieure.

N° 1. Lame verticale. — 2. apophyse crista-galli. — 3, 3. lames et portions de cellules recouvertes par l'apophyse montante du maxillaire supérieur. — 4. infundibulum. — 5. cornet moyen.

forme la mieux adaptée à l'exercice des mouvemens dans tous les sens. Quant à ce qui concerne l'avant-bras et la main, elle aurait bien saisi leurs conditions les plus générales, mais jamais cette précision de forme et de mesure, jamais ces mille accidens si bien harmonisés, si gracieux et si utiles qui les caractérisent. Arrêtons-nous ici un moment pour établir les usages de ces deux dernières parties, source et raison des modifications organiques.

L'avant-bras s'unit au bras par son extrémité supérieure, et par l'inférieure il supporte la main. D'une part, il brise le membre thoracique dans son milieu et en diminue ainsi la longueur; de l'autre, il présente à la main une surface articulaire sur laquelle cette pince composée exécute ses mouvemens propres. La première fraction du levier, le bras proprement dit, exerçant les mouvemens dans tous les sens et les communiquant aux fractions sous-jacentes, il paraissait suffire que ces dernières pussent simplement se fléchir et s'étendre pour accourcir et allonger alternativement le membre selon les besoins et pour embrasser les objets. Dans cette hypothèse et dans cette simplicité d'attributions, l'avant-bras pouvait n'exiger que la présence d'un seul os. Mais une vue plus large de la nature était de doter cette fraction moyenne du levier d'un jeu partiel et rotateur, lequel se communiquant à la main, devait permettre à celle-ci de mesurer par elle-même et sans le concours de l'épaule toutes les directions de l'espace. L'on sent dès-lors tout le désavantage d'un avant-bras composé d'un seul os. Une mobilité variée était ici incompatible avec une grande solidité. Pour que l'avant-bras pût se fléchir sur le bras et résister, selon les circonstances, comme si ces deux fractions du membre ne faisaient qu'un tout continu, il devenait indispensable que l'attribution de faire tourner

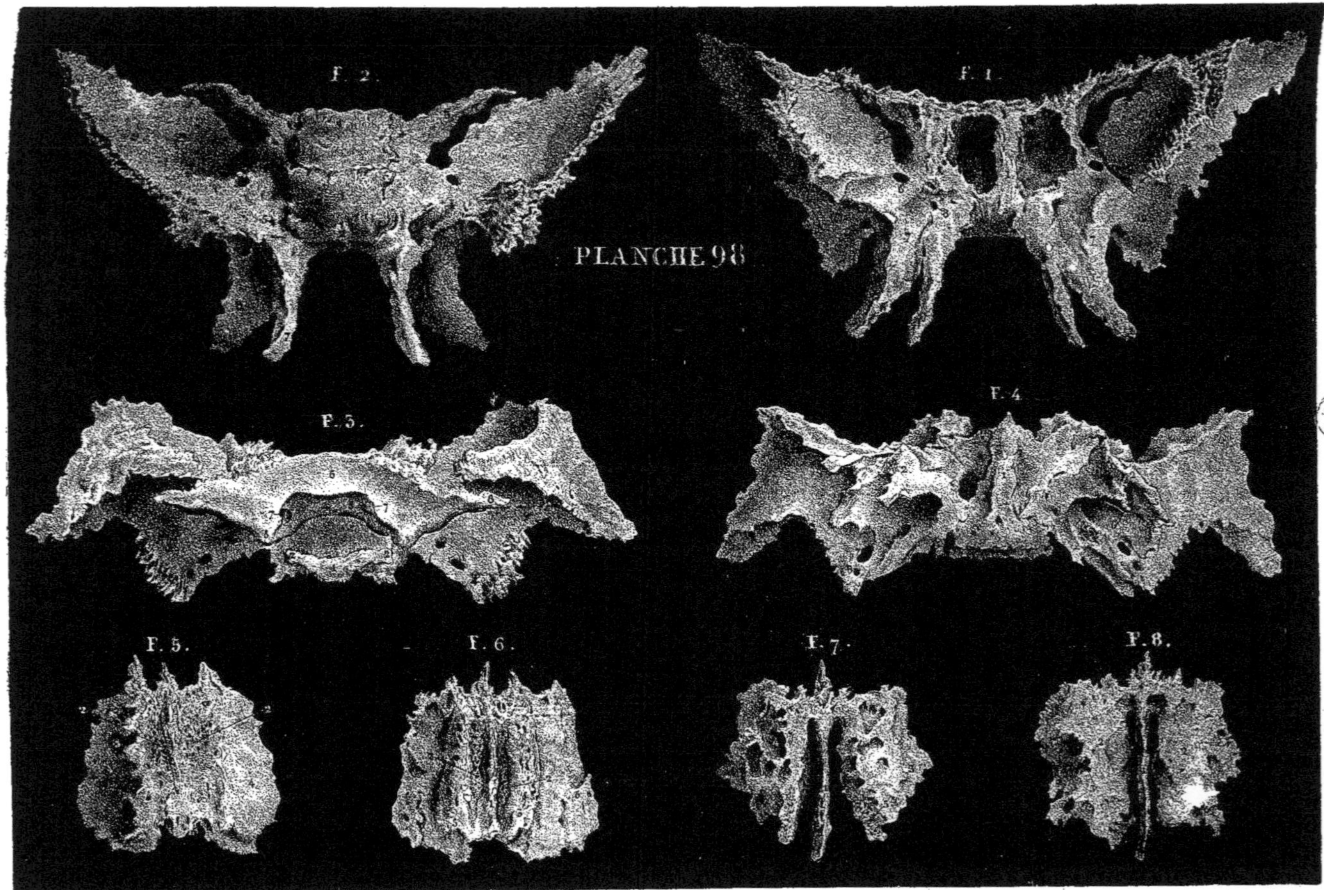

Galet D.M pinx.t et lith. Lith de Lemercier à Paris.

Le sphénoïde s'articule avec tous les os du crâne et avec la plupart de ceux de la face, tels que le vomer, les palatins, les malaires.

6. L'*ethmoïde* pourrait être considéré comme une dépendance du frontal, car il remplit l'échancrure nasale et complète les sinus frontaux. Impair, lamelleux et cubique, il se compose d'une partie moyenne (lame criblée), et de deux masses latérales.

D'après son énoncé, la lame criblée est percée d'un grand nombre de petits trous qui livrent passage à des filets nerveux olfactifs. Elle est aussi surmontée en avant d'une apophyse dite *crista-galli*, laquelle fixe par son sommet la faux de la dure-mère et se continue par sa base avec la cloison des fosses nasales.

Les masses latérales, continues à la lame criblée, offrent, en dehors, une surface lisse qui constitue la paroi interne de l'orbite; en arrière, des portions de cellules que le sphénoïde complète; en avant, d'autres cellules qui communiquent avec les sinus frontaux, ou qui sont recouvertes par l'apophyse montante de l'os maxillaire; enfin, en dedans et de haut en bas, 1° une lame très-mince, rugueuse, recourbée en dehors et connue sous le nom de *cornet supérieur*; 2° une rainure ou *méat supérieur* qui conduit aux cellules postérieures; 3° une autre lame dite *cornet moyen*, plus étendue que la précédente,

Fig. 8. Ethmoïde. Face postérieure.
N° 1. Lame verticale. — 2, 2. masses latérales. — 3, 3. cellules postérieures.

la main fut réservée à une autre partie qu'à celle qui concourt à l'articulation du coude. Il fallait donc deux pièces à l'avant-bras. A la faveur de ce renfort, ni la solidité, ni la facilité et l'étendue des mouvemens ne sauraient être compromises. Le cubitus et le radius, parties constitutives de la fraction moyenne, pourront exécuter séparément, le premier, l'extension et la flexion du membre; l'autre, le jeu rotateur de la main.

Et ces données acquises, il peut être aisé maintenant de découvrir toutes les circonstances, soit de forme, soit de situation respective des deux pièces de l'avant-bras. Puisque celui-ci ne doit que se fléchir et s'étendre sur le bras, son jeu devra s'exécuter à angle, et afin que la solidité corresponde à l'énergie des efforts, il devra s'offrir un concours de protubérances et de cavités, de parties recevantes et de parties reçues hardiment prononcées. Partant, une surface articulaire, arrondie en forme de tête comme l'est celle de l'extrémité supérieure du bras, ne pouvait ici convenir. Ce qu'il fallait, c'était une poulie dont les surfaces, alternativement saillantes et creuses dans le sens transversal, et répondant à une disposition inverse de l'extrémité articulaire de l'autre os, ne permissent que des mouvemens d'avant en arrière et jamais des mouvemens latéraux. Au surplus, ce mode d'union exigeant, pour sa plus grande solidité, de très-larges surfaces, le cubitus ne pouvait pas manquer d'être volumineux en haut. Le radius, au contraire, qui ne concourt à l'articulation du coude que d'une manière accessoire, devait être fort délié : cette forme lui convenait d'ailleurs sous le rapport de la facilité de sa rotation. Mais à l'extrémité palmaire une configuration inverse était requise pour chacune de ces parties. Et, en effet, puisque c'est le radius qui, dans son jeu de rotation, doit entraîner la main, l'on ne saurait raisonnablement établir

mais recourbée dans le même sens; 4° une autre rainure dite *méat moyen*, et conduisant dans les cellules antérieures.

PLANCHE XCIX.

Fig. 1. Maxillaire supérieur. Face externe.

A. Portion orbitaire. — B. Portion faciale.

N° 1, 2. Les deux orifices du canal sous-orbitaire. — 3. apophyse montante. — 4. espace rempli par l'os unguis. — 5. échancrure nasale antérieure. — 6. fosse canine. — 7. portion de l'épine nasale. — 8. apophyse malaire. — 9. tubérosité maxillaire. — 10. rebord alvéolaire.

Fig. 2. Maxillaire supérieur. Face externe.

A. Portion nasale. — B. Portion palatine.

N° 1. Apophyse palatine. — 2. épine nasale. — 3. portion du canal palatin antérieur. — 4. ligne rugueuse sur laquelle se fixe le cornet inférieur. — 5. orifice du sinus maxillaire. — 6. tubérosité maxillaire.

Fig. 3. Malaire. Face externe.

N° 1. Point d'attache du muscle zygomatique. — 2. trou malaire. — 3. angle supérieur et antérieur. — 4. angle supérieur et postérieur.

Fig. 4. Malaire. Face interne.

N° 1. Portion de l'orbite. — 2. angle supérieur et antérieur. — 3. angle supérieur et postérieur.

Fig. 5 et 6. Nasal. Faces externe et interne.

N° 1. Bord supérieur. — 2. bord externe.

Fig. 7. Vomer.

Fig. 8. Palatin. Face antérieure.

A. Portion verticale. — B. Portion horizontale.

N° 1. Méat inférieur des fosses nasales. — 2. méat moyen. — 3. crête qui supporte le cornet inférieur. — 4. gouttière du conduit palatin postérieur. — 5. gouttière faisant partie du plancher de l'orbite. —6. trou sphéno-palatin. —7. tubérosité du palatin. — 8. épine nasale postérieure.

Fig. 9. Palatin. Face postérieure.

N° 1. Surface inégale, par laquelle la tubérosité du palatin s'articule avec la bifurcation des ailes de l'apophyse ptérygoïde. — 2. facette zygomatique. — 3. trou sphéno-palatin.

Fig. 10. Palatin. Face externe.

N° 1. Tubérosité du palatin. — 2. gouttière du conduit palatin postérieur. — 3. apophyse orbitaire. — 4. facette zygomatique. — 5. apophyse sphénoïdale.

les rapports de jonction qu'entre ces deux pièces osseuses. Si donc le radius est délié en haut, il doit être au contraire volumineux en bas: une disposition contraire affectera le cubitus.

Quant à ce qui concerne la situation respective de ces deux os, il est aussi facile de la déterminer. Quel est le but de la rotation de la main? N'est-il pas d'approcher les objets extérieurs du centre de notre corps, d'en faire notre propriété, et pour cela de les identifier en quelque sorte avec nous-mêmes? Cette simple considération fixe la place du levier rotateur, lequel doit avoir son point d'appui au dehors pour pouvoir se porter en dedans et être externe par rapport au cubitus sur lequel il repose. C'est assez dire que l'articulation de la main ne pouvait manquer d'être située en dehors à l'inverse de celle du coude qui devait être interne.

A la nécessité de se mouvoir avec souplesse, de saisir fortement les objets, de se mouler sur eux en quelque sorte, se rattachent la multiplicité et la petitesse des pièces qui composent la main. Quelle étonnante conception! on ne sait véritablement ce qu'il faut le plus admirer, ou de l'importance de ses usages, ou de l'harmonie qui préside à l'assemblage de ses pièces composantes. Sans doute, il était indispensable que le bras fût formé d'un seul os, et l'avant-bras de deux; mais que le carpe venant immédiatement après, se compose de trois dans sa première rangée, de quatre dans la seconde, et que le métacarpe et puis les doigts en offrent cinq, on ne distingue pas dans cette progression arithmétique une corrélation nécessaire entre son existence et la nature de la fonction à remplir. Toujours est-il que la configuration de la main s'adapte on ne peut mieux à ses fins, et elle seule, en supposant même qu'une toute autre disposition se fût conciliée avec le même objet, elle seule avait l'avan-

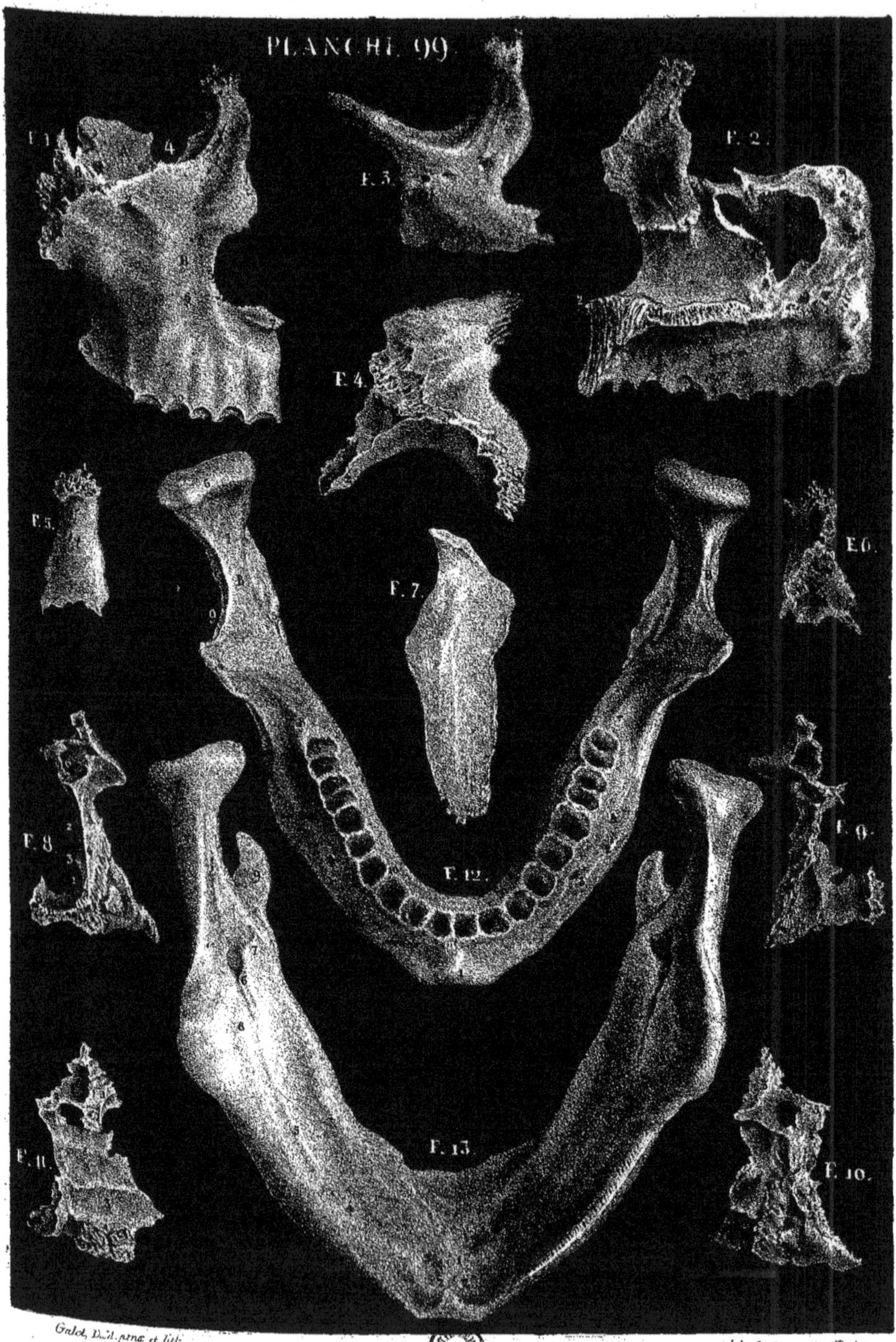

Galot, Dud. pinx et lith.

Lith de Lemercier Paris.

§ 2. — *De la Face.*

La face ne peut être comparée à aucune figure géométrique, tant son irrégularité est grande. Située au devant et au-dessous du crâne, elle se divise en *mâchoire supérieure*, et *mâchoire inférieure.*

Les os *maxillaires supérieurs*, *malaires*, *nasaux*, *unguis*, *palatins*, *cornets inférieurs* et *vomer*, constituent la première division; la deuxième est formée d'un seul os, le *maxillaire inférieur.*

1. Le *maxillaire supérieur*, os pair, irrégulier et très-volumineux, occupe la région moyenne de la face. Par son union avec son analogue il constitue, presque à lui seul, la mâchoire. On lui distingue deux faces et une circonférence.

La *face externe* peut être subdivisée

Fig. 11. Palatin. Face interne.

N° 1. apophyse orbitaire. — 2. apophyse sphénoïdale. — 3. méats moyen et inférieur des fosses nasales.

Fig. 12. Maxillaire inférieur. Face supérieure ou alvéolaire.

A, A. Le corps. — B, B. Les branches.

N° 1. Eminence du menton. — 2. ligne oblique externe. — 3. trou mentonnier. — 4. apophyse coronoïde. — 5. orifice du canal dentaire inférieur. — 6. condyle. — 7. col du condyle. — 8. point d'insertion du muscle buccinateur. — 9. échancrure sygmoïde. — 10. bord alvéolaire.

Fig. 13. Maxillaire inférieur. Face postérieure.

N° 1. Symphyse du menton. — 2, 2. apophyses *géni.* — 3. enfoncement où se loge la glande sublinguale. — 4. autre enfoncement pour la glande sous-maxillaire. — 5. ligne oblique interne. — 6. orifice du canal dentaire inférieur. — 7. lamelle d'insertion du ligament latéral interne de l'articulation du condyle. — 8. point d'insertion du ptérygoïdien interne. — 9. apophyse coronoïde.

tage d'offrir au membre ce passage insensible d'un volume à un autre, cette harmonie, cette grâce de coupe d'où ne pouvait approcher aucune autre combinaison.

Ainsi, telle qu'elle est, la main, véritable pince multiple, n'aurait pas été devinée. Sa base ou point articulaire qui porte nom de carpe, n'a pas dans sa jonction avec l'avant-bras cette raideur ni cette restriction de mouvemens que nous signalions tout à l'heure dans l'articulation du coude. Composé de huit os qui se disposent sur deux rangées presque égales et bien distinctes, le carpe se meut avec souplesse et dans tous les sens. Toutes ses pièces glissent légèrement les unes sur les autres, et de cette disposition remarquable, de ce fractionnement d'action résulte une immense solidité qui se concilie fort bien avec une grande variété de jeu.

Le métacarpe ou corps de la pince n'est pas continu à la base. Les cinq pièces dont il se compose sont rangées parallèlement les unes aux autres, et un peu recourbées pour former le creux de la main. Elles supportent les doigts et ne sont douées que de mouvemens très-obscurs, lesquels ont pour objet d'accroître la concavité palmaire pour mieux saisir les corps externes et se mouler sur eux. L'une d'elles est néanmoins plus mobile que les autres; c'est la première, celle qui soutient le pouce, admirable disposition qui seule fait que la main se distingue du pied, en permettant au pouce d'aller à la rencontre des autres doigts, et de suivre successivement toutes les dipositions qui affectent le périmètre des corps qu'on a saisis.

Les diverses brisures qui se rencontrent dans la longueur du membre, depuis l'épaule jusqu'au métacarpe, se reproduisent en petit dans chacun des doigts, lesquels sont les branches de la pince multiple dont la main représente l'ensemble. Les doigts en s'écartant les uns des autres, faculté qui leur est

elle-même en portion orbitaire, supérieure et horizontale, et en portion faciale, inférieure et verticale.

La portion orbitaire fait partie du plancher de l'orbite. Elle est creusée dans son milieu et d'arrière en avant par le canal sous-orbitaire, lequel livre passage aux vaisseaux et nerf du même nom, traverse l'épaisseur de l'os et vient s'ouvrir sur la portion faciale au-dessous du rebord de l'orbite, après avoir fourni un canal secondaire du nom de *dentaire supérieur* et *antérieur*. Le bord antérieur de cette surface fait partie du pourtour de l'orbite; l'externe forme avec le sphénoïde la fente orbitaire inférieure; l'interne s'articule avec l'unguis, l'ethmoïde et le palatin.

La portion faciale offre, de dedans en dehors, 1° une échancrure considérable, semi-circulaire qui concourt à l'ouverture antérieure des fosses nasales, et, au-dessus, l'apophyse montante ou nasale, laquelle a la forme d'une pyramide à base inférieure unie au reste de l'os, et à sommet irrégulier articulé avec le frontal; 2° une fosse assez large mais peu profonde dite *canine*, au-dessus de laquelle on voit l'orifice extérieur du canal sous-orbitaire, et, au-dessous, les saillies des parois alvéolaires; 3° l'*apophyse malaire* très-saillante, inégale, rugueuse et articulée avec l'os malaire; 4° une surface qui se dirige en arrière en s'arrondissant, bosselée, creusée de petits conduits pour des filets dentaires, et formant la paroi antérieure de la fosse zygomatique : c'est la *tubérosité maxillaire*.

La *face interne* se subdivise aussi en

acquise par la spécialité de leur union avec le métacarpe, les doigts agrandissent à des degrés divers le périmètre de l'espace que mesure la main. Ils s'étendent, ils se fléchissent à chaque point de leur brisure, et pouvant former comme des sortes de crochets, ils saisissent et retiennent les corps avec énergie quand il importe de ne point les laisser échapper, ou bien en se présentant face à face avec le pouce, ils s'emparent aussi de ces corps, mais ils ménagent sur eux leur pression, pour permettre au sens du toucher, dont ils sont le principal siége, l'exercice facile et complet de son action. Qu'on se figure, d'après ce mode de disposition organique, tout ce que vaut la main pour le service de l'industrie et de tous les les arts dont elle est l'instrument!

(*Membres abdominaux*). Les points de similitude entre les membres abdominaux et les extrémités thoraciques sont nombreux et bien appréciables à la première vue. Mais les caractères différentiels n'en sont pas moins frappants; ils dérivent essentiellement d'un appel à une toute autre destination.

Les membres abdominaux devaient servir à l'édifice humain de colonnes de sustentation, lui procurer une pose majestueuse, la station droite et perpendiculaire. Mais ils devaient aussi le déplacer, lui faire parcourir l'espace terrestre dans tous les sens. C'en est assez pour préjuger qu'ils consistent en des tiges brisées, d'une certaine longueur, articulées en haut avec le tronc, et terminées en bas par une surface qui pose sur le sol et l'embrasse solidement. Or, c'est précisément là la forme générale des extrémités supérieures. Voyons les différences et les raisons qui les ont commandées.

A titre d'appendices du torse, les extrémités inférieures devaient, comme les supérieures, posséder une épaule. Elles l'ont en effet, mais bien différemment constituée

deux portions, lesquelles sont sur le même plan. Une éminence horizontale, presque quadrilatère, ayant nom d'*apophyse palatine*, leur sert de ligne de démarcation.

La portion supérieure qui fait partie des fosses nasales, offre, en avant, la face interne de l'apophyse montante déjà décrite; et, en arrière, une large ouverture, ou l'orifice du *sinus maxillaire*, cavité très-profonde, triangulaire, dite aussi *antre d'Hyghmore*, qui se trouve creusée dans toute l'épaisseur de la tubérosité maxillaire et de l'apophyse malaire.

Au-devant de cette ouverture est une gouttière verticale et profonde, constitutive du canal nasal, et en arrière une autre gouttière plus petite qui concourt à former le conduit palatin postérieur.

La portion inférieure, considérablement plus étroite, est bosselée, percée de petits trous, et fait partie de la voûte du palais.

Quant à l'apophyse palatine elle-même, on la voit hérissée, en avant, de l'épine nasale antérieure, et creusée au même endroit d'une portion du canal palatin antérieur, s'articuler, en dedans, avec son semblable, en arrière, avec l'os palatin, et se continuer, en dehors, avec le reste de l'os.

Le pourtour du maxillaire supérieur peut être suffisamment connu après l'examen de chacune de ses parties composantes. Un seul mot reste à ajouter touchant la partie inférieure de cette circonférence, dite rebord alvéolaire: c'est une rangée presque horizontale de huit cavités larges et très-profondes des-

L'os des îles leur sert d'omoplate, et le pubis de clavicule. Mais voyez l'épaisseur, la solidité de ces os, et les puissantes adhérences qui les fixent au tronc! Il existe une continuité de substance entre le pubis et l'ilium, et celui-ci, loin d'être libre et vacillant sur le sacrum qui le supporte, comme l'est l'omoplate sur les côtes, lui est au contraire intimement uni par de larges surfaces qu'encroûte un ciment très-épais et qu'environnent et enlacent d'énormes ligamens.

C'est qu'il fallait que l'épaule pelvienne, comprimée comme elle est entre deux puissances d'une grande énergie, la surface terrestre et le poids du corps, possédât, à la place de la mobilité, de la souplesse, de la légèreté, une fixité à toute épreuve propre à mettre en défaut les chocs et les secousses qu'elle reçoit des diverses modes de progression. Bien plus, les membres abdominaux n'étant point appelés, comme les thoraciques, à embrasser les rayons de l'espace dans une aussi large étendue, l'on conçoit que le genre d'épaule qui supporte ces membres pouvait se passer de les suivre dans leurs mouvemens, et que, dans l'hypothèse où il aurait été apte à le faire, ce n'eût été qu'au détriment de sa force de résistance.

Ces considérations établies, l'idée de la disposition respective des surfaces articulaires, iliaques et fémorales, se présente sans le moindre effort. Et, en effet, il doit être notoire que la tête du fémur figure une sphère presque complète, et que la cavité de l'ilium est excessivement profonde contrairement à celle de l'omoplate qui devait être très-superficielle pour ne point nuire à la facilité des mouvemens du bras. La tête du fémur devait rouler dans la cavité articulaire; le seul moyen d'avantager son jeu de rotation sans préjudicier à sa solidité, c'était de l'introduire presque tout entière dans cette cavité. Nul obstacle d'ailleurs ne

tinées à recevoir les racines des dents. La forme de ces cavités est assujettie à celle de l'espèce de dents qui les pénètrent; elles sont simples ou divisées en deux ou plusieurs loges, selon que la racine des dents est unique ou multiple.

2. Le *malaire* pair, à peu près quadrilatère et placé en dehors du précédent, occupe la partie latérale de la face sur son plan postérieur; il concourt, en haut, à la formation de l'orbite, dans tout le reste de son étendue à celle de la fosse temporale. Le plan antérieur, percé de quelques trous pour le passage de nerfs et de vaisseaux, donne attache aux muscles zygomatiques. De ses angles, les deux postérieurs s'articulent l'un avec le frontal et le sphénoïde, l'autre avec l'apophyse zygomatique; les deux antérieurs reposent sur l'apophyse malaire.

3. Le *nasal*, très-petit, pair et quadrilatère, compose la partie supérieure du nez. Sa face interne concave fait partie des fosses nasales; l'externe convexe donne attache au muscle pyramidal. Son bord supérieur très-épais s'articule avec le frontal et forme la racine du nez, l'inférieur plus large et plus mince s'unit au cartilage du nez; l'externe longe l'apophyse montante du maxillaire, l'interne le nasal du côté opposé.

4. L'*unguis*, plus mince et plus petit encore que le précédent, pair et à peu près quadrilatère, est situé à la partie interne et antérieure de l'orbite. Il s'unit en haut à l'os frontal, en bas au cornet inférieur, en avant à l'apophyse montante du maxillaire, en arrière à l'eth-

venait s'opposer à cette grande profondeur de la cavité de réception; de tous les os larges du corps, l'iliaque étant le plus épais, pouvait supporter sur un point déterminé de sa surface une immense déperdition de substance.

La nature paraît évidemment se plaire à ces contrastes de la pauvreté des moyens et de la richesse des résultats; car, en formant les membres abdominaux sur le modèle des membres thoraciques, non-seulement elle établit l'identité dans la généralité de la forme, mais elle l'introduit jusques dans les plus petits détails. Elle donne aux uns beaucoup plus de longueur pour l'avantage du déplacement du corps, mais elle les brise dans leur milieu, et les termine par un épanouissement très-mobile; bien plus, elle suit servilement dans le nombre des pièces la progression arithmétique que nous avons déjà fait remarquer, de telle sorte que la cuisse, la jambe et le pied correspondent très-exactement au bras, à l'avant-bras et à la main. Chez les animaux quadrupèdes, cette unité de composition était requise par l'identité des attributions. Mais la reproduire chez l'homme, malgré la différence des usages, voilà ce qui excite l'étonnement. Voyons, toutefois, s'il se rattacherait à cette quasi-similitude de conditions physiques une raison de nécessité qu'il fut possible de saisir.

Les membres abdominaux sont appelés à déplacer le corps, à le transporter d'un lieu dans un autre. Que serait-il arrivé s'ils n'avaient point été brisés dans leur longueur? Evidemment ils auraient eu moins de solidité, car on sait que de deux colonnes ayant même diamètre et des hauteurs différentes, la plus courte est celle qui supporte les poids les plus considérables. En second lieu, comme ils auraient agi à la manière du compas, que chacune des branches aurait alternativement décrit un arc de cercle d'une grande étendue,

moïde. Sa face externe déprimée concourt à former la gouttière lacrymale ; l'interne rugueuse, irrégulière, recouvre les cellules antérieures de l'ethmoïde.

5. Le *palatin* est profondément situé derrière la face, au-dessous de la partie moyenne de la base du crâne. Pair, allongé de haut en bas, excessivement irrégulier, il fait suite à la partie postérieure du maxillaire supérieur dont il paraît n'être qu'une tranche détachée ; par conséquent, sa face interne se divise, comme celle du maxillaire, en deux parties : l'une supérieure continuant la paroi externe des fosses nasales, l'autre inférieure concourant à former le palais. Une apophyse horizontale sépare, comme sur le maxillaire, ces deux divisions. Cette apophyse qui porte aussi le nom de *palatine*, constitue en arrière, en s'articulant avec son analogue, une petite crête dite *épine nasale postérieure*.

La face externe du palatin est très-rugueuse. Elle s'articule presque tout entière avec le maxillaire, et laisse dans sa partie centrale un vide vertical pour former le conduit palatin postérieur.

La face antérieure n'offre rien de notable, si ce n'est qu'elle ferme l'orifice du sinus maxillaire.

La face postérieure très-mince en haut, s'élargit en bas où elle représente une éminence pyramidale dite *tubérosité palatine*. Cette éminence remplit l'espace que laissent entr'elles les deux ailes de l'apophyse ptérygoïde, elle fait partie de la voûte palatine, et se trouve percée de trous qui communiquent avec le canal palatin postérieur, et labourée par ce canal lui-même.

la progression aurait été très-lente, embarrassée, laborieuse et dépourvue de grâce. Deux pièces allongées, susceptibles de se fléchir et de s'étendre l'une sur l'autre pouvaient seules exécuter d'une manière convenable tous les déplacemens du corps. L'existence distincte du fémur et du tibia était donc aussi nécessaire que celle de l'humérus et du cubitus, et, à part quelques modifications très-importantes, il est vrai, portant principalement sur le volume des os et sur les surfaces articulaires, chaque couple de ces pièces osseuses devait se ressembler.

Peut-être eût-il été bien plus facile encore de découvrir les conditions premières des extrémités abdominales que celles des membres thoraciques. Avec quelques notions de mécanique, on aurait posé ces colonnes à la distance où elles se trouvent l'une de l'autre, à l'effet d'agrandir jusqu'à de certaines limites la base de sustentation et d'obvier ainsi à la chute du corps ; une brisure aurait été faite à la partie moyenne pour donner à la progression le plus de liberté et de facilité possible, une autre près du bout inférieur, pour que le pied, à l'instar de la main, put jouir de mouvemens indépendans de la tige qui le soutient. Mais jamais on n'aurait accidenté ces colonnes de la même manière que l'a fait la nature. Qui aurait, en effet, arqué le fémur et deviné le trochanter ? et le genou qui eut pu l'inventer avec cette rondeur aisée, avec ce glissement si doux et si facile des condyles bombés du fémur sur les condyles superficiellement concaves du tibia, avec cette rotule qui, véritable plastron mobile, remplace si avantageusement l'olécrâne ? A combien de tâtonnemens n'aurait-il pas fallu se livrer pour composer un pied, lequel, après de grands efforts d'imagination, n'aurait été sans doute qu'un support aussi imparfait que grossier ?

L'extrémité supérieure du palatin mérite une mention particulière. Elle se

Essayons de tracer la nature et l'utilité de cette accidentation remarquable.

Les membres inférieurs ont assez de longueur, et ils sont l'un de l'autre à une assez grande distance pour que le tronc puisse décrire de très-grands arcs de cercle sans qu'il perde son centre de gravité. Mais les fémurs étant arqués comme ils le sont, avec leur convexité extérieure, élargissent le champ de passage de ce centre de gravité et présentent ainsi une condition de plus pour que le balancement du tronc s'effectue sur des diamètres plus larges. Ainsi se trouve sûrement prévenue la fréquence des chûtes. Et de cette même disposition qui a nécessité la création du trochanter résulte un second avantage d'une portée immense, c'est que la compression du bassin qui eut été vraiment prodigieuse dans l'hypothèse d'un fémur droit et vertical, se trouve considérablement affaiblie, puisqu'une partie du choc se dirige vers le grand trochanter et va se perdre ainsi en dehors des surfaces articulaires.

Quel est l'intérêt culminant, le fait positif, capital de l'organisation du genou? A n'examiner les choses que d'un regard superficiel, on ne voit point d'analogie entre cette structure et celle du coude. Ce qui frappe d'abord, c'est la présence de la rotule. Mais cette rondelle osseuse, qu'est-elle autre chose qu'un olécrâne? Toute la différence réside dans sa mobilité, dans son oscillation entre le tibia et le fémur. Mais que par la pensée on ossifie son ligament inférieur, qu'on établisse une continuité de substance entre elle et les condyles du tibia, et l'on aura une tubérosité en tout semblable à celle qui termine le cubitus et constitue le coude.

Toutefois, de graves dangers devraient éclore d'une semblable union. Il ne faudrait qu'apprécier avec quelque rigueur l'énormité de la pression que le genou supporte dans la marche, la course et principalement dans le

---

PLANCHE C.

Fig. 1. Paroi externe des fosses nasales gauches supportant les cornets.

N° 1. Sinus frontal. — 2, 2. sinus sphénoïdaux. — 3. apophyse crista-galli. — 4. cornet supérieur. — 5. méat supérieur. — 6. cornet moyen. — 7. méat moyen. — 8. cornet inférieur. — 9. méat inférieur. — 10. portion du canal palatin antérieur. — 11. épine nasale antérieure. — 12. épine nasale postérieure. — 13. apophyse ptérygoïde. — 14. voûte palatine.

Fig. 2. Maxillaires supérieurs. Face inférieure.

N° 1. Apophyse montante. — 2. épine nasale antérieure. — 3. voûte du palais. — 4. face inférieure de l'apophyse palatine. — 5. orifice inférieur du canal palatin antérieur. — 6. épine nasale postérieure. — 7. orifice du canal palatin postérieur. — 8, 8. dents incisives. — 9. dent canine. — 10, 10. petites molaires. — 11, 11, 11. grosses molaires.

Fig. 3. Portion de tête d'un enfant de 6 à 7 ans, sur laquelle la lame compacte des os maxillaires a été enlevée pour faire voir les dents de la seconde formation.

N°s 1, 1. Substance spongieuse des os maxillaires. — 2, 2, 2. dents de première formation. — 3, 3..... dents de deuxième formation destinées à remplacer les précédentes. — 4, 4... alvéoles dans lesquelles ces dents sont contenues. — 5. canal dentaire inférieur. — 6. trou mentonnier.

Fig. 4. Maxillaire supérieur d'adulte. Les racines des dents sont mises à découvert par l'enlèvement d'une portion de la lame compacte.

N° 1. Apophyse montante. — 2. surface orbitaire. — 3. apophyse malaire. — 4. fosse canine. — 5, 5. dents incisives. — 6. canine. — 7, 7. petites molaires. — 8, 8, 8. grosses molaires, dont la dernière est appelée dent de sagesse.

Fig. 5. Maxillaire inférieur préparé comme le précédent.

N° 1. Condyle. — 2. col du condyle. — 3. échancrure sigmoïde. — 4. apophyse coronoïde. — 5, 5, 5. section de la lame compacte. — 6. substance spongieuse de l'os, traversée par le canal dentaire inférieur 7. — 8. trou mentonnier.

Fig. 6 *et* 7. Hyoïde, faces externe et interne.

Fig. 8. Unguis.

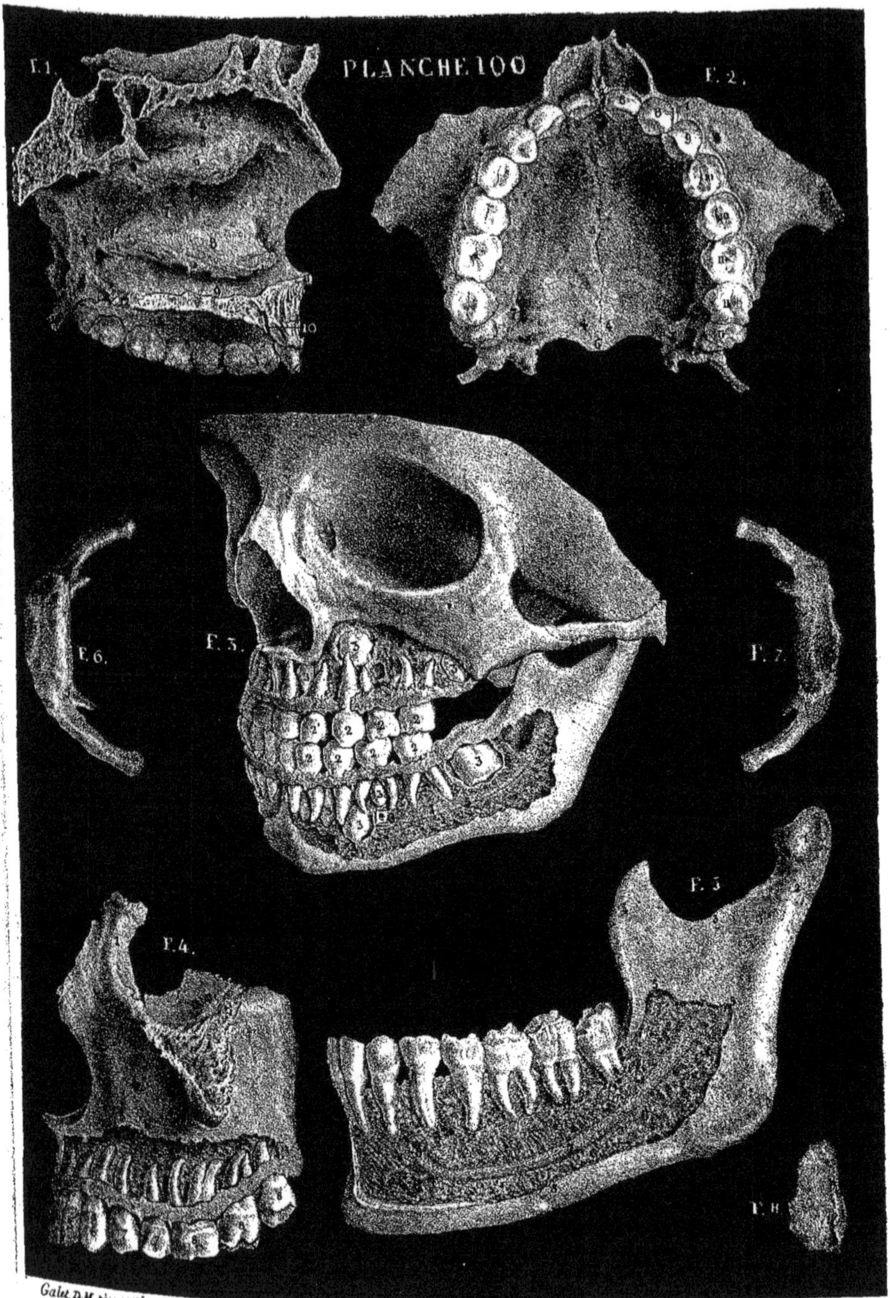

Galet. D.M. pinx. et lith.

Lith. de Lemercier Paris.

compose de deux éminences que sépare une sorte de fenêtre, une véritable échancrure. De ces éminences, l'une est antérieure, se nomme *apophyse orbitaire*, et est comprise entre le sphénoïde, l'ethmoïde et le maxillaire, l'autre postérieure, dite *sphénoïdale*, est unie à la face inférieure du corps du sphénoïde. L'échancrure qui sépare ces deux apophyses est connue sous le nom de *sphéno-palatine*.

6. Le *cornet inférieur*, pair, ovalaire, rugueux, recourbé de dedans en dehors, occupe l'intérieur des fosses nasales ; il adhère par son bord supérieur à la paroi externe de ces fosses, au moyen d'un crochet qui se replie dans l'ouverture du sinus maxillaire. Dans tous les autres points de son étendue, il est libre et recouvert par la membrane pituitaire.

7. Le *vomer* est une lame osseuse, quadrilatère, posée verticalement au milieu des fosses nasales pour en constituer partiellement la cloison. Il est maintenu en bas dans la rainure que forment en se réunissant les portions horizontales des os maxillaires et palatins ; et il s'articule en haut avec le sphénoïde par une double lame qui se présente sous forme de bifurcation.

8. Le *maxillaire inférieur* termine inférieurement la face. Il est impair, symétrique, très-volumineux et semi-ovalaire. On le divise en partie centrale ou *corps*, et en parties latérales ou *branches*.

Le *corps* du maxillaire est horizontal, convexe en devant et concave en arrière. Il offre sur son premier plan et d'avant en arrière 1° l'*apophyse du menton*,

saut, pour juger si un prolongement osseux du tibia analogue à celui du coude n'eut pas été passible de fréquentes ruptures. La rotule détachée au contraire, comme elle est, du tibia, et pourtant unie à cet os par un lien vigoureux, quoique très-élastique et mollasse, facilite et gradue la flexion de la jambe, modère son extension, amollit la raideur des secousses, paralyse ou détruit l'impétuosité des chocs. Au surplus, pour peser toute la valeur de cette étonnante organisation, il resterait à opposer aux inconvéniens déjà connus d'une rotule adhérente au tibia par continuité de substance, les inconvéniens non moins sensibles d'une absence totale, ou simplement d'une fracture de cet os. Comment, dans une flexion un peu brusque et forcée du membre abdominal, le fémur se tiendrait-il en place sur la surface articulaire glissante du tibia, s'il n'existait là un contrefort puissant qui anéantit sa tendance à se jeter en avant? Des faits nombreux sont consignés dans les annales de la science, qui démontrent la difficulté, si non l'impossibilité absolue qu'il y a de marcher dans des lieux escarpés, alors que, la rotule étant fracturée, les membres abdominaux doivent pourtant exécuter de grands mouvemens de flexion.

Une autre circonstance physique relative à l'organisation du genou, réside dans la présence d'un certain nombre de ligamens propres à modérer l'extension de la jambe sur la cuisse. Aux extrémités supérieures, l'olécrâne, enchâssé dans la poulie de l'humérus, ne peut se déplacer transversalement; il rencontre aussi, dans l'extension, des limites qu'il ne pourrait tenter de franchir sans se rompre. La solidité du coude se trouve ainsi assurée par la disposition même des tubérosités osseuses. Mais au genou les conditions sont différentes. La rotule, bien que l'analogue de l'olécrâne, ne remplit que très-imparfai-

éminence triangulaire et rugueuse dont les côtés donnent naissance à une ligne peu saillante dite *oblique externe* qui s'étend jusqu'au bord antérieur de sa branche correspondante, donnant attache aux muscles abaisseurs de l'angle des lèvres et de la lèvre inférieure; 2° une petite fossette où s'insère la houppe du menton; 3° l'orifice externe du canal dentaire inférieur, autrement dit *trou mentonnier*.

Sur son second plan et dans le même sens, le corps du maxillaire inférieur présente 1° la trace de la soudure des deux pièces de l'os appelée *symphyse du menton*, et tout autour quatre petits tubercules du nom d'*apophyses géni*, dont les deux supérieures donnent attache aux muscles génio-glosses, les deux inférieures aux génio-hyoïdiens, et d'où part une ligne latérale analogue à l'externe, fixant les muscles mylo-hyoïdien

---

PLANCHE CI.

Tête désarticulée. Tous les os sont écartés et maintenus artificiellement à une légère distance les uns des autres, pour faire voir leur situation respective et leur mode d'union.

N° 1. Frontal. — 2, 2. pariétaux. — 3. occipital, vu par sa face interne. — 4, 4. temporaux. — 5. sphénoïde (aa. son corps, bb. ses grandes ailes, cc. ses petites ailes, dd. ses apophyses ptérygoïdes) — 6. ethmoïde. — 7. suture pariéto-frontale. — 8. suture pariéto-occipitale. — 9. s. sphéno-écailleuse. — 10. s. sphéno-frontale. — 11. s. sphéno-pariétale. — 12. s. pariéto-écailleuse. — 13. s. fronto-ethmoïdale. — 14, 14. nasaux. — 15, 15. unguis. — 16, 16. malaires. — 17, 17. maxillaires supérieurs. — 18, 18. cornets inférieurs. — 19. vomer. — 20. palatin droit, vu par sa face interne. — 21. antre d'Hyghmore. — 22. maxillaire inférieur. — 23, 23. orbites. — 24. ouverture antérieure des fosses nasales. — 25. ouverture antérieure de la bouche.

tement l'office d'agent modérateur des mouvemens extenseurs de la jambe: d'abord à cause de sa flexibilité, de son défaut de continuité avec l'os tibia, et puis, en supposant même cette continuité existante, la tubérosité rotulienne, fonctionnant comme l'olécrâne, n'aurait point résisté, suivant la remarque que nous en avons déjà faite, aux ébranlemens du membre abdominal bien autrement impétueux que ceux du membre thoracique. Force était donc de recourir ici à un autre artifice, et la nature a inventé les ligamens croisés. Implantés en dedans et en arrière de l'articulation du genou, ces ligamens déploient une force de résistance presque incalculable, ils s'opposent aux mouvemens de latéralité, ils bornent l'extension de la jambe, et, grâce à leur souplesse et à leur flexibilité, ils se déchirent moins souvent que l'olécrâne ne se rompt.

Lorsqu'on ne jette qu'un coup d'œil général sur la charpente osseuse de la jambe, composée de deux os comme celle de l'avant-bras, mince au milieu et renflée aux extrémités, l'on se demande si les usages de l'une sont comparables aux usages de l'autre; si chacun des os de la jambe a son attribution respective, s'il existe dans ce membre, outre les mouvemens de flexion et d'extension, ceux de supination et de pronation? Nous disions, en parlant des membres thoraciques, que l'objet essentiel de l'existence du radius était d'imprimer à la main des mouvemens de rotation. Or, le péroné, dont l'analogie avec le radius est incontestable, peut-il communiquer au pied le même genre de mouvemens? Certes non, attendu que le péroné n'a point de rapport avec le fémur, qu'il adhère par ses deux bouts au tibia et ne supporte pas le pied. Mais pour être privé de ce genre d'attribution, il ne jouit pas moins d'une grande importance. Nous savons que ce qui distingue surtout les membres thoraciques des membres abdominaux,

PLANCHE 101.

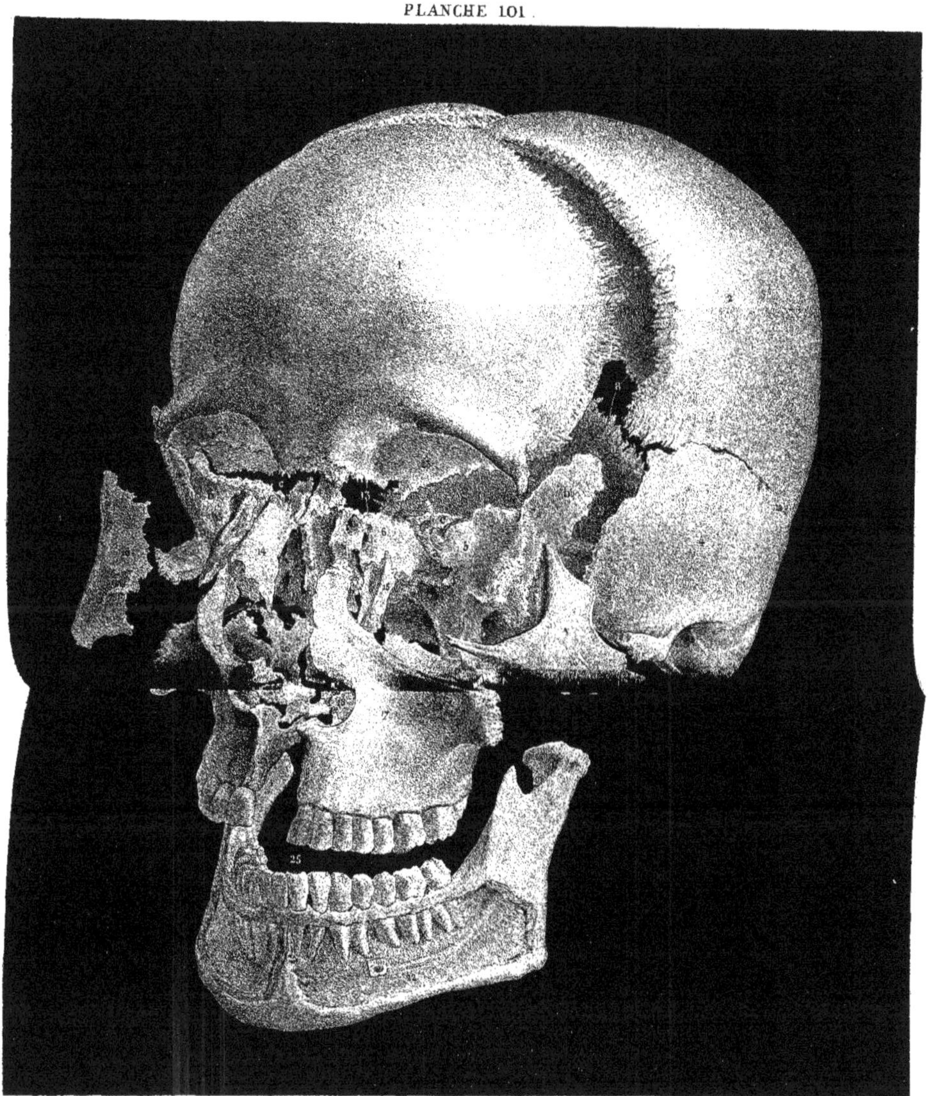

Galet D. M. pinx et lith. — lith. de Lemercier Paris

TÊTE DÉSARTICULÉE

préparée par Mr GUY, Naturaliste, rue de l'Ecole de Médecine. 4.

EXPLICATION.

1. Frontal.
2. 2. Pariétaux
3. Occipital.
4. 4. Temporaux
5. Sphénoïde (a.a. son corps. b.b. ses grandes ailes. c.c. ses petites ailes. d.d. ses apophyses ptérygoïdes.
6. Ethmoïde.
7. Suture pariéto-frontale
8. Suture pariéto-occipitale
9. S. sphéno-écailleuse.
10. S. Sphéno-frontale.
11. S. sphéno-pariétale.
12. S. pariéto-écailleuse
13. S. fronto-ethmoïdale.
14. 14. Nasaux.
15. 15. Unguis
16. 16. Malaires.
17. 17. Maxillaires supérieurs.
18. 18. Cornets inférieurs
19. Vomer
20. Palatin droit, vu par sa face interne.
21. Antre d'Hyghmore
22. Maxillaire inférieur.
23. 23. Orbites
24. Ouverture antérieure des fosses nasales.
25. Ouverture antérieure de la bouche.

et constricteur supérieur du pharynx ; 2° une dépression ou fossette qui loge la glande sous-linguale ; 3° une seconde fossette pour la glande sous-maxillaire.

Le bord supérieur du corps maxillaire est creusé, pour recevoir les racines des dents, de seize cavités coniques, ou alvéoles, et porte, pour cela, le nom d'*alvéolaire*.

Le bord inférieur est mousse, très-épais et s'appelle *base de la mâchoire*.

Les *branches* du maxillaire inférieur, plus larges et plus minces que son corps, sont verticales, presque planes et quadrilatères. Leur plan externe n'offre rien de notable : il est simplement recouvert par le muscle masséter. L'interne montre dans son milieu l'orifice du canal dentaire inférieur, lequel canal traverse l'intérieur du corps de l'os et s'ouvre au dehors par le trou mentonnier. Le pourtour de cet orifice est hérissé en haut d'une lamelle aigue où s'attache le ligament latéral interne de l'articulation de la mâchoire, et en bas des rugosités pour l'insertion du muscle ptérygoïdien interne.

Les deux angles supérieurs du maxillaire sont les seuls remarquables, et chacun a reçu un nom particulier. L'antérieur, mince, pointu et courbé en forme de bec, est l'*apophyse coronoïde* à laquelle s'insère le tendon du muscle temporal. Le postérieur, très-épais, ovalaire et transversalement dirigé, est le *condyle* qui, reçu dans la cavité glénoïde du temporal, établit à lui seul l'union du maxillaire inférieur avec la tête. L'origine de ce condyle est mince et porte le nom de *col* ; elle donne attache en devant au

c'est que les premiers sont essentiellement appelés à la mobilité, les seconds au contraire à la solidité. C'est-là ce qui explique l'énorme masse du tibia comparativement à celle du cubitus son analogue. Et tel qu'il est encore, le tibia serait loin de résister efficacement, à cause du poids considérable que lui tansmet le fémur. Mais augmenter encore son volume, c'eût été doter l'animal d'une pesanteur incommode, exorbitante. Il fallait donc, par un artifice particulier étendre le diamètre de la jambe sans accroître son poids ; il fallait disposer deux os parallèlement l'un à l'autre, laisser entr'eux une certaine distance, et les assujettir l'un à l'autre de manière à ce qu'ils parussent ne former qu'une tige unique. Or, telle est la raison d'existence et de disposition propre du péroné. Dire ensuite que les vaisseaux et les nerfs sont plus avantageusement placés dans l'intervalle de ces deux tiges, moins exposés aux lésions extérieures que s'ils avaient été distribués tout autour d'un seul os ; dire que les muscles fléchisseurs de la jambe ont une action plus efficace, puisqu'ils s'éloignent davantage du centre d'articulation ; dire enfin que la malléole externe qui n'est que l'extrémité inférieure du péroné et qui concourt à enclaver le pied, offre bien moins de chances de se rompre que si elle eût été une dépendance directe, un prolongement du tibia, c'est signaler des avantages irréfragables que révèle à tout esprit réfléchi le plus simple examen de la structure osseuse de la jambe.

Passons, en dernière analyse, à l'appréciation du pied. A part la similitude existante entre ce support et la main, sous le point de vue du nombre des divisions et des pièces constitutives de ces divisions elles-mêmes, un intérêt nouveau se rattache à son organisation. Il n'est rien d'admirable comme cette spécialité de structure dont l'élégance et la simplicité se concilient, on ne peut mieux,

muscle ptérygoïde externe, et en dehors au ligament latéral externe de l'articulation. Un bord concave, presque tranchant, sépare ces deux angles; on le désigne sous le nom d'*échancrure sigmoïde*.

La description des dents trouverait naturellement sa place à la suite des os maxillaires qui les supportent. Mais cette description ayant été déjà offerte dans la *première partie*, ce serait tomber dans des répétitions que de la reprendre ici.

Ce qu'il importe d'étudier maintenant, examen fait des diverses pièces de la tête, c'est l'ensemble de cette fraction du squelette pour laquelle nous conserverons, dans le but d'une plus grande lucidité, la division déjà établie *en crâne et en face*.

Quelles que soient les variations qu'on remarque dans le volume et la forme du crâne, variations qui dépendent surtout des âges et des races, du sexe et des maladies, on peut dire que généralement le crâne de l'homme est ellipsoïde, que son diamètre antéro-postérieur s'étendant du trou borgne à la protubérance occipitale interne, est le plus long; que le vertical, tombant du milieu de la suture sagitale sur le bord antérieur du trou occipital, est le plus court; et que le transversal qui mesure l'espace compris entre la base des deux rochers, a une moyenne étendue.

Le crâne doit être examiné à l'extérieur et à l'intérieur. Sa surface extérieure comprend quatre régions: 1° une *supérieure* composée du frontal, de l'occipital et des pariétaux, offrant les particularités propres à ces os et de plus avec le parfait accomplissement des usages. Que cette coupe est gracieuse et bien choisie pour la noblesse et la solidité de la station! Qu'elle se prête bien aux inégalités du sol cette forme creusée en espèce de voûte et terminée par des prolongemens dont les liens souples et fermes à la fois les accommodent à toutes les torsions, mais sans jamais leur faire perdre leurs rapports respectifs!

Composé, de même que le carpe, d'un certain nombre de petites pièces mobiles les unes sur les autres à des degrés divers, le tarse réunit la double condition de la mobilité et de la solidité. Mais en raison du poids énorme contre lequel il doit lutter, la dernière de ces conditions devait être prédominante. Elle l'est effectivement et de la manière la plus sensible, car les pièces osseuses y sont d'une fort grande épaisseur, et celle qui constitue la partie essentielle du tarse, celle qui fait la base fondamentale du pied, le *calcanéum*, se distingue par l'étendue de ses proportions: on voit en lui le marteau qui doit battre le sol. Et chose remarquable! ce calcanéum, bien qu'il soit destiné à soutenir la charge entière du corps, ne s'articule point avec le tibia. Mais l'on n'a point de peine à saisir qu'il était de toute impossibilité que son attribution de résistance pût se concilier avec celle d'exécuter directement les mouvemens du pied sur la jambe. Un autre os devait être appelé à remplir ce dernier objet: c'est l'*astragale* qui, d'un côté, se trouve taillé de la manière la plus avantageuse pour glisser sur le bout inférieur du tibia et pour servir le pied dans la flexion et l'extension, tandis que de l'autre, il semble faire corps avec le calcanéum tant son union est rendue intime avec lui par des saillies et des enfoncemens qui correspondent et s'adaptent à des inégalités opposées de ce dernier os.

Ces deux premières pièces ont déjà commencé la forme en voûte que le pied devait

les sutures *fronto-pariétale*, *occipito-pariétale* ou *lambdoïde*, et *sagittales*; 2° une *inférieure* libre en arrière et unie à la face en avant; elle est formée par la portion horizontale de l'occipital, par la portion pierreuse des temporaux, le sphénoïde, la face orbitaire du frontal et l'ethmoïde, et elle montre, indépendamment des objets appartenant à ce groupe osseux, les sutures *occipito-mastoïdienne*, *occipito-pétreuse*, *spléno-pétreuse*, *sphéno-écailleuse* et *sphéno-occipitale*; 3° deux *latérales* comprises d'avant en arrière, entre l'apophyse orbitaire externe et la suture occipito-pariétale, et de haut en bas entre la ligne courbe temporale et la base du crâne : ce sont elles qui constituent les fosses temporales dans lesquelles on remarque les sutures *fronto-sphénoïdales*, *fronto-pariétales*, *sphéno-pariétales*, *sphéno-écailleuses* et *pariéto-écailleuses*. Au-dessus de chaque fosse temporale est la surface externe de l'apophyse mastoïde et l'orifice externe du conduit auditif.

La surface intérieure du crâne se divise en *voûte* et en *base*.

La voûte n'offre de particulier que la gouttière où est logé le sinus longitudinal supérieur.

La base est plus compliquée. On y voit : 1° sur la ligne médiane et d'avant en arrière, la lame criblée de l'ethmoïde surmontée de l'apophyse crista-galli, la suture sphéno-ethmoïdale, les trous optiques, la face supérieure du corps du sphénoïde, la suture sphéno-occipitale, la gouttière basilaire et le trou occipital; 2° de chaque côté et dans le même représenter. Les autres os du tarse dessinent cette forme plus nettement encore; ils simulent des espèces de coins, et la manière dont ils se soutiennent réciproquement leur prête une force presque incalculable en les mettant à même de résister d'autant plus que la charge qu'ils portent est plus considérable.

Quant aux prolongemens qui terminent le pied, *les os du métatarse et des orteils*, ils continuent la voûte et l'achèvent d'une manière insensible. Comme ils devaient saisir le sol à la manière d'une main, leur structure ne pouvait guère s'écarter de l'organisation palmaire. Aussi même nombre de pièces et même configuration. Soustraits au poids du corps par leur projection en avant, ils exercent librement leur mobilité. Mais ce caractère devant être sacrifié à la force de résistance, à la fermeté d'appui, il arrive que le pouce du pied est disposé de la même manière que les autres doigts; il n'est point opposant comme celui de la main.

L'on pourrait croire que le plus grand mérite de l'existence des orteils consiste à affermir la pose verticale du tronc, en ajoutant à la longueur de la plante du pied et en offrant une base plus large à la ligne de sustentation. Eh bien! l'on a vu des personnes privées de ces prolongemens se tenir debout et marcher sans effort, courir même avec agilité sur un terrain uni, tandis que sur les chemins rocailleux, escarpés, difficiles, elles ne pouvaient faire ces mêmes exercices qu'à l'aide d'un bâton : preuve évidente que les orteils ont pour principal avantage de vaincre les accidents du sol, d'embrasser ses inégalités et de s'y cramponer en quelque sorte; preuve certaine aussi que c'est à leur faveur que s'exerce l'acte de grimper!

Ici se termine ce que nous voulions dire touchant les grandes masses qui fixent et dessinent la charpente du corps humain; mais ces masses et les parties qui les composent et

sens, la bosse orbitaire et l'apophyse d'ingrassias correspondant au lobe antérieur du cerveau ; une fosse très-large et très-profonde en rapport avec le lobe moyen du cerveau, percée de la fente sphénoïdale, des trous grand rond, ovale et petit rond, du trou déchiré antérieur, de l'hiatus de Fallope, et sillonnée par les sutures sphéno-pétreuse et sphéno-écailleuse; enfin, une autre fosse aussi très-profonde contenant le cervelet, séparée de la précédente par le bord supérieur du rocher, et où se montrent le trou déchiré postérieur, la gouttière du sinus latéral et les sutures occipito-mastoïdienne et occipito-pierreuse.

La face placée au-dessous et en avant du crâne dans une direction presque verticale peut être divisée en régions *supérieure*, *antérieure*, *postérieure*, *inférieure* et *latérales*.

La région *supérieure* est confondue avec une partie de la base du crâne.

La région *antérieure* présente en haut les deux fosses orbitaires que sépare l'éminence nasale formée par les os nasaux et les apophyses montantes des maxillaires supérieurs; au milieu, l'ouverture antérieure des fosses nasales, l'épine nasale, la suture des maxillaires, l'arcade alvéolaire et la fosse canine limitée en dehors par l'éminence que forme l'os maxillaire en se joignant avec l'os de la pommette; enfin, en bas, l'ouverture antérieure de la bouche, l'arcade alvéolaire inférieure et la symphyse du menton.

La région *postérieure* s'étend, de haut en bas, du corps du sphénoïde à la voûte du palais, et transversalement d'une les fractions de ces mêmes parties considérées du point de vue de leurs attributions motrices, nous montrent, dans leurs modes d'union respective, des circonstances mécaniques d'un trop haut intérêt, pour que nous passions outre sur leur appréciation.

Concevrait-on des pièces dures, très-multiples, distinctes et séparées, superposées les unes sur les autres, et formant comme un tout continu, s'il n'existait des liens ou des espèces de crampons qui assurent cette unité de système? et ce contact, cette adhésion nécessaire établis, les diverses pièces s'useraient les unes par les autres, s'il n'y avait entr'elles certains corps propres à tempérer toute action compressive, capable de tromper le frottement que subissent ces pièces dans leur jeu presque continu. Il ne fallait ici d'autre artifice que celui qu'emploie l'industrie lorsque voulant unir deux pièces destinées à jouer l'une sur l'autre, elle enduit d'une matière grasse les surfaces qui doivent se toucher et les assujettit ensuite au moyen de charnières. Il ne serait donc pas difficile de deviner le mode général d'union des diverses pièces qui composent le système osseux, ou, en d'autres termes, étant donnée la nature des mouvemens que tel ou tel groupe osseux doit produire, il serait aisé de déterminer les conditions physiques les plus essentielles des surfaces articulaires. Mais ici, comme en toutes choses, combien resterions-nous distans du degré de simplicité et de perfectionnement qu'a su atteindre la nature?

La scolastique range dans trois ordres distincts les divers modes de jonction des pièces du squelette. Tantôt deux bords osseux se rencontrent, s'adaptent d'une manière immédiate, soit par simple juxta-position, soit au moyen d'arêtes ou de crochets qui s'engrènent réciproquement. C'est ce que l'on remarque pour les os du crâne, lesquels s'unissent par suture ou par *synarthrose* en terme d'ana-

branche à l'autre du maxillaire inférieur. On y voit, au milieu, l'ouverture postérieure des fosses nasales séparées par le bord postérieur du vomer ; sur les côtés, les fosses ptérygoïdes formées par l'apophyse de ce nom et par le palatin ; enfin, plus en dehors encore, la tubérosité des maxillaires supérieurs.

La région *inférieure* se compose de deux parties, l'une horizontale et l'autre verticale. La première est la voûte du palais : elle offre une suture cruciale qui indique l'union des maxillaires et des palatins, et, en outre, en avant et sur le milieu, l'orifice du conduit palatin antérieur, en arrière et sur les côtés l'orifice des conduits palatins postérieurs. La partie verticale est constituée par la face postérieure des arcades dentaires et par celle du corps de la mâchoire inférieure.

Les régions *latérales* au nombre de deux, comprennent les branches du maxillaire inférieur et plus profondément les fosses zygomatiques. Celles-ci se trouvent limitées en avant par la tubérosité malaire, en arrière, par l'aile externe de l'apophyse ptérygoïde, en dehors et en haut, par la branche de la mâchoire et l'arcade zygomatique.

Au centre de chaque fosse zygomatique, est une fente verticale appelée *ptérygo-maxillaire*, parce qu'elle résulte de l'union de l'apophyse ptérygoïde avec la tubérosité maxillaire : cette fente, beaucoup plus large en haut, s'unit dans ce sens, à angle droit, avec la fente sphéno-maxillaire.

Orbites. Ce sont deux grandes cavités situées aux parties supérieure et latétomie. Cette première forme ne doit point être analysée ici parce qu'elle est tout-à-fait immobile, et que l'objet qui nous occupe a trait aux mouvemens.

D'autres fois des surfaces planes plus ou moins étendues sont en rapport réciproque par tous leurs points et susceptibles d'un simple glissement. C'est l'*amphiarthrose* dont la superposition du corps des vertèbres et la symphise du pubis nous offrent des exemples.

Tantôt enfin des surfaces creuses ou arrondies, plus ou moins grandes et diversement figurées, se joignent en pénétrant l'une dans l'autre et constituent l'articulation mobile complète ou la *diarthrose* où s'exécutent des mouvemens latéraux comme on le voit au coude, ou bien des mouvemens orbiculaires comme à l'épaule et à la hanche.

Pour ces deux derniers ordres d'articulations, l'*amphiarthrose* et la *diarthrose*, de nouvelles substances sont venues s'ajouter aux pièces osseuses. Ces annexes sont les *ligamens* d'une part, et de l'autre, les *cartilages*, les *fibro-cartilages* et les *membranes synoviales*.

Les ligamens ont pour objet d'établir la fixité des os, de limiter leurs mouvemens. A cet effet ils devaient être très-solides et tenaces. Or, d'une part, s'ils n'ont point assez de dureté pour s'opposer à tout déplacement, d'un autre côté leur force de résistance est telle que, quel que soit l'effort communiqué aux deux pièces osseuses pour les priver de leur réciproque contact, rarement ce déplacement s'effectue. La forme la plus ordinaire des ligamens est celle de cordons qui passent d'un os à un autre en confondant leurs mailles avec celles de la matière osseuse pour la plus grande intimité de leur adhérence. D'autres fois, et c'est ce qui a lieu pour les diarthroses orbiculaires, ces ligamens s'étendent, s'élargissent en forme de membrane ou de capsule,

rales de la face, ayant la forme d'une pyramide quadrangulaire à base tournée en avant.

Leur paroi *supérieure*, un peu concave, formée par la petite aile du sphénoïde et par la portion horizontale du frontal, offre, en arrière et en dedans, le trou optique, en avant et en dehors, une petite dépression qui fixe le tendon du muscle grand oblique de l'œil.

La paroi *inférieure* se compose des os malaire, maxillaire supérieur et palatin. La gouttière et le canal sous-orbitaires la sillonnent en arrière.

La paroi *externe*, constituée par le sphénoïde et par le malaire, n'offre rien de particulier.

La paroi *interne* formée par le sphénoïde, l'ethmoïde et l'unguis, se termine

---

PLANCHE CII.

THORAX (Sternum, Côtes, Clavicules.)

A, A. Colonne vertébrale.

N° 1. Face antérieure du sternum. — 2, 2, 2. lignes transversales. — 3. Fourchette du sternum. — 4, 4. cavités articulaires où se fixent les clavicules. — 5. appendice xiphoïde. — 6, 6, 6, 6. cavités des bords du sternum où sont reçus les cartilages des côtes. — 7, 7, 7. échancrures qui séparent ces cavités. — 8. 8. face externe des vraies côtes. — 9, 9, 9. même face des fausses côtes. — 10, 10. fausses côtes dites flottantes. — 11, 11, 11. espaces intercostaux. — 12, 12. gouttières des bords costaux inférieurs destinées à loger les vaisseaux et nerfs intercostaux. — 13, 13. cartilages costaux. — 14, 14. point d'union de ces cartilages avec les côtes. — 15, 15, 15. face interne des côtes. — 16, 16, 16. articulation des tubérosités des côtes avec les apophyses transverses des vertèbres. — 17, 17. articulation de la tête des côtes avec les corps des vertèbres. — 18, 18. corps des clavicules. — 19. surface d'insertion du muscle grand pectoral. — 20. surface d'insertion du muscle deltoïde. — 21. extrémité sternale. — 22. extrémité scapulaire.

et, de la sorte, ils embrassent d'une seule pièce tout le pourtour de l'articulation. L'on sent de suite l'indispensable nécessité de cette forme capsulaire pour les articulations où doivent s'opérer des mouvemens dans tous les sens, car les extrémités des os se trouvent ainsi logées dans une véritable boîte; et comme les parois de celle-ci ont dans la direction du contact des os plus d'étoffe que n'en possèdent les simples ligamens, il s'ensuit qu'elles peuvent subir une grande torsion sans déchirure ni même sans tiraillement bien sensible.

A l'inverse des ligamens, toutes les autres annexes des os articulaires ont pour objet de faciliter le glissement des surfaces et de prévenir leur usure, peut-être même aussi leur incandescence.

Dans les articulations amphidiarthrodiales, il existe entre les deux pièces osseuses un corps particulier que l'on prendrait, à voir sa couleur jaune et nacrée, son épaisseur et sa consistance, pour un vrai cartilage. Mais il participe aussi de la nature fibreuse, et il offre cette autre particularité distinctive de ne jamais s'ossifier, bien qu'il adhère à la double surface osseuse. Un caractère plus important encore de ces fibro-cartilages, c'est leur extrême élasticité, laquelle, d'après Morgagni, s'y trouve beaucoup plus prononcée que dans aucune autre substance animale. Or, quand on voit ces corps épais, souples, lubrifiés par une liqueur onctueuse et intarissable; quand on sait toute la puissance de leur réaction élastique qui en fait comme des pièces à ressort, s'affaissant sous une compression énergique, se dilatant au fur et à mesure que s'amortit la force comprimante, certes il faut reconnaître que ces corps assurent aux os l'intégrité de leur substance, en détruisant l'effet de leur frottement réciproque, et qu'aussi ils facilitent, accroissent et soutien-

PLANCHE 102.

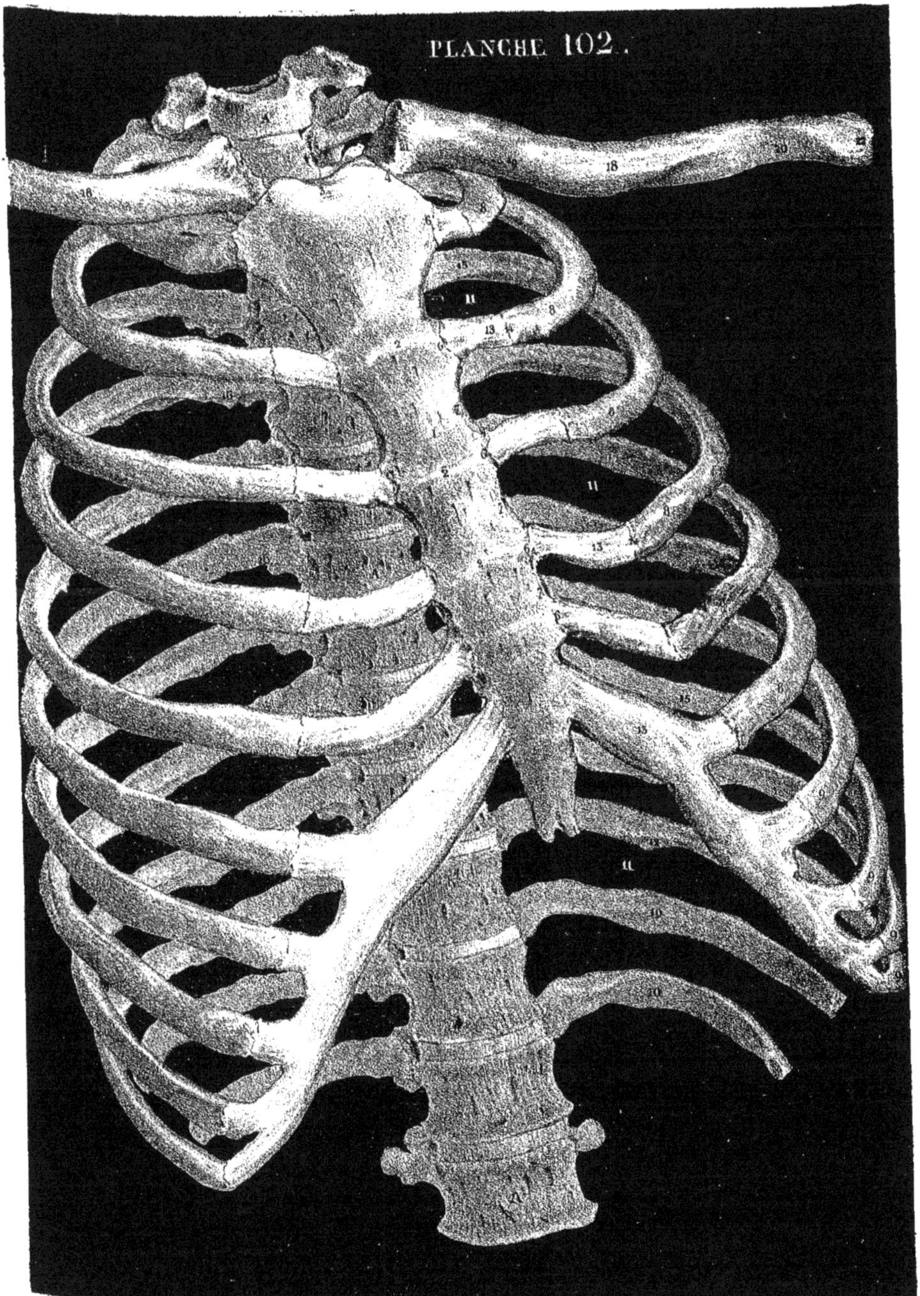

Galet D.M pinx et lith.

Imp. de Lemercier Bénard et Cie

en avant par la gouttière lacrymale, laquelle se continue en bas avec le canal nasal.

Fosses nasales. Au nombre de deux, comme les précédentes, ces cavités occupent la partie moyenne de la face, et sont séparées l'une de l'autre par une mince cloison que forment en commun l'ethmoïde, le vomer et un cartilage. Leur figure est à peu près celle d'un parallélipipède, mais elles sont beaucoup plus larges en bas et plus étendues dans le sens vertical. En avant, elles s'ouvrent à l'extérieur, en arrière dans le pharynx.

Leur paroi *supérieure*, très-étroite et sous-jacente aux sinus frontaux et sphénoïdaux ainsi qu'à la lame criblée de l'ethmoïde, est horizontale au milieu et oblique en sens opposé en avant et en arrière.

La paroi *inférieure*, plus large, très-concave transversalement, est formée par la portion horizontale du maxillaire supérieur et du palatin. On y voit en avant l'orifice supérieur du canal palatin antérieur.

La paroi *interne* est constituée par la cloison.

La paroi *externe*, la plus compliquée et la plus inégale, a pour parties constitutives le maxillaire supérieur, l'unguis, l'ethmoïde, le palatin et le cornet inférieur. On y distingue de haut en bas, 1° Le cornet supérieur et le méat supérieur, espèce de gouttière horizontale, percée, en arrière, par le trou sphéno-palatin et, en devant, par une ou deux ouvertures qui conduisent dans les cellules ethmoïdales postérieures; 2° Le

nent les mouvemens préalablement suscités par les puissances musculaires.

Dans les diarthroses, on trouve aussi des fibro-cartilages; mais il y a de plus dans certaines d'entr'elles, dans celles qui doivent supporter les plus rudes efforts, les mouvemens les plus actifs, au genou par exemple, à la mâchoire et au sternum, il y a des cartilages libres qui n'adhèrent par quelques-uns de leurs points qu'au pourtour de l'articulation. Les résultats de l'établissement de ces ménisques se rapportent aux deux points principaux qui font la base de la structure articulaire mobile, l'extinction de l'effort compressif et le glissement libre des surfaces.

Il se présente enfin dans toute articulation complète mobile une membrane dite *synoviale*, de la nature des séreuses, laquelle constitue une espèce de bourse en recouvrant tout l'intérieur de la surface articulaire comme le péritoine, par exemple, tapisse les parois de l'abdomen et la surface intestinale sans contenir aucun organe dans sa cavité. L'office principal de cette membrane est la sécrétion de la synovie, liqueur visqueuse et incolore qui pénètre toutes les annexes des extrémités osseuses, les humecte, les tuméfie, ajoute à leur poli, remonte leur ressort et adoucit les frottemens. Or, si l'on considère qu'à cette humeur vient s'en mêler une autre que secrètent nombre des glandules disséminées sur la surface interne de la capsule ligamenteuse et sur tous les points de la cavité articulaire, qu'une des conditions de l'expression de ces liquides réside dans l'irritation que le mouvement détermine dans leurs organes générateurs, l'on devinera aisément deux faits bien constatés, à savoir: 1° que la quantité de ces humeurs est plus que suffisante pour tenir dans un état permanent de dilatation toutes les annexes articulaires; 2° que la même cause qui dépense ces liquides est aussi celle qui pourvoit à leur entretien.

cornet moyen et le méat moyen qui communique en arrière avec le sinus maxillaire, et en devant avec les cellules ethmoïdales antérieures et avec les sinus frontaux; 3° enfin, le cornet inférieur et le méat inférieur où se termine le canal nasal.

2° POITRINE OU THORAX.

Le thorax est une vaste cage conoïde, située à la partie supérieure et antérieure du tronc. Il se compose du rachis, des côtes et du sternum. Nous ne devons porter ici notre examen que sur le dernier de ces os, attendu que les côtes et le rachis ont déjà été l'objet d'une description détaillée.

PLANCHE CIII.

Fig. 1. Plan postérieur du thorax.

A, A. Colonne vertébrale.

N° 1, 1, 1. Face externe des côtes. — 2. côte écartée artificiellement de sa vertèbre correspondante, pour faire voir ses facettes articulaires. — 3, 3, 3. tête des côtes, et 4. facette qui s'articule avec le corps des vertèbres. — 5. tubérosité, et 6 facette d'articulation avec l'apophyse transverse. — 7, 7, 7. angle des côtes. — 8, 8. surface d'insertion du muscle grand dorsal.

Fig. 2. Omoplate. Face antérieure.

N° 1. Fosse sous-scapulaire. — 2. bord interne. — 3. bord externe. — 4. petite gouttière où s'insère la longue portion du muscle triceps brachial. — 5. cavité glénoïde dans laquelle est reçue la tête de l'humérus. — 6. col de cette cavité. — 7. angle inférieur. — 8. bord supérieur. — 9. échancrure de ce bord. — 10. apophyse coracoïde. — 11. apophyse acromion. — 12, 12. surface articulaire de ces apophyses avec la clavicule.

Fig. 3. Omoplate. Face postérieure.

N° 1. Epine de l'omoplate. — 2. apophyse acromion. — 3. apophyse coracoïde. — 4. cavité glénoïde. — 5. fosse sus-épineuse. — 6. fosse sous-épineuse.

Tel est l'homme dans sa charpente osseuse, à l'état de débris, mais dans toutes les conditions premières les plus favorables à l'obtention de ses besoins. Viennent les masses musculaires, les cordes animées qui doivent agiter ces colonnes inertes, et dès lors tout ce que la pensée peut supposer de beau, d'harmonique et de plus parfait, se résumera dans l'organisme humain. Toutefois, quelque hideux et repoussant qu'il s'offre à nos regards préoccupés de sa splendeur passée et de ses signes de destruction, cet assemblage de fragmens osseux superposés et soutenus les uns par les autres n'en est pas moins à lui seul un chef-d'œuvre par excellence de composition mécanique. Il dénote l'être le plus majestueux, le plus voisin de la Divinité, et il confond les déclamations de ces philosophes qui prétendent sérieusement que l'homme a été créé pour marcher sur ses quatre membres. Étrange aberration ! Quand on n'écrit que pour écrire, que pour donner essor à une imagination exubérante, on ne peut s'asservir à examiner en détail les mille nuances sciemment imprimées sur les degrés divers de l'échelle animale. Tout s'amalgame alors dans une commune intention. L'homme, comme les quadupèdes, a quatre appendices au tronc; donc, comme les quadrupèdes, il devait s'appuyer sur ces quatre supports: il n'est bipède qu'accidentellement, par convention et par imitation. Ainsi concluent ces auteurs séduisans. On tombe presque sous le charme, lorsque leur éloquence vous rapporte à l'état de nature, au berceau de l'enfance, ou aux lointains déserts de l'homme incivilisé. Et ce qui étonne le plus, c'est que des savans, peu nombreux il est vrai, mais bien initiés dans les mystères de l'organisation animale, aient prêté leur appui à de si manifestes erreurs.

Si, pour combattre ce ridicule paradoxe, il ne fallait que démentir l'existence d'hommes sauvages quadrupèdes, ou prouver que

PLANCHE 103.

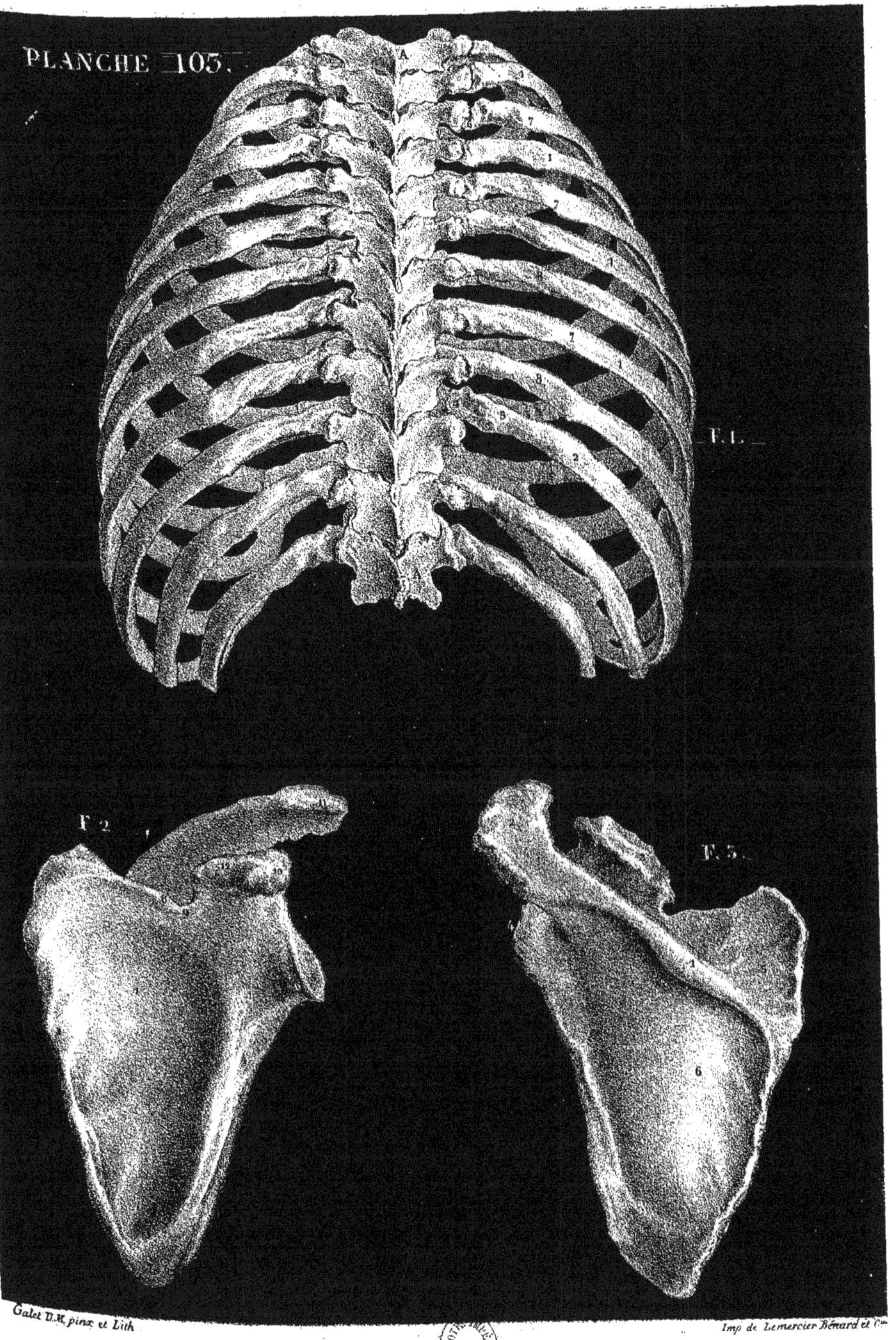

Galet D.M. pinx et Lith

Imp. de Lemercier Bénard et Cie

Parrallèle au rachis, allongé, large et applati d'avant en arrière, le *sternum* occupe la région antérieure et moyenne de la poitrine. Sa face *antérieure*, légèrement convexe et sillonnée par quatre lignes transversales indices de l'union des pièces qui le composent, donne attache aux fibres aponévrotiques des muscles pectoraux. La *postérieure*, un peu concave, offre ces mêmes lignes et fixe, au milieu le médiastin, en haut les muscles sterno-hyoïdien et sterno-thyrodien, sur les côtés les triangulaires sternaux. L'extrémité supérieure du sternum, large et épaisse, offre au milieu une échancrure appelée *fourchette*, et à chacun de ses angles une cavité pour l'articulation des clavicules.

L'extrémité inférieure est remarquable par l'appendice qu'elle supporte, appendice dit *xiphoïde*, tantôt osseux, plus souvent cartilagineux de forme et d'étendue très-variables, donnant attache par ses côtes aux muscles transverses, par sa face antérieure au ligament costo-xiphoïdien et par son sommet à la ligne blanche de l'abdomen. Les bords du sternum sont creusés de sept cavités articulaires qui reçoivent les cartilages des vraies côtes.

Examiné dans son ensemble, le thorax se présente sous la forme d'un cône tronqué ouvert à sa base et à son sommet, à parois antérieure et postérieure continues formées par le sternum et le rachis, et à parois latérales interrompues par l'écartement des côtes. Sa direction est oblique en bas et en avant; sa base est inférieure et coupée obli-

l'enfant abandonné à ses instincts natifs, isolé dans ses propres ressources, puisera dans l'accroissement progressif de son énergie les moyens de se redresser à jamais sur ses deux pieds, la tâche serait facile et bientôt remplie. Néanmoins, comme les argumens tirés de la considération de la structure animale nous paraissent plus rationnels et en tous points inexpugnables, c'est à eux seuls que nous allons nous adresser.

Et d'abord, comment supposer que les extrémités thoraciques, ces tiges si légères, si déliées et si mobiles soient appelées à la sustentation du corps, comme les membres abdominaux où tout annonce la fermeté d'appui ? Une identité si complète d'usages exigerait au moins une certaine identité de structure. Or, de ce point de vue, il ne serait pas plus raisonnable de supposer la main fabriquée pour battre le sol, qu'il ne le serait d'attribuer au pied la possibilité d'enfanter les merveilles des arts. De plus, la cavité de l'omoplate où s'articule la tête de l'humérus n'est ni assez profonde, ni assez résistante pour supporter le poids du corps. Dans tout effort quelque peu brusque et violent, comme serait celui du saut, ou l'humérus sortirait de sa cavité, ou les parois de celle-ci devraient se briser en éclats, l'os du coude lui-même céderait à la vigueur du choc, privé qu'il est de la souplesse, de la mobilité dont jouit la rotule.

En second lieu, pourrait-on dire que la largeur du pied, la longueur des phalanges, la saillie du talon, sa projection en bas et en arrière sont l'effet du hasard? Il n'y a point de hasard: tout est là calculé pour que le corps s'élance sur un double support et s'y soutienne en ligne verticale. Le singe qui est, après l'homme, celui des animaux dont le pied pose le plus largement à terre, est aussi celui qui soutient le mieux, après l'homme,

quement de haut en bas et d'avant en arrière.

La capacité du thorax n'est pas la même dans les deux sexes : elle est généralement plus considérable chez l'homme que chez la femme. Ses diamètres antéro-postérieurs sont plus courts que les transversaux : les uns et les autres augmentent progressivement du sommet à la base.

La surface extérieure de la poitrine comprend quatre régions : une antérieure, une postérieure et deux latérales.

La région *antérieure* est la plus courte. On y voit, au milieu, la face cutanée du sternum et, de chaque côté de cet os, les cartilages costaux, l'articulation de ces cartilages avec le sternum d'une part, avec les côtes de l'autre, et les espaces intercostaux.

La région *postérieure*, hérissée, dans son milieu, de la série des apophyses épineuses dorsales, offre sur les côtés de cette ligne rugueuse les deux gouttières vertébrales, les deux séries des apophyses transverses articulées avec la tubérosité des côtes, les espaces qui séparent ces apophyses et ceux qui séparent la partie postérieure des côtes; enfin la double série des angles des côtes formant en bas et en dehors une ligne oblique interrompue par les espaces intercostaux.

Les régions *latérales* n'offrent que la surface externe des côtes et les intervalles qui séparent celles-ci.

La surface intérieure de la poitrine comprend aussi quatre régions. On voit dans l'une la face postérieure du sternum et des cartilages costaux ; dans la seconde la saillie du corps des vertèbres dorsales la situation verticale. Mais cette rectitude du tronc ne peut être chez lui permanente, car elle ne lui est rien moins que naturelle, et la fatigue intolérable qu'elle amène résulte peut-être de la seule forme du calcanéum, lequel se recourbe sensiblement en haut et tient ainsi le talon élevé. L'ours est encore un animal qui a la possibilité de se redresser sur les pattes de derrière : il est plantigrade, mais il l'est un peu moins que le singe pour avoir son talon un peu plus relevé, et l'on conçoit toute l'importance de cette saillie pour la situation bipède quand on considère que c'est elle qui, par son grand développement chez l'homme, fait tomber le plus qu'il est possible la base de sustentation du corps sur le milieu du pied. Aussi les animaux qui peuvent le moins se tenir debout sont ceux dont le calcanéum est tout-à-fait élevé et presque perpendiculaire au sol.

Une autre condition tout aussi nécessaire pour la station bipède, consiste dans l'écartement des pieds. Plus cet écartement est prononcé, plus le corps peut se balancer sur un long diamètre sans sortir de son centre de gravité. Or, ce qui agrandit chez l'homme l'espace interposé entre les deux pieds, ce sont l'ampleur du bassin et la cambrure des fémurs. Déjà dans le singe, le bassin ne se trouve pas assez large pour fournir la base d'une vraie pyramide, pour offrir un support suffisant à la colonne vertébrale et pour tenir le tronc commodément en équilibre ; et il est quelques animaux dont cette portion du squelette est tellement étroite, que, seraient-ils même en possession de tous les autres caractères physiques favorables à la station bipède, ils ne pourraient rigoureusement pas se fixer dans leur centre de gravité. Aussi quand on sait combien les pieds et le bassin de l'enfant sont peu développés proportionnellement à toutes les autres parties du système, comment pourrait-on exiger que la station verticale

et deux enfoncemens latéraux formés par la concavité de l'extrémité postérieure des côtes ; dans les deux dernières la surface interne des côtes avec les espaces intercostaux.

Le *sommet* du thorax, de forme triangulaire à angles arrondis et à base postérieure, ressemble quelque peu à un cœur de cartes à jouer. Il est formé, en arrière, par la première vertèbre dorsale, en avant, par la fourchette du sternum et latéralement par la première côte.

La *base*, très-étendue surtout transversalement, et coupée obliquement en bas et en arrière, comme nous l'avons dit, offre en devant une échancrure très-profonde, dont le milieu est occupé par la saillie de l'appendice xiphoïde ; sur les côtés, les cartilages des fausses côtes ; en arrière, la douzième vertèbre dorsale avec les deux côtes flottantes qu'elle supporte.

3° *Bassin ou Pelvis.*

Des trois vastes enceintes osseuses qui composent le tronc, la plus résistante est celle du bassin, car elle n'est constituée que par trois pièces, et celles-ci sont d'une excessive épaisseur. Suspendu à l'extrémité inférieure de la colonne vertébrale, et appuyé sur les fémurs, le bassin est largement ouvert en haut, un peu moins en bas, et sa direction est très-sensiblement oblique en arrière. Ses trois pièces constitutives sont les *deux os iliaques* et *le sacrum*. C'est peut-être à tort qu'on y ajoute une quatrième, le *coccyx*, car celui-ci est comme une dépendance du sacrum.

s'établit sur d'aussi minces et d'aussi fragiles supports ? Au surplus, la tête de l'enfant nouveau-né est si volumineuse et si pesante, son abdomen si proéminent, et les muscles extenseurs chargés du redressement de toutes les parties sont si grêles, si délicats, et si molasses, qu'en vérité l'homme, malgré sa volonté, et en dépit de toute convention et de tout exercice, ne pourrait jamais se tenir debout sans l'éloignement de ces circonstances si désavantageuses.

Que si nous ajoutons encore que le trou occipital, situé derrière le crâne chez tous les animaux, se rapproche dans l'homme du centre de la base crânienne, ce qui suppose que le crâne doit ici siéger d'aplomb sur la tige vertébrale, que la tête de l'homme est trop pesante, que les muscles qui la soutiennent sont trop minces, trop faibles pour l'empêcher de heurter le sol, que sa face est trop aplatie, son appareil mandibulaire trop peu proéminent pour que la préhension des corps puisse s'effectuer sans le secours des bras, nous dirons avec le spirituel auteur des lettres sur la physiologie : « Laissons là ces philosophes ! on dit qu'ils ont du génie ; je les trouve souvent éloquens, mais on dirait qu'ils rêvent toujours. Ils traitent la nature comme une énigme qu'on voudrait deviner sans l'avoir étudiée ; ils ferment les yeux pour penser plus profondément. Tenez ! ce sont des voyageurs qui n'ont jamais voyagé qu'en diligence. »

Article second.

Agens actifs de la locomotion.

Nous l'avons déjà dit : les muscles, ce que l'on qualifie vulgairement du nom de chair, sont, par rapport aux os, ce que sont à une machine quelconque les cordes ou les fils qui la font mouvoir. Tous les corps animés, depuis l'homme jusqu'au polype exclusivement, sont revêtus de ces paquets charnus

Os iliaque. Il est très-large, très-irrégulier, à peu près quadrilatère, quoique rétréci à sa partie moyenne, et compose, réuni avec son analogue, les 4|5 du bassin. On y distingue deux faces et quatre bords.

La *face externe* comprend deux parties : une supérieure, regardant en arrière, l'autre inférieure, tournée en avant et en dehors. La partie supérieure s'appelle *fosse iliaque externe*. Elle est parcourue par deux lignes courbes transversales dont la supérieure fixe en arrière le muscle grand fessier ; l'espace compris entre ces deux lignes donne attache au moyen fessier, celui qui s'étend au-dessous de la ligne courbe inférieure, est un peu convexe, et fixe, en devant, un des tendons du muscle droit antérieur, et, en arrière, le muscle petit fessier. La partie inférieure offre une cavité et une ouverture. La cavité, qui est latérale, porte le nom de *cotyloïde* : elle est très-large, très-profonde, semi-sphérique, entourée d'un rebord très-saillant, échancrée en bas et en avant, et destinée à l'articulation de la tête du fémur. L'ouverture, située en devant, est appelée trou *sous-pubien* ou *obturateur*. Sa forme est ovalaire chez l'homme, triangulaire chez la femme, et son grand diamètre qui est vertical, a presque un pouce et demi d'étendue. Elle est bouchée par une membrane fibreuse qui se fixe à sa circonférence, excepté à la partie supérieure où existe une gouttière que traversent les nerfs et les vaisseaux obturateurs.

La *face interne* se divise aussi en deux parties. L'une est supérieure : c'est la *fosse iliaque interne*, laquelle plus pro-

dont la couleur, la consistance, le nombre, le volume et autres caractères ont reçu des variations relatives à la diversité des effets qui devaient être obtenus. Les muscles des animaux carnaciers sont d'un rouge foncé, coriaces ; ils se rapprochent, quant à la dureté, de la nature des tendons. Ils sont blancs au contraire, lisses et mous chez les animaux à sang froid. Les muscles du mollet, jumeaux et soléaire, n'ont chez aucun quadrupède le développement qu'ils acquièrent dans l'homme, ce qui dépend de leur haute importance dans l'acte de la station debout. Les pectoraux dans les volatiles se distinguent aussi par leur volume ; ils pèsent à eux seuls autant que la somme entière de tous les autres muscles du corps : ce caractère est assorti à l'énorme quantité de forces nécessaires à l'exercice du vol.

Le système musculaire se pose comme le représentant de ce que l'économie vivante a de véritablement élégant, de riche, d'actif et de puissant. Avec lui les os n'ont plus de rudesse, plus de maigreur, plus de saillies anguleuses, plus de dépressions brusques qui blessent le regard ou qui l'attristent en ne lui présentant que vide et que ténèbres. Avec lui le corps a acquis ses proportions exactes : il peut être soumis au compas, car ses formes sont décidément arrêtées, elles se dessinent derrière le voile moëlleux et léger qui l'emprisonne, le protège et l'adoucit en ajoutant à peine à ses dimensions. Avec lui, la vie est comme cachée dans un abîme, mais c'est par lui aussi que toutes les affections internes, n'importe leur nature et leur intensité, se manifestent au dehors, de telle sorte que la vraie science de notre organisme est peut-être dans le système musculaire, dans la connaissance précise de cet agent immédiat de nos volitions, dans l'appréciation comparative de toutes les nuances de forme qu'adopte cet agent pour traduire en signes palpables toutes

fonde que l'externe, est occupée par le muscle du même nom, excepté dans son tiers postérieur où existe une facette extrêmement rugueuse articulée avec le sacrum. L'autre, inférieure, est séparée de la précédente par une ligne qui fait partie du détroit supérieur du bassin. On y voit l'orifice interne du trou obturateur, et entre cet orifice et la ligne que nous venons d'indiquer, une large surface lisse qui correspond à la cavité cotyloïde et donne attache aux muscles obturateur interne et releveur de l'anus.

Le *bord antérieur* de l'iliaque offre, de haut en bas, une éminence qui résulte de son union avec le bord supérieur, se nomme *épine iliaque antérieure et supérieure* et fixe les muscles fascia lata, iliaque et couturier, ainsi que le ligament de Fallope; une échancrure et une autre éminence dite *épine iliaque antérieure et inférieure* où s'attache le muscle droit antérieur de la cuisse; une dépression ou coulisse sur laquelle glisse le tendon des muscles psoas et iliaque; une troisième éminence dite *ilio pectinée* où s'insère le muscle petit psoas; une autre dépression triangulaire qui répond au corps du pubis et où s'attache le muscle pectiné; enfin, l'*épine du pubis* qui termine l'éminence précédente et fixe le muscle pyramidal ainsi que le pilier externe de l'anneau inguinal.

Le *bord postérieur* présente, dans le même sens, les *deux épines iliaques postérieures* distinguées en *supérieure* et *inférieure*; une échancrure très-large et très-profonde appelée *sciatique;* une éminence triangulaire très-saillante, nommée *épine sciatique*, fixant les muscles nos sensations vitales ou morales. Où y a-t-il en effet plus d'activité, plus de vie, plus de liaison avec le principe ordonnateur de nos actes? La grande multiplicité des paquets charnus qui constituent ce système, sans compromettre la finesse, l'élégance des formes; la protection qu'ils offrent au squelette et aux organes les plus essentiels; la variété et l'alternation de leur jeu; l'élasticité qu'ils possèdent; la force qu'ils déploient, toujours bien supérieure au résultat qu'ils doivent obtenir; le concours mutuel qu'ils se prêtent pour engendrer tel ou tel effet qui, quoique simple en apparence, est réellement le produit d'un grand nombre de forces qui se balancent dans leurs directions opposées; la tuméfaction, les saillies instantanées ou soutenues qu'ils affectent sur certains points et qui contrastent avec l'invariabilité de volume des parties qui ne possèdent point des muscles; tant de contorsions diverses, tant de modifications de figure, de direction et de volume qu'ils subissent soit au tronc, soit aux membres pour y produire toutes les attitudes, pour y exécuter les actes de mille besoins; tant de coupures, tant de mobilité à la face où la promptitude de leur action est souvent celle de l'éclair et dont la combinaison si multiple est assortie à la versatilité presque insaisissable des sensations... Voilà quelques-unes des grandes choses que nous montre l'appareil musculaire, lequel doit, à ce compte, être accueilli tant par les arts que par la philosophie comme un objet d'étude de la plus grande fécondité.

L'on prend une première idée de la manière dont le squelette est mis en jeu à l'état de vie, en apprenant 1° que les muscles sont des faisceaux de fibres ou de filamens charnus qui, par leurs extrémités, s'implantent aux os en dehors des surfaces articulaires; 2° que ces mêmes muscles sont contractiles, c'est-à-dire susceptibles de se

jumeau supérieur et ischio-coccygien, ainsi que le petit ligament sacro-sciatique; une dépression très-sensible ou la *petite échancrure sciatique* sur laquelle glisse le tendon du muscle obturateur interne; enfin, la *tubérosité sciatique* ou l'angle de l'ischion, éminence rugueuse et très-épaisse où s'insèrent un grand nombre de muscles de la cuisse et le grand ligament sacro-sciatique.

Le bord supérieur contourné en *S* italique, très-épais, rugueux et dirigé en

PLANCHE CIV.

Fig. 1. Bassin vu par devant.

A. Sacrum. — B, B. os iliaques.

N° 1. Base du sacrum. — 2. traces de la soudure des pièces constitutives du sacrum. — 3, 3, 3. trous sacrés antérieurs. — 4. coccyx. — 5, 5. jonction du sacrum avec les os iliaques. — 6. fosse iliaque interne. — 7. ligne saillante faisant partie du détroit supérieur. — 8. trou obturateur. — 9. gouttière traversée par les vaisseaux et nerfs obturateurs. — 10. cavité cotyloïde. — de 11 à 12. bord supérieur de l'os iliaque. — de 11 à 13. bord antérieur. — de 13 à 14. bord inférieur. — de 14 à 12. bord postérieur. — 15. épine iliaque postérieure et supérieure. — 16. épine iliaque antérieure et supérieure. — 17. épine iliaque antérieure et inférieure. — 18. éminence ilio-pectinée. — 19. corps du pubis. — 20. épine du pubis. — 21. symphyse du pubis. — 22. grande échancrure sciatique. — 23. épine sciatique. — 24. petite échancrure sciatique. — 25. angle de l'ischion.

Fig. 2. Bassin vu par derrière.

A. Sacrum. — B, B. os iliaques.

N° 1, 1, 1. Apophyses épineuses du sacrum. — 2. terminaison du canal sacré. — 3, 3, 3. trous sacrés postérieurs. — 4, 4, 4. apophyses transverses rudimentaires. — 5. coccyx. — 6. articulation sacro-iliaque. — 7. fosse iliaque externe. — 8. épine iliaque postérieure et supérieure. — 9. épine iliaque postérieure et inférieure. — 10. ligne courbe supérieure. — 11. ligne courbe inférieure. — 12. éminence correspondant à la cavité cotyloïde. — 13. épine sciatique. — 14. grande échancrure sciatique. — 15. petite échancrure sciatique. — 16. angle de l'ischion.

raccourcir, capables conséquemment d'entraîner l'une vers l'autre les deux pièces osseuses auxquelles ils adhèrent. Tout le phénomène de la locomotion animale repose donc sur la contraction musculaire. Examinons en quoi consiste cette contraction, dans quelles conditions et sous quelle influence elle se développe.

Lorsqu'à l'aide d'une lentille grossissante on fixe ses regards sur la structure intime d'un muscle en repos, on aperçoit un assemblage de fibres rouges, capillaires, droites et parallèles, adhérentes par du tissu cellulaire et unies en faisceau. Que la contraction s'effectue et cette rectitude cesse, chaque fibre se fléchit en zigzag par des plis anguleux qui s'établissent sur des points déterminés et régulièrement alternatifs. Si l'action contractile s'arrête, chaque fibre rentre à l'instant dans sa rectitude et dans son parallélisme primitifs.

Ce fait intéressant que Winslow avait aperçu le premier et que MM. Prévost et Dumas de Genève ont mieux vu, mieux compris et mis dans tout son jour, ce fait démontre jusqu'à l'évidence que les fibres musculaires ne perdent rien de leur longueur quand elles se contractent : elles ne se ramassent pas circulairement comme le fait une sangsue par exemple, mais elles s'infléchissent, elles se plissent de manière que le raccourcissement n'atteint que le muscle dans son ensemble et non point chaque fibre en particulier.

Un autre fait non moins réel, c'est que l'accroissement de volume d'un muscle contracté n'existe qu'en apparence, car si ce muscle, en se tuméfiant, occupe plus d'espace dans un sens, il en perd tout autant dans un autre en se raccourcissant. C'est ce que confirme du reste l'expérience de Barzoletti qui, ayant mis dans un flacon plein d'eau le train postérieur d'une grenouille, et ayant excité

PLANCHE 104.

F.1.

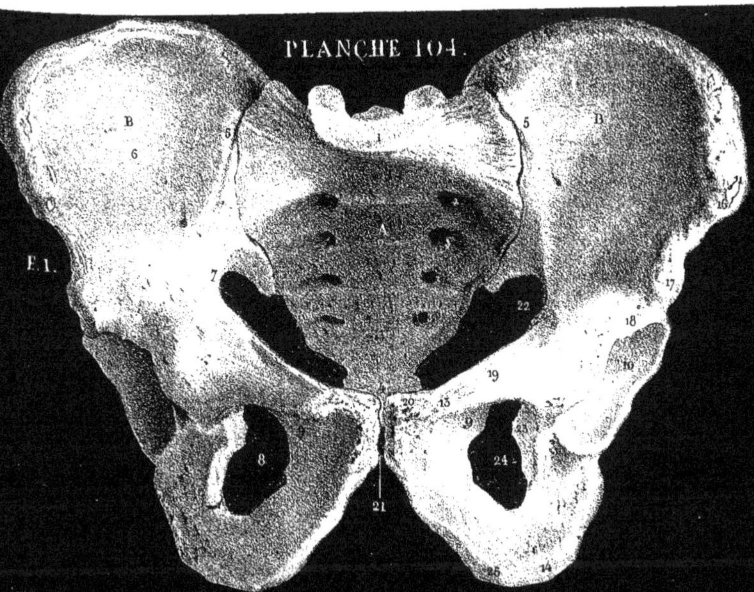

F.2.

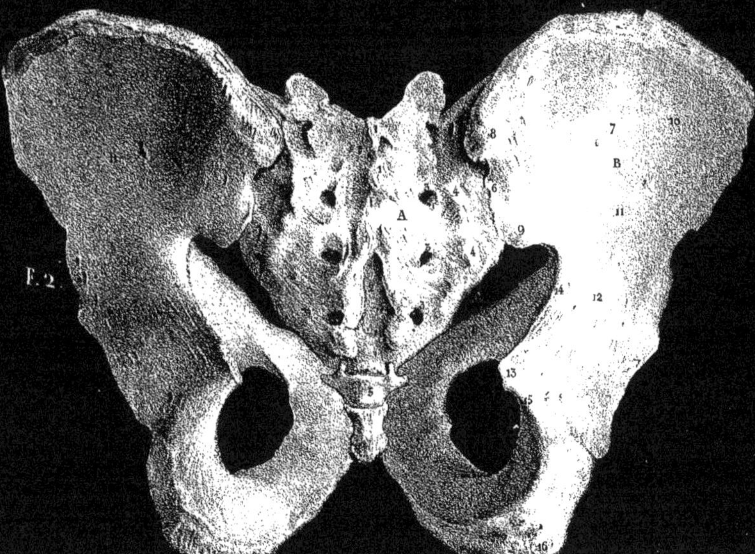

Gulec D.M. del et lith.

Lith. Lemercier Bénard et Cie

arrière et en dedans, sert d'insertion aux muscles grand dorsal, carré des lombes, oblique externe et transverse de l'abdomen, ainsi qu'à l'aponévrose fascia lata.

Le *bord inférieur* est vertical et tourné en devant dans son tiers antérieur ; il s'unit par cette partie avec celui du côté opposé pour former la symphyse pubienne ; il se porte obliquement en arrière par ses deux autres tiers qui constituent l'arcade pubienne, et fixent le corps caverneux de la verge, ainsi que les muscles droit interne et adducteurs de la cuisse, transverse du périnée et ischio caverneux.

Sacrum. Enclavé entre les deux os iliaques, de forme triangulaire et pyramidale, le sacrum occupe la partie postérieure du bassin.

Sa *face antérieure*, concave, est parcourue au milieu par quatre lignes transversales et parallèles qui représentent la soudure des pièces constitutives de l'os ; sur les côtés sont les quatre trous sacrés antérieurs livrant passage aux nerfs sacrés, et des gouttières correspondantes à ces trous donnant attache au muscle pyramidal.

La *face postérieure*, convexe et très-inégale, offre au milieu et verticalement une rangée d'éminences unies ou séparées, qui sont les analogues des apophyses épineuses du rachis et se perdent en bas autour d'une ouverture triangulaire qui est la terminaison du canal sacré ; en dehors, deux gouttières verticales aussi et percées des quatre trous sacrés postérieurs ; plus en dehors encore des espèces de tubercules qui sont comme

les contractions des muscles, ne vit s'opérer aucun changement dans le niveau du liquide.

Il faut croire qu'il se fait dans un muscle un immense travail, qu'il s'y passe un grand phénomène pendant tout le temps de la contraction, à n'en juger que par le bruit qu'on y entend en approchant l'oreille armée d'un stétoscope : c'est un bruit sourd et continu, semblable à celui d'une roue et quelquefois à celui d'un soufflet de forge. La découverte de l'expérimentateur genevois nous fait assister mentalement à ce magnifique spectacle. Mais il est vrai de dire aussi que le bruissement en question ne dépend pas tout entier du plissement des fibres, et que la marche des humeurs à travers les tubes capillaires, ainsi que l'acte moléculaire nutritif ne demeurent pas étrangers à sa production.

On ne saurait mieux comparer la manière dont les fibres charnues appliquent sur les os leur puissance qu'à celle d'un grand nombre d'ouvriers qui, pour déplacer un corps très-pesant, saisissent de leurs mains, à la file l'un de l'autre, une corde attachée à ce corps, et déploient ainsi en toute liberté leur contingent d'action sur une très-longue surface. Or, de même que l'effet de la corde sur le corps à mouvoir est d'autant plus grand que le nombre et la vigueur des mains sont plus considérables, de même l'action produite par un muscle est proportionnelle à la quantité, au volume et à la fermeté des fibres qui le constituent. Cette force des muscles est vraiment prodigieuse.

Un athlète de l'antiquité brisait, en contractant ses muscles temporaux, un lien très-fort dont on lui entourait le front. Il ne serait pas impossible que ce fait, au jugement de certains esprits, passât pour apocryphe. Mais tout le monde a vu ce qu'on appelle *tours de force* en terme de bateleur. Or ceux-là ne sont pas tous suspects. Eh bien, il s'en faut cependant que les muscles dé-

les restes des apophyses transverses des fausses vertèbres du sacrum.

Les *bords*, très-épais dans leur moitié supérieure qui représente une empreinte semi-lunaire destinée à s'articuler avec l'os iliaque, s'amincissent de plus en plus dans leur moitié inférieure, laquelle ne donne attache qu'à des ligamens.

La *base* du sacrum supporte le rachis; elle offre donc une large surface ovale et les apophyses articulaires qui se joignent avec la dernière vertèbre des lombes; elle est aussi percée de l'orifice du canal sacré, et ses parties latérales s'étendent

PLANCHE CV.

Fig. 1. Humérus. Plan antérieur.

N° 1. Partie moyenne ou corps. — 2. trou nourricier. — 3. coulisse bicipitale. — 4. empreinte deltoïdienne. — 5, 6. tête et col. — 7, 8. grosse et petite tubérosités. — 9. condyle externe. — 10. condyle interne. — 11. éminence s'articulant avec le radius. — 12. poulie sur laquelle roule le cubitus. — 13. cavité de réception de l'apophyse coronoïde du cubitus.

Fig. 2. Humérus. Plan postérieur.

N° 1. tête. — 2. col. — 3. grosse tubérosité. — 4. condyle externe. — 5. condyle interne. — 6. grande fosse logeant l'apophyse olécrâne du cubitus.

Fig. 3. Radius. Face postérieure.

N° 1. Corps. — 2. extrémité humérale. — 3. extrémité carpienne. — 4. surface d'articulation avec l'humérus. — 5. surface d'articulation avec la cavité sygmoïde du cubitus. — 6. col. — 7. tubérosité bicipitale. — 8. apophyse styloïde. — 9. facette d'articulation avec le cubitus. — 10, 11. gouttières pour le passage des tendons des muscles extenseurs de la main.

Fig. 4. Cubitus.

N° 1. corps. — 2. extrémité humérale. — 3. extrémité carpienne. — 4. apophyse olécrâne. — 5. apophyse coronoïde. — 6. petite cavité sigmoïde. — 7. grande cavité sigmoïde. — 8. éminence s'articulant avec le radius. — 9. apophyse styloïde. — 10. coulisse dans laquelle passe le tendon du muscle cubital postérieur.

ploient jamais toute leur force dans les mouvemens ordinaires. C'est chez les phrénétiques et dans certaines affections nerveuses qu'on trouve une mesure plus exacte de l'étendue de leur puissance. On a vu maintes fois des os volumineux se briser sous une traction musculaire violente et brusque. On connaît même des cas de rupture du tendon d'Achille par la contraction forte des muscles extenseurs de la jambe. Ce dernier fait suscite une remarque, c'est que sur le cadavre la partie charnue des muscles jumeaux se serait plutôt rompue que le tendon qui les termine, par la raison que la tenacité physique des filamens charnus est de beaucoup inférieure à celle des fibres tendineuses. A quoi donc rapporter cette inversion, cet échange de cohésion si ce n'est à l'action vitale?

Borelli combattit le premier l'opinion des anciens qui prétendaient que les muscles ne déployent jamais la quantité de forces nécessaires à l'effet obtenu. Il fit voir, au contraire, que la dépense de ces forces est toujours portée au delà des besoins; qu'il y en a une grande partie de perdue; que la force efficace n'est qu'une minime portion de la force développée. L'opinion de Borelli est parfaitement juste.

Nous verrons en effet tout à l'heure, dans l'exposé de la théorie des leviers, que la puissance est d'autant plus efficace qu'elle se trouve plus éloignée du point d'appui. Or, une condition toute inverse a été établie pour les muscles lesquels s'insèrent généralement aux abords des articulations ou de leur point d'appui et très-loin, au contraire, de la résistance à vaincre. Il faut dire pourtant que cet inconvénient est balancé par un avantage immense, celui d'accroître les vitesses, puisque le muscle n'a besoin que d'un faible raccourcissement pour faire parcourir un grand espace à la résistance.

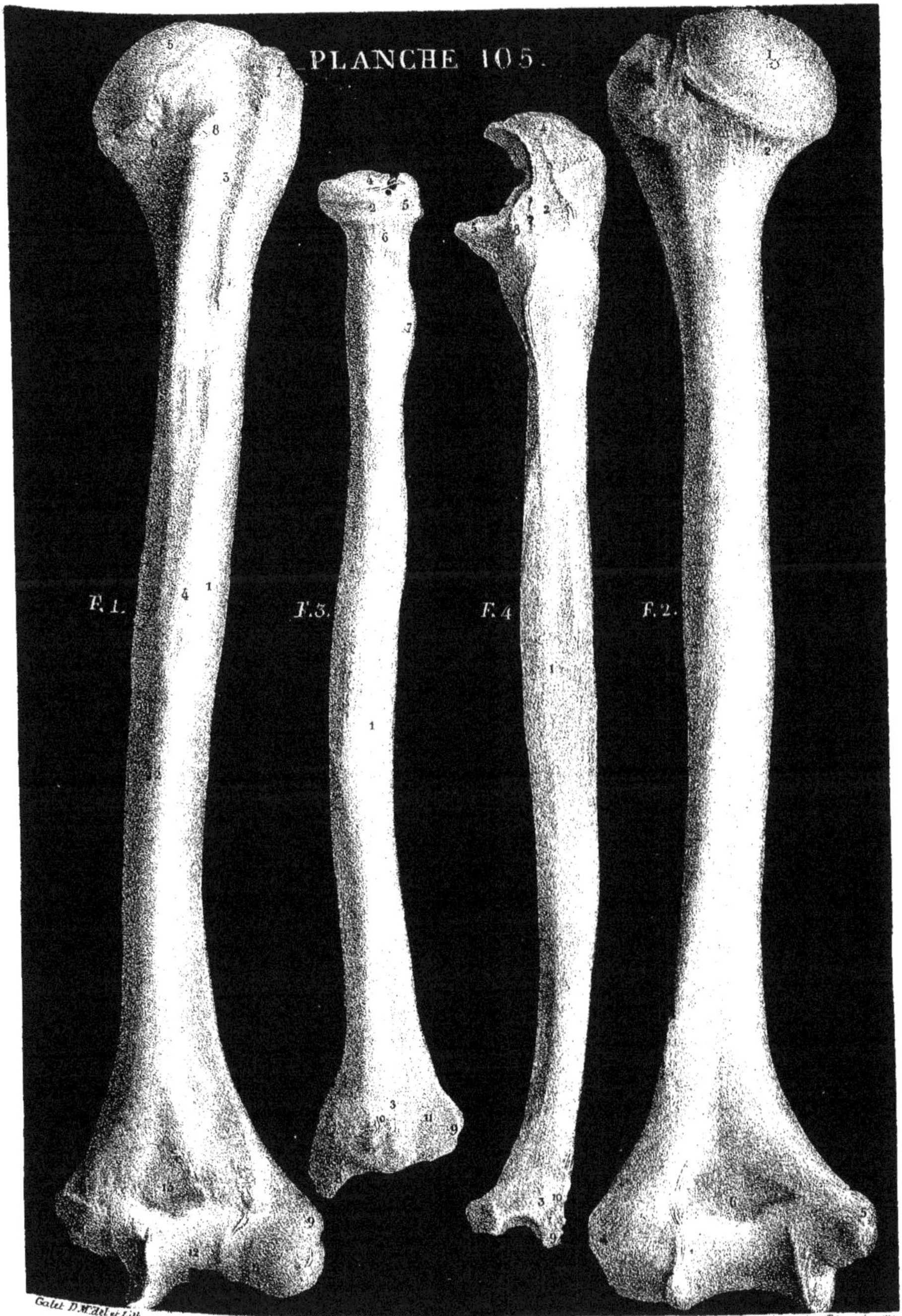

Galet D.M. del et Lith.

Imp. de Lemercier Bénard et Cie

en une surface triangulaire qui fait partie de la fosse iliaque.

Le *sommet* est proprement constitué par une série de petits osselets dont l'ensemble est connu sous le nom de *coccyx*. Le coccyx affecte en petit la forme du sacrum. Il est flexible parce que les trois ou quatre osselets qui le composent ne sont pas toujours soudés entr'eux, et il est uni au sacrum au moyen de deux petites éminences appelées *cornes du coccyx*.

Examiné dans sa totalité, le bassin offre deux surfaces, une externe, une interne, et deux bords, un supérieur, un inférieur.

La surface externe est très-courte en avant où l'on voit la symphyse pubienne, la fosse et le trou obturateurs. Elle est plus longue en arrière où se montrent la rangée des apophyses épineuses du sacrum, l'ouverture inférieure du canal sacré, les gouttières vertébrales percées dans leur fond des trous sacrés postérieurs, les symphyses sacro-iliaques et les épines iliaques postérieures. Ses régions latérales sont les plus étendues : on y remarque la fosse iliaque externe, la cavité cotyloïde séparée de la fosse par une proéminence très-saillante, l'épine sciatique et les deux échancrures de même nom.

La surface *interne* se divise en deux portions, l'une supérieure (grand bassin), l'autre inférieure (petit-bassin) par une ligne saillante nommée *détroit supérieur* ou *abdominal*. La portion supérieure comprend sur les côtés les fosses iliaques externes, et en arrière l'angle sacro-vertébral : elle est vide, échancrée

Nous saurons encore que la puissance la plus efficace est celle qui se trouve dans une direction perpendiculaire au levier : or les muscles sont presque toujours parallèles aux os qu'ils doivent mouvoir ; c'est à peine si pour corriger ce parallélisme qui, s'il eut été parfait, aurait annihilé complètement la puissance, il existe soit des renflemens osseux, soit des os sésamoïdes, soit des espèces de poulies de renvoi, destinés à changer la direction des tendons et à ouvrir un peu leur angle d'insertion. « En outre, dit » M. Richeraud, les fibres charnues n'exer- » cent point, en se raccourcissant, une trac- » tion directe sur le tendon par lequel le » muscle se termine ; presque toujours ces » fibres se rendent obliquement à l'expansion » aponévrotique que forme la corde tendi- » neuse en se prolongeant dans l'épaisseur » du corps charnu. Or leur action s'exerçant » suivant cette ligne plus ou moins oblique, » se trouve décomposée, et il n'y a d'utile- » ment employée que la partie qui s'exerce » suivant la direction du tendon. » Jugez d'après cela combien doit être considérable la production des forces musculaires puisque, malgré l'énorme perte qu'il s'en fait, des mouvemens si puissans se produisent, des poids si lourds sont soulevés sans fatigue ou sans apparence d'effort.

Mais il est une circonstance qui sert de compensation à ces imperfections organiques. Elle consiste dans la multiplicité des muscles qui concourent à un même effet. Dans les diverses régions du corps, l'on rencontre plusieurs couches de muscles appelées à produire un même mouvement, de telle sorte que l'action de quelques muscles venant à manquer, ce mouvement n'est point par ce seul fait anéanti, suspendu ni diminué. Avec cette disposition, la nature a su en combiner une autre d'une grande portée, c'est qu'il existe peu de muscles qui ne concourent qu'à un seul genre

en devant. La portion inférieure qui figure une cavité cylindrique un peu recourbée en avant, présente, dans ce dernier sens, la trace longitudinale de la symphyse pubienne, la fosse et le trou obturateurs; en arrière, la face concave du sacrum avec ses lignes transversales et ses trous sacrés; sur les côtés, la trace de chaque symphyse sacro-iliaque et les échancrures sciatiques.

Le *bord supérieur* est profondément échancré dans toute sa moitié antérieure, laquelle est occupée par les muscles abdominaux; dans l'autre moitié, il présente, en arrière, la base du sacrum, et sur les côtés, les crêtes iliaques.

Le *bord inférieur* qui porte aussi le nom de *détroit inférieur du bassin*, offre trois échancrures et autant d'éminences: ce sont, d'une part, l'arcade pubienne et les échancrures sciatiques; de l'autre, le coccyx et les tubérosités sciatiques.

§ 2. — *Des Membres thoraciques.*

Au nombre de deux, et appendus aux parties supérieure et latérales de la poitrine, les membres thoraciques se divisent chacun en quatre fractions: l'*épaule*, le *bras*, l'*avant-bras*, et la *main*.

1° *Épaule.*

Comme point d'appui ou centre articulaire du membre, l'épaule occupe le haut de la poitrine et se compose de deux os, la *clavicule* en avant, l'*omoplate* en arrière.

La *clavicule* est un os long, contourné en *S* italique, et situé à la partie supérieure et antérieure du thorax. Son extrémité interne, épaisse et arrondie s'ap-

de mouvemens: ils reçoivent des nerfs de différentes sources, ce qui les fait servir à des mouvemens d'espèces très-diverses.

La force des muscles doit être distinguée de l'étendue des mouvemens. Celle-ci en effet ne dépend plus ni du nombre des fibres ni du volume des faisceaux charnus, mais bien de leur longueur. De tous les muscles du système le couturier est le plus long; c'est aussi celui dont la contraction est la plus grande, ou pour mieux dire c'est celui qui fait parcourir à la jambe l'espace le plus étendu.

Quelles sont les causes de la contraction musculaire?

La principale est la volonté ou cette faculté qui exprime le commandement de l'âme, et qui, dans maintes circonstances, est remplacée par l'instinct et par l'habitude.

Il en est d'autres d'un ordre secondaire, mais dont l'influence a cela de particulier qu'elle peut se faire sentir après la mort comme pendant la vie. On peut mettre un morceau de muscle sur une table, le toucher sur un point par un instrument piquant, par l'électricité ou par le galvanisme, on le verra se contracter pendant un certain temps. Ce phénomène semblerait établir l'existence d'une force particulière aux muscles, inhérente à leur propre substance, cachée, ensevelie dans l'intérieur des molécules, et susceptible de répondre à des stimulants extérieurs. Mais l'apparence touche à l'erreur de trop près pour que nous la prenions ici pour guide. Des expériences sans nombre marquées au coin de la sévérité, démontrent, au contraire, que, sans une communication matérielle du système musculaire avec l'organe encéphalique, les contractions ne peuvent se soutenir. Et s'il arrive que, cette communication étant détruite, les fibres musculaires répondent encore à une excitation externe, cela tient à ce que l'influx nerveux n'est pas en-

puie sur le sternum ; l'externe, large et aplatie de haut en bas, s'articule avec l'omoplate.

Son corps offre une face supérieure qui est sous-cutanée et donne attache, en dedans, au muscle sterno-mastoïdien ; une inférieure qui est creusée d'une gouttière dans laquelle se loge le muscle sous-clavier, et qui correspond aux vaisseaux axillaires et au plexus brachial ; une antérieure fixant, en dehors, le deltoïde, et, en dedans, le grand pectoral ; une autre, enfin, postérieure, dont la partie externe donne attache au trapèze.

L'*omoplate*, de forme triangulaire, mince, aplatie d'avant en arrière et allongée de haut en bas, est située presque verticalement à la région supérieure et postérieure du thorax.

Sa face antérieure ou *costale* est concave et occupée par le muscle sous-scapulaire qui y prend ses adhérences.

La *face postérieure* ou *dorsale* est divisée en deux portions par une saillie ou *épine* transversale qui s'élargit et devient libre en dehors où elle prend le nom d'*apophyse acromion*, et concourt à former la voûte de l'articulation du bras. La portion supérieure, plus petite que l'autre, et très-concave, s'appelle *fosse sus-épineuse* et donne attache au muscle du même nom. La portion inférieure ou *fosse sous-épineuse* est remplie par le muscle sous-épineux et donne encore attache en bas et en dehors aux muscles petit et grand rond.

Le *bord supérieur* ou *cervical*, quoique très-mince, fixe par sa lèvre antérieure le sous-scapulaire, par la postérieure le sus-épineux, et par l'espace interméTom. III.

core entièrement éteint dans le tissu charnu. Car lorsqu'on a détruit le cerveau, la moëlle épinière jouit encore d'une certaine influence sur le mouvement. Si on coupe la moëlle épinière, les nerfs qui en émanent peuvent encore exercer leur puissance. Et comme les nerfs se divisent à l'infini dans la trame musculaire, il n'est point surprenant qu'une portion du muscle séparée du reste de l'organisme vive encore après la mort, du tout dont naguère elle fesait partie, et se livre à des frémissemens pendant un laps de temps déterminé.

Eh bien, c'est précisément par l'intermédiaire de ces expansions nerveuses que les muscles répondent au commandement de l'âme; c'est à travers ces mille voies de communication que le centre sensitif transmet sa puissance aux organes du mouvement ; c'est par l'union intime que les nerfs établissent entre l'encéphale et les muscles que tout intervalle semble détruit entre la volonté et l'exécution de l'acte.

Traçons à larges traits les principaux caractères physiques du système nerveux, pour bien apprécier ses attributions du point de vue de la locomotilité.

Considéré en lui-même le système nerveux se compose de parties centrales et de parties excentriques. Les premières sont *l'encéphale* et la *moëlle épinière* ; les autres sont les *nerfs*.

L'encéphale est la partie la plus importante et la plus compliquée. Il occupe toute la cavité du crâne et est formé de quatre divisions principales : 1° le *cerveau*, masse ovoïde remplissant tout le crâne à l'exception des fosses postérieures et divisée en deux moitiés parfaitement égales désignées sous le nom *d'hémisphères* ; 2° le *cervelet*, autre masse plus petite que la précédente et sous jacente à elle, occupant les fosses postérieures du crâne, et divisée aussi en deux portions égales qualifiées du nom de *lobes*; 3° la *protubé-*

diaire l'omoplato-hyoïdien. Il offre en dehors une échancrure par laquelle passe le nerf sus-scapulaire, et se termine, en ce sens, par une grosse apophyse qui se nomme *coracoïde*, parce qu'elle est courbée en bec de corbeau, et qui fixe les muscles petit pectoral, coraco-brachial et biceps.

Le *bord externe* ou *axillaire*, très-épais, est creusé en haut d'une gouttière rugueuse où se fixe la longue portion du triceps brachial.

Le *bord interne*, le plus long des trois, mince et irrégulier, offre sa lèvre postérieure aux sus et sous-épineux, l'antérieure au grand dentelé et l'espace intermédiaire au rhomboïde.

L'*angle interne* de l'omoplate est très-mince. Il reçoit l'insertion de l'angulaire.

L'*angle inférieur*, un peu épais et arrondi, fixe le grand rond et le grand dorsal.

L'*angle externe*, le plus épais des trois, présente une surface creuse, du nom de *cavité glénoïde*, laquelle est ovalaire, sous-jacente aux apophyses acromion et coracoïde, destinée à recevoir la tête de l'humérus, et unie au reste de l'os par une partie rétrécie appelée *col*, à laquelle se fixe la membrane capsulaire de l'articulation du bras.

2° *Bras.*

Il n'est formé que par un seul os, l'*humérus*.

L'*humérus*, le plus long, le plus fort des os du membre thoracique est comme appendu à la cavité glénoïde de l'omoplate.

Sa *partie moyenne ou corps*, de forme prismatique et triangulaire, un peu

rance annulaire, moins volumineuse que le cervelet, de forme presque quadrilatère, et occupant à peu près la partie centrale de la base de l'encéphale; 4° *la moëlle allongée*, éminence pyriforme placée entre la protubérance annulaire et le cervelet, et servant d'origine à la moëlle épinière. Chacune de ces parties principales se subdivise en d'autres qui toutes ont leur importance, mais dont la description ne doit point trouver place dans ces colonnes.

L'encéphale se compose de deux substances, l'une blanche ou médullaire qui occupe le centre, l'autre grise, cendrée ou corticale, et ces deux substances sont diversement situées l'une à l'égard de l'autre selon les points où on les examine.

La structure de la substance blanche est essentiellement fibreuse. Ses fibres peuvent être détachées; chacune d'elles a la finesse d'un cheveu et peut être considérée comme un faisceau, car elle se divise elle-même en un certain nombre de fibrilles.

La substance grise est plus molle; et sa structure fibrillaire, quoique moins évidente, y est cependant perceptible.

La *moëlle épinière* est une tige nerveuse qui continue l'encéphale, parcourt toute la longueur du canal rachidien et se termine par des cordons nerveux dont l'ensemble est appelé *queue de cheval*. Elle se compose de deux moitiés séparées l'une de l'autre par un sillon, et divisées chacune en trois faisceaux de nerfs, un antérieur, un postérieur, un autre latéral.

Enfin *les nerfs* sont des prolongemens du cerveau, et aussi des prolongemens de la moëlle épinière, plus ou moins déliés, qui se répandent dans toutes les parties du corps, en s'y ramifiant d'une manière successive. Ils sont une réunion de fibres comme la substance cérébrale elle-même, et ces fibres peuvent être de nature diverse pour un même

tordue et aplatie en bas d'avant en arrière, offre 1° à sa face interne et de haut en bas, une gouttière très-profonde, dite *coulisse bicipitale*, dans laquelle passe le tendon de la longue portion du biceps et qui fixe, par son bord antérieur, le grand pectoral, et, par le bord postérieur, les grand rond et grand dorsal ; l'empreinte d'insertion du coraco-brachial; le trou nourricier; les points d'attache du brachial antérieur; 2° à sa face externe, l'empreinte deltoïdienne, ou les rugosités sur lesquelles se fixe le muscle deltoïde : à sa face postérieure plusieurs points d'attache du muscle triceps brachial qui la recouvre dans sa totalité.

L'*extrémité supérieure ou scapulaire* de l'humérus, se compose de trois éminences : l'une interne, appelée *tête*, la plus volumineuse, semi-sphérique, tournée en dedans et un peu en haut, est séparée du reste de l'os par un rétrécissement ou *col* et s'articule avec la cavité glénoïde de l'omoplate ; les deux autres externes, sont les *tubérosités*, distinguées en *grosse* et *petite* : Celle-ci donne simplement attache au sous-scapulaire, tandis que la première, placée en arrière, est marquée de trois empreintes pour l'insertion du petit rond, sous et sus-épineux.

L'*extrémité inférieure*, très-forte aussi, mais très-étendue transversalement et aplatie d'avant en arrière, se compose pareillement de trois éminences, une moyenne et deux latérales. L'éminence latérale externe dite *épicondyle* fixe les muscles extenseur commun des doigts, extenseur propre du petit doigt, cubital nerf, ou, du moins, reconnaître pour lieu d'origine des départemens différens. C'est ainsi, par exemple, que le plexus brachial qui ne représente qu'un seul groupe de fibres, est pourtant composé de deux faisceaux distincts, l'un à racines antérieures de la moëlle, l'autre à racines postérieures. Nous verrons bientôt que ces fibres qui se continuent jusqu'à extinction complète du nerf, exécutent, dans les parties où ils se rendent, la fonction qui se rattache à l'ordre de faisceaux auquel elles appartiennent.

L'encéphale, ou la partie intra-crânienne du système nerveux, est le principe de tout ce qu'il y a d'essentiellement animé dans l'organisme vivant. L'instinct, la sensibilité, l'intelligence, la volonté, toutes ses qualités si fines, si délicates, insaisissables et d'une importance si grande, dérivent de l'encéphale, ou si l'on aime mieux, ont avec cet organe un rapport d'existence nécessaire. Et la preuve, c'est qu'on a beau mutiler un animal dans toutes ses parties externes, couper même la moëlle épinière de bas en haut jusqu'à l'occiput, toutes ces qualités se maintiennent dans leur intégrité ; elles s'éteignent au contraire si la dégradation attaque l'encéphale. A part les résultats des maladies qui, en détruisant la pulpe cérébrale, ont produit la torpeur, l'assoupissement, la paralysie, la stupidité, etc., bien des expériences ont été faites sur des animaux en santé, qui toutes s'accordent à proclamer l'organe encéphalique comme le principe sentant, voulant, et excitateur des mouvemens. Il est vrai qu'on a cité des faits qui sembleraient, à première vue, rabattre quelque peu de ce privilége exclusif; mais examinés d'un peu près, ces faits se dépouillent de leur valeur contradictoire. Ainsi l'on a parlé de fœtus *anencéphales* (à qui il manque une portion du cerveau), même de fœtus *acéphales* (privés de tout cet organe) qui exécutaient dans le sein de leur

postérieur, anconé, second radial externe et court supinateur.

L'éminence latérale interne ou *épitrochlée*, plus saillante que la précédente et tournée un peu en arrière, reçoit l'insertion des ronds pronateurs, grand et petit palmaires, cubital antérieur et fléchisseur superficiel des doigts. Quant à l'éminence moyenne, la seule articulaire, elle se divise elle-même en deux parties, la *trochlée* et le *condyle*. La

PLANCHE CVI.

Fig. 1. Main. Plan postérieur.

A. carpe. — B. métacarpe. — C. doigts.

N° 1. Os scaphoïde articulé en 2 avec le radius, en 3 et en 4 avec le trapèze et le trapézoïde, en 5 et en 6 avec le semi-lunaire et le grand os. — 7. os semi-lunaire. — 8. pyramidal. — 9. pisiforme. — 10. trapèze. — 11. trapézoïde. — 12. grand os. — 13. os crochu. — 14. 1er os métacarpien. — 15. 2e os métacarpien. — 16. ligne d'insertion des muscles 1er et 2e interosseux dorsaux. — 17. attache du 1er radial. — 18. 3e os métacarpien. — 19. attache du 2e radial. — 20. 4e os métacarpien. — 21. 5e os métacarpien. — 22. attache du 4e interosseux dorsal. — 23. pouce. — 24. index. — 25. médius. — 26. annulaire. — 27. auriculaire. — 28, 28, 28, 28, 28. 1res phalanges. — 29, 29, 29, 29, 2es phalanges. — 30, 30, 30, 30, 30. phalanges unguifères.

Fig. 2. Main. Plan antérieur.

N° 1. Scaphoïde. — 2, sémi-lunaire. — 3. pyramidal. — 4. pisiforme. — 5. trapèze. — 6. trapézoïde. — 7. grand os. — 8. os crochu. — 9. son apophyse où se fixe le ligament annulaire antérieur du carpe et les muscles court fléchisseur et opposant du petit doigt. — 10. 1er os métacarpien. — 11. attache des muscles opposant et court fléchisseur du pouce. — 12. attache du 1er interosseux dorsal. — 13. 2e os métacarpien. — 14. bord osseux où s'attachent le 1er muscle interosseux dorsal et le 1er interosseux palmaire. — 15, 15..., empreintes des 2es phalanges où s'insèrent les tendons du fléchisseur superficiel. — 16, 16.. insertion sur les phalanges unguifères des tendons du fléchisseur profond.

mère et même après leur naissance, des mouvemens qui semblaient volontaires. Il n'est personne qui ne sache que nombre d'animaux, des mouches, des serpens, des canards, auxquels on a coupé la tête, exécutent plus ou moins long-temps, après cette mutilation, des mouvemens fort réguliers. Au dire de Kaw-Boërrhaave, un coq décapité aurait couru encore l'espace de 23 pieds. Par respect pour la science, Radskinski n'aurait pas dû citer l'exemple de la femme qui marcha l'espace d'une aune, après avoir été décapitée; mais on a renchéri sur sa crédulité en avançant qu'un homme décapité avait brandi un sabre et s'en était frappé la poitrine.

Pour qui connaît les lois de l'organisation nerveuse, ses conditions spéciales dans les degrés divers de l'échelle animale, et chez l'homme dans les différentes phases de son existence, les deux derniers faits sont inadmissibles, et quant aux premiers on peut dire qu'ils reçoivent une explication satisfaisante. Nous parlerons en temps et lieu de la centralisation du système nerveux, nous apprendrons que plus un animal devra développer des facultés éminentes et se livrer à des actes rapides et variés, plus cette centralisation se trouvera resserrée pour acquérir de la puissance. Or on a constaté que le cerveau de l'homme, à partir de son état primitif d'embryon, prend successivement la forme du cerveau de tous les animaux des classes inférieures. Mais qu'est-il donc ce cerveau de classes inférieures, si ce n'est une dissémination de matière nerveuse dans toute l'étendue du corps? Aussi chaque partie a des perceptions distinctes, séparées, et chacune d'elles peut vivre, sentir, se déplacer, indépendamment de toute autre. Voilà pourquoi une Salamandre sur laquelle M. Duméril coupa la tête et fit ensuite cicatriser la plaie, vécut encore l'espace d'une année. Voilà pourquoi les tronçons d'un ver

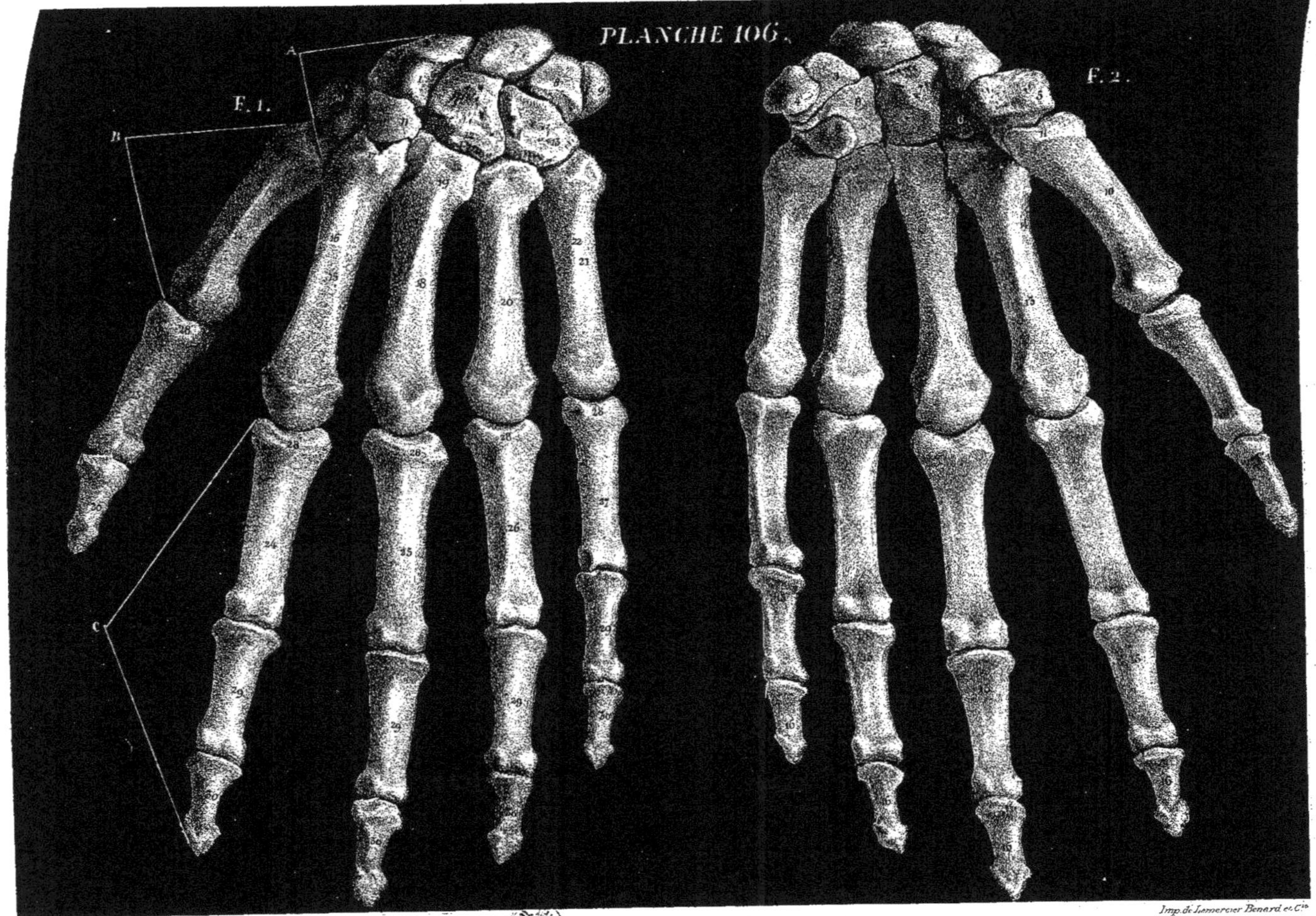

Galet. D. M. del et lith.

Imp. de Lemercier Benard et Cie

trochlée est une vraie poulie, concave transversalement, convexe d'avant en arrière, sur laquelle roule la cavité sigmoïde du cubitus, et qui se termine en avant et en arrière par une dépression très-profonde dont la première porte le nom de coronoïde, l'autre celui d'olécrâne. Le condyle, situé en dehors de la trochlée, et conséquemment entre celle-ci et l'épicondyle, est une forte saillie arrondie qui s'articule avec le radius.

3° *Avant bras.*

Il se compose de deux os, *le cubitus* placé en dedans, et *le radius* en dehors.

Le *cubitus* plus gros en haut qu'en bas, est un peu plus long que le radius qu'il ne touche que par ses deux extrémités, parce qu'il est légèrement courbé de dedans en dehors.

Son corps, prismatique et triangulaire, a une face antérieure concave où se fixe en haut le fléchisseur profond, en bas le carré pronateur; une postérieure divisée en deux portions par une ligne verticale en dedans de laquelle s'insèrent les cubital postérieur et anconé, et en dehors les court supinateur, grand abducteur, extenseur du pouce et extenseur propre de l'index; enfin une interne que recouvrent la peau et le fléchisseur profond.

Le corps du cubitus offre encore trois bords dont l'externe, presque tranchant, soutient le ligament interosseux.

L'extrémité supérieure ou *humérale* du cubitus se divise en deux éminences, dont l'une antérieure est l'*apophyse coronoïde*, l'autre postérieure l'*apophyse olécrâne*. La première, cunéiforme et creusée en dehors par la *petite cavité sigmoïde*

mutilé vivent isolément, pourquoi des fœtus acéphales ont pu exécuter des mouvemens dans l'organe utérin, pourquoi un coq décapité a pu courir encore l'espace de plusieurs pieds.

Nous sommes cependant loin de penser que les mouvemens exécutés dans ces circonstances par ces divers corps fussent commandés et régis par une volonté. Cela pourrait être chez les animaux bas placés dans l'échelle; mais déjà chez les volatiles, dont le système nerveux a acquis un état assez prononcé de centralisation, ces mouvemens sont-ils réguliers, combinés, volontaires? Il est raisonnable de dire avec M. Richeraud que, ces animaux une fois lancés, la forme de leurs articulations a favorisé la continuation de la marche; que d'ailleurs, les mouvemens étant conçus par la volonté, celle-ci peut être suspendue sans que pour cela les autres s'arrêtent subitement, attendu qu'ils ont été pour ainsi dire coordonnés à l'avance.

Ainsi donc, chez les animaux supérieurs et particulièrement dans l'homme, le cerveau est l'organe essentiel de la volonté; il est la condition matérielle exclusive de cette faculté, et, à ce titre, la part qu'il prend dans la fonction locomotive est immense. Si on le narcotise, qu'on le comprime, le blesse, le mutile, on est sûr de troubler ou de détruire non-seulement l'exécution des mouvemens volontaires, mais encore la puissance de vouloir, la conscience du moi sans laquelle l'économie animale ne peut plus être qu'une espèce d'automate, qu'un véritable végétal pouvant se nourrir et s'accroître mais incapable de sensation.

En partant de cette donnée bien précise, et sachant d'autre part que des dégradations de certains points du cerveau ne troublent point l'exercice de la volition, on a eu l'idée que cette faculté pouvait bien n'être pas inhérente à toute l'étendue de la substance encé-

qui s'articule avec la tête du radius, donne attache au brachial antérieur, grand pronateur et fléchisseur superficiel. La seconde, plus volumineuse et un peu recourbée d'arrière en avant, reçoit simplement l'insertion du triceps brachial. Ces deux éminences sont séparées l'une de l'autre par la *grande cavité sigmoïde*, laquelle fortement concave verticalement et un peu convexe dans le sens transversal, s'adapte d'une manière très-exacte sur la trochlée de l'humérus.

PLANCHE CVII.

Fig. 1. Fémur. Plan antérieur.

A. Corps. — B. tête. — C. grand trochanter. — D. petit trochanter. — E. condyle interne. — F. condyle externe.

N° 1. Surface recouverte par le triceps crural. — 2. bord externe. — 3. bord interne. — 4. col de la tête du fémur. — 5. attache de la capsule articulaire. — 6. attache du petit fessier. — 7. poulie d'articulation avec la rotule.

Fig. 2. Fémur. Plan postérieur.

N° 1. Ligne âpre. — 2. lèvre interne de cette ligne. — 3. lèvre externe. — 4. branche interne de la bifurcation. — 5. branche externe. — 6 et 7. bifurcation inférieure de la ligne âpre. — 8. attache des muscles jumeaux. — 9. cavité trochantérienne. — 10. attache du moyen fessier sur le grand trochanter. — 11. attache des psoas et iliaque sur le petit trochanter. — 12. espace séparant les condyles et fixant les ligamens croisés.

Fig. 3. Rotule.

Fig. 4. Tibia. Plan antérieur.

N° 1. Bord antérieur ou crête. — 2. bord interne. — 3. bord externe. — 4. face interne. — 5. face externe. — 6 et 7. condyles interne et externe. — 8. épine. — 9. attache du ligament rotulien. — 10 et 11. tubérosités interne et externe. — 12. malléole interne. — 13. surface d'articulation avec l'astragale.

Fig. 5. Péroné articulé avec le tibia.

N° 1. Bord antérieur. — 2. bord interne. — 3. bord externe. — 4. tête. — 5. attache du biceps crural. — 6. malléole externe.

phalique, et des expériences bien faites, variées de mille manières, en ont effectivement limité le siége dans les lobes antérieurs. Les travaux de MM. Rolando et Flourens ont mis dans tout son jour une thèse que nos devanciers moins habiles que nous, moins clairvoyans dans les voies difficiles de l'expérimentation, n'avaient que fort timidement énoncée, à savoir que chaque portion de l'encéphale a ses attributions spéciales, son mode de spontanéité qu'elle exerce en vraie souveraine. Et pour MM. Rolando et Flourens, la localisation de la volonté sur les hémisphères cérébraux ne comporte plus aucun doute. Voyons pourtant jusqu'à quel point l'on peut ajouter foi aux axiomes déduits par ces auteurs de leurs élucubrations expérimentales.

Autre chose est l'action de volition, l'action qui commande un mouvement, autre chose est la cause organique de ce mouvement, l'influx nerveux, l'inconnu quel qu'il soit qui pénètre le muscle et décide immédiatement ses contractions. C'est à travers les nerfs qui partent du cerveau, à travers la moëlle épinière qui n'est qu'un nerf plus volumineux se subdivisant dans les muscles à mesure qu'il suit le canal rachidien, c'est à travers ces corps filamenteux que circule l'influx nerval. Eh bien, l'expérimentation a fait admettre que la génération de cet influx et l'action de volition n'ont pas leur scène établie dans un même département de l'encéphale, qu'il y a pour l'une et pour l'autre un cercle matériel dont on peut désigner du doigt les limites et qui seul est dépositaire de toutes les qualités que peut prendre la fonction qui lui est dévolue.

Voici littéralement une des expériences de M. Flourens, la plus propre à faire naître une conviction sur la question qui nous occupe.

« J'enlevai, dit ce savant physiologiste,

PLANCHE_107

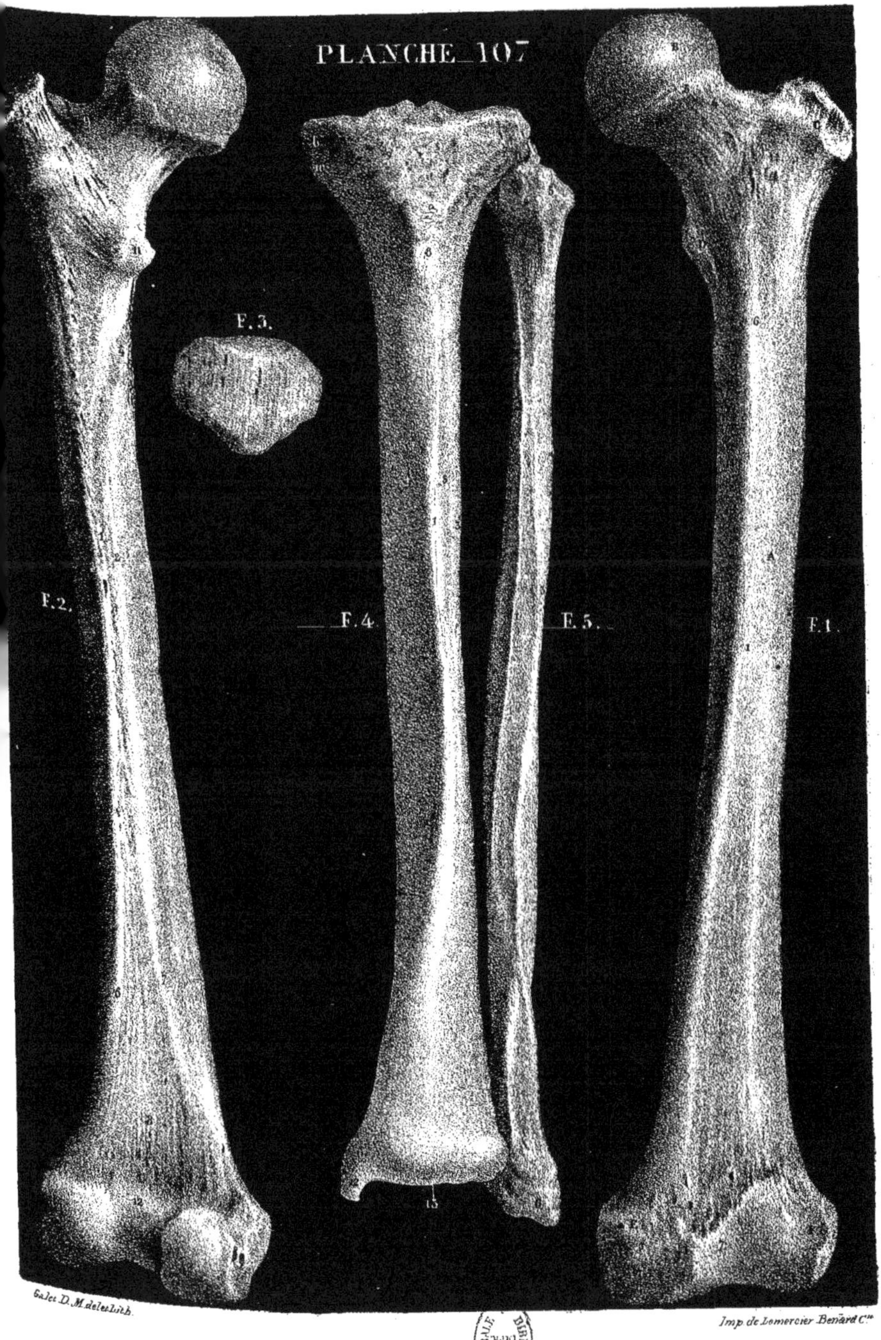

Galet D. M. del et Lith.

Imp. de Lemercier Benard C.ie

L'*extrémité inférieure ou carpienne*, très-petite et très-lisse, s'articule en dehors avec le radius, en bas avec le carpe, et elle est surmontée en dedans d'une apophyse dite *styloïde*, dont tout l'usage se rattache à l'articulation du poignet.

Le radius est, à l'inverse du cubitus, beaucoup plus petit en haut qu'en bas, et courbé de dehors en dedans.

Son corps, arrondi dans le tiers supérieur où existe une tubérosité dite *bicipitale*, et prismatique dans le reste de son étendue, offre trois faces et trois bords. La face antérieure est un peu déprimée au centre : les points d'insertion sont pour le fléchisseur du pouce en haut, et pour le petit pronateur en bas. La postérieure, à peu près plane, fixe le court supinateur, le grand abducteur du pouce et son court extenseur. L'externe est convexe dans toute son étendue, et donne attache au court supinateur et au grand pronateur.

Quand aux bords ils n'offrent rien de remarquable : l'interne seul est très-mince, tranchant et reçoit le ligament interosseux.

L'*extrémité supérieure* du radius est régulièrement circulaire et creusée d'une cavité superficielle qui s'articule avec le condyle de l'humérus. Elle est reçue dans la cavité sigmoïde du cubitus par quelques points internes de sa circonférence, laquelle repose sur un col qui s'étend jusqu'à la tubérosité bicipitale.

L'extrémité inférieure, très-volumineuse et plus large transversalement que d'avant en arrière, est creusée en dedans d'une cavité superficielle qui reçoit le bout inférieur du cubitus. En dehors,

les deux lobes cérébraux à la fois sur une belle et vigoureuse poule. »

« Cette poule, privée de ces deux lobes, a vécu dix mois entiers dans la plus parfaite santé, et vivrait sûrement encore, si, au moment de mon retour à Paris, je n'avais pas été obligé de l'abandonner. »

« Durant tout ce temps, je ne l'ai pas perdue un seul jour de vue ; j'ai passé chaque jour bien des heures à l'observer ; je l'ai étudiée dans toutes ses habitudes ; je l'ai suivie dans toutes ses démarches ; j'ai noté toutes ses allures, et voici le résultat des observations que m'a fournie cette longue étude. »

« A peine lui eus-je enlevé les deux lobes cérébraux, qu'elle perdit la vue des deux yeux : elle n'entendait plus, ne donnait plus aucun signe de volonté ; mais elle se tenait parfaitement d'aplomb sur ses jambes ; elle marchait quand on l'irritait ou qu'on la poussait ; quand on la jetait en l'air, elle volait ; elle avalait l'eau qu'on lui versait dans le bec. »

« Du reste, elle ne bougeait plus dès qu'on ne l'irritait plus. Quand on la mettait sur ses pattes, elle restait sur ses pattes ; quand on la couchait sur le ventre, à la manière des poules qui dorment ou qui reposent, elle restait couchée sur le ventre. Constamment, elle était plongée dans une espèce d'assoupissement que ni le bruit, ni la lumière, mais les seules irritations immédiates, telles que le pincement, les coups, les piqûres, pouvaient interrompre. »

» Six heures après l'opération, elle prend l'attitude d'un sommeil plein et profond ; c'est-à-dire qu'elle détourne son cou, le porte en arrière, et cache sa tête sous les plumes du bord supérieur de son aile, comme font les animaux de son espèce qui vont dormir. »

« Je la laisse à peu près un demi-quart

elle est surmontée d'une apophyse *styloïde*, analogue à celle du cubitus, mais plus volumineuse qu'elle, et dont la face externe est creusée de deux gouttières pour le passage des tendons des grand abducteur et extenseur du pouce, ainsi que des radiaux. Cette extrémité qui supporte presque à elle seule toute l'articulation du poignet est en rapport, à cet effet, avec les os scaphoïde et semi-lunaire, au moyen d'une cavité triangulaire superficielle.

4° *Main.*

Elle termine l'extrémité thoracique et se compose de trois groupes d'os bien distincts, le *carpe*, le *métacarpe* et les *doigts*.

Le *carpe*, enclavé entre l'avant-bras et le métacarpe, concave en avant, un peu convexe en arrière, est formé par huit osselets disposés en deux rangées, l'une supérieure, l'autre inférieure, et qui, examinés de dehors en dedans, ou du pouce vers le petit doigt, sont : pour la première rangée, le *scaphoïde*, le *semi-lunaire*, le *pyramidal* et le *pisiforme*; pour la seconde, le *trapèze*, le *trapézoïde*, le *grand os* et l'*os crochu*.

Ces divers os, de forme très-différente, comme l'indique leur nom respectif, s'articulent entr'eux au moyen de facettes, concaves pour les uns, convexes pour les autres, et, de plus, ils s'articulent, ceux de la première rangée avec les os de l'avant-bras, ceux de la seconde avec les os du métacarpe.

Toutefois, des quatre os de la première rangée, il n'y a guère que les deux premiers qui concourent à l'articulation du poignet ou radio-carpienne, et, à

d'heure dans cet état, je l'irrite alors brusquement, et elle s'éveille comme en sursaut, mais à peine est-elle éveillée qu'elle retombe encore dans un sommeil profond. »

« Onze heures après l'opération, je fais manger ma poule, en lui ouvrant le bec, et y enfonçant de la nourriture qu'elle aval très-bien. »

« Le lendemain, elle sort peu du sommeil où elle est plongée, et quand elle en sort, c'est avec toutes les allures d'une poule qui se réveille. »

« Elle secoue sa tête, agite ses plumes, quelquefois même les aiguise et les nettoie avec le bec; quelquefois elle change de patte, car souvent elle ne dort que sur une seule, comme dorment assez communément les oiseaux. »

« Dans tous ces cas on dirait un homme endormi, qui, sans s'éveiller tout-à-fait, et à demi endormi encore, change de place, se repose en une autre de la fatigue occasionnée par la précédente, en prend une plus commode, souvent s'étend, alonge ses membres, bâille, se secoue un peu, et se rendort, ou reste ainsi assoupi. »

« Le troisième jour, la poule n'est plus aussi calme qu'à l'ordinaire; elle va et vient, mais sans motif et sans but; et, si elle rencontre un obstacle sur son chemin, elle ne sait l'éviter, ni s'en détourner. Ses caroncules sont d'un rouge de feu; sa peau est brûlante; une fièvre aiguë la dévore : je me borne à la gorger d'eau. »

« Du reste, nul signe de convulsions, nulle disharmonie dans ses mouvemens, et, deux jours après, il n'y a plus ni agitation, ni fièvre; la poule redevient calme et assoupie comme à l'ordinaire. »

« Je saute maintenant plusieurs articles de mon journal, et j'arrive tout d'un coup au deuxième mois de l'opération. »

« La poule jouit d'une santé parfaite.

cet effet, ils offrent à la partie supérieure une convexité qui est reçue dans la concavité correspondante de l'extrémité inférieure du radius. Le troisième (le pyramidal) est tout simplement contigu au fibro-cartilage de l'articulation du poignet; quant au quatrième (le pisiforme) il est superposé sur le précédent et destiné à donner attache, en devant, au ligament annulaire du carpe, en haut, au muscle cubital antérieur, en bas, à l'adducteur du petit doigt.

Les quatre osselets de la seconde rangée contribuent tous à l'articulation carpo-métacarpienne. Les facettes inférieures dont chacun d'eux est taillé pour cet objet, sont alternativement, mais d'une manière très-superficielle, convexes ou concaves, parce que l'extrémité supérieure des os métacarpiens qu'ils reçoivent offrent cette même disposition, mais en sens inverse. Le trapèze s'articule avec le premier et le second os métacarpiens; le trapézoïde ne s'unit qu'au second; le grand os qu'au troisième, bien qu'il atteigne le quatrième par son angle interne; l'os crochu reçoit à la fois le quatrième et le cinquième. Cet os crochu mérite d'être mentionné à part, à cause de la forte saillie dont il est surmonté antérieurement et qui lui a valu le nom qu'il porte. C'est à cette circonstance, aussi bien qu'à une forte protubérance de l'os trapèze, qu'est due la concavité profonde de la face antérieure du carpe qui est remplie par les tendons des muscles fléchisseurs de la main.

Le *métacarpe*, composé de cinq os bien distincts les uns des autres, et désignés par leur nom numérique, en comptant

Comme je la nourris avec beaucoup de soin, elle a beaucoup engraissé. Elle dort toujours beaucoup, et, quand elle ne dort pas pleinement, elle est assoupie. »

« Cinq mois après l'opération. — Je n'ai jamais vu de poule plus grasse ni plus fraîche que celle-ci. La plaie du crâne est entièrement cicatrisée. »

« Je l'ai laissée jeûner à plusieurs reprises jusqu'à trois jours entiers; puis j'ai porté de la nourriture sous ses narines; j'ai enfoncé son bec dans le grain; je lui ai mis du grain dans le bout du bec; j'ai plongé son bec dans l'eau; je l'ai placée sur des tas de blé. Elle n'a point odoré, elle n'a point avalé, elle n'a point bu, est restée immobile sur ces tas de blé, et y serait assurément morte de faim, si je n'eusse pris le parti de la faire manger moi-même. »

« Vingt fois, au lieu de grain, j'ai mis des cailloux dans le fond de son bec; elle a avalé ces cailloux comme elle aurait avalé du grain. »

« Enfin, quand elle rencontre un obstacle sur ses pas, elle le heurte et ce choc l'arrête et l'ébranle; mais choquer un corps n'est pas le toucher. Jamais elle ne palpe, ne tâtonne, n'hésite dans sa marche; elle est choquée et choque, mais ne touche pas. »

« Ainsi donc, la poule sans lobes a réellement perdu, avec la vue et l'ouïe, l'odorat, le goût et le tact. Cependant nul organe de ces sens n'a été directement atteint. L'œil est parfaitement clair, net et son iris mobile. Il n'a été touché ni à celui du tact, ni à celui du goût, ni peut-être à celui de l'odorat. Il n'y a plus de sensations, bien que tous les organes des sens subsistent. Ce n'est pas dans ces organes que réside la sensation. »

« Finalement, la poule sans lobes a donc perdu tous ses sens : car elle ne voit, ni n'entend, ni n'odore, ni ne goûte, ni ne touche absolument rien. »

« Elle a perdu tous ses instincts : car elle

de dehors en dedans, est de forme à peu près quadrilatère, concave en avant, convexe en arrière, et situé entre le carpe et les doigts.

Les cinq os métacarpiens ont tous leur extrémité inférieure arrondie et articulée avec la première phalange des doigts correspondans. Quant à leur extrémité supérieure et à leur corps, voici les particularités qu'ils présentent. Ils donnent tous attache aux muscles interosseux dorsaux et palmaires; mais, en outre, le *premier* est parcouru, en arrière, par les tendons des extenseurs du pouce, et hérissé, en avant, d'une crête pour l'insertion de son court fléchisseur, et, en haut, d'une autre pour celle de son grand abducteur; le *second*, parcouru, en devant, par les tendons des fléchisseurs, fixe, par son extrémité supérieure, le premier radial externe et le grand palmaire; le *troisième* donne attache, en avant, au court fléchisseur et à l'adducteur du pouce, et, en haut, au second radial; le *cinquième*, à l'opposant du petit doigt par sa face antérieure et au cubital postérieur par son extrémité supérieure.

Les *doigts* sont des espèces de cônes tronqués, à base supérieure, qui terminent la main. Ils sont au nombre de cinq et on les distingue, soit par leur nom numérique, en procédant de dehors en dedans, soit par les noms de *pouce*, *index*, *médius*, *annulaire* et *auriculaire* ou *petit doigt*. Chacun d'eux est formé de trois os appelés *phalanges*, à l'exception du pouce qui n'en a que deux.

Les *premières* phalanges sont les plus longues. Leur corps est concave en avant

ne mange plus d'elle-même, à quelque jeûne qu'on la soumette; elle ne se remise plus, à quelque intempérie qu'on l'expose; jamais elle ne se défend contre les autres poules; elle ne sait plus ni fuir, ni combattre; il n'y a plus d'attraits pour la génération; les caresses du mâle sont indifférentes ou inaperçues. »

« Elle a perdu toute intelligence : car elle ne veut, ni ne se souvient, ni ne juge plus. »

« Les lobes cérébraux sont donc le réceptacle unique des sensations, des instincts et de l'intelligence. »

On ne peut assurément méconnaître, d'après une observation si exacte, si soigneusement et si judicieusement faite, la spécialité fonctionnelle des lobes antérieurs du cerveau. Mais cette prérogative ne nous paraît pas absolue, et nous croyons que, dans l'état de liaison intime, d'unité, d'analogie de substance qui existe entre toutes les portions de l'encéphale, il doit y avoir concours de puissance de la part de l'organe tout entier. Cette synergie qui se fait remarquer entre des organes qui ne correspondent par aucun rapport de composition, par aucune analogie de structure, entre le foie et l'estomac, par exemple, quand la digestion est laborieuse, entre les muscles expirateurs et les poumons, quand un corps étranger obstrue les voies bronchiques, cette synergie étonnante qui proclame l'indivisibilité de l'être vivant, cette synergie doit surtout s'exercer entre toutes les parties d'un seul et même organe. Partant, bien que la puissance de volition entretienne avec les hémisphères cérébraux une corrélation plus directe, plus évidente qu'avec tout autre segment de l'encéphale, est-ce à dire que cette puissance soit tout entière concentrée dans ce département, et que pas un rayon d'énergie, pas la moindre influence vivifiante ne lui arrive des parties encéphaliques circonvoisines?

Les conclusions que tire M. Flourens de

et convexe en arrière. Leur extrémité supérieure quadrilatère s'articule, au moyen d'une cavité ovalaire, avec la tête des os métacarpiens. Leur extrémité inférieure, plus petite que la précédente, offre la forme d'une poulie à bords arrondis comme les condyles du fémur, et s'articule avec les secondes phalanges.

Les *secondes* phalanges, dites aussi *phalangines*, au nombre de quatre seulement, car il n'en existe pas au pouce, ont la même forme que les premières. Mais elles sont beaucoup plus petites; en outre, leur extrémité supérieure est creusée de deux facettes qui correspondent aux deux condyles des premières phalanges.

Les *troisièmes* phalanges, plus petites encore et dites *phalangettes*, sont aplaties d'avant en arrière. Elles ont leur extrémité inférieure libre, et la supérieure semblable à celle des secondes phalanges.

La face antérieure des premières phalanges est parcourue par les tendons des fléchisseurs, la postérieure par celle des extenseurs. Au surplus, l'extrémité supérieure de celle du pouce donne insertion aux petit abducteur, petit fléchisseur et adducteur de ce doigt.

A la face antérieure des secondes phalanges s'insèrent les tendons du fléchisseur superficiel, et, en arrière, une portion des tendons de l'extenseur commun.

Enfin la face antérieure des troisièmes phalanges fixe les tendons du fléchisseur profond, et la face postérieure ceux de l'extenseur commun.

l'observation de sa poule, n'ont pas toute la netteté, toute la solidité qu'on était en droit d'exiger d'un esprit si sévère. L'ingénieux expérimentateur a voulu trop spécialiser les parties, trop centraliser les fonctions, et de là les erreurs où il s'est laissé entraîner.

La poule, privée de ses lobes cérébraux antérieurs, restait sur ses pates quand on la mettait sur ses pates: Mais la station qui exige, comme nous le verrons tout à l'heure, un concours aussi actif que régulier de puissances musculaires pour prévenir la flexion des membres et maintenir le tronc en équilibre, la station ne peut assurément pas se faire sans quelque participation de la volonté. La poule *volait quand on la jetait en l'air*; mais, de bonne foi, comment aurait-elle volé, si la volonté ne lui fut venue en aide? *Elle avalait l'eau qu'on lui versait dans le bec* : elle était donc *sensible* à l'impression de l'eau sur la muqueuse gutturale, et de plus, elle avait la *volonté* d'avaler. La masse des phénomènes recueillis sur cet animal dénotait évidemment que les lobes antérieurs sont le siége principal des sensations, de l'intelligence et des volitions; mais nombre de particularités démontrent tout aussi clairement qu'ils n'en sont pas le réceptacle exclusif. Les diverses parties du cerveau sont solidaires les unes des autres, elles se correspondent, elles s'activent, se corroborent mutuellement, et c'est là ce qui donne à la vie, avec sa tenacité, une si grande variété de phénomènes. Voilà aussi ce qui explique l'opposition des résultats obtenus par les divers auteurs des mêmes expériences. Lorsqu'on met en regard les travaux de M. Flourens sur l'encéphale et ceux de M. Magendie sur le même sujet, on est frappé des contradictions qu'ils nous montrent. Ce qui pour l'un est une propriété absolue, exclusive des lobes cérébraux, n'appartient à ceux-ci

§ 3. *Des Membres abdominaux.*

Semblables sous beaucoup de rapports aux membres thoraciques, comme eux les membres abdominaux se composent de quatre parties : le *bassin* déjà décrit et qui correspond à l'épaule; la *cuisse* analogue au bras; la *jambe* à l'avant-bras et le *pied* à la main. Un même nombre de pièces qu'au membre thoracique constitue chaque fraction du membre abdominal.

1° *Cuisse.*

Un seul os, le *fémur*, la compose. Le fémur est le plus long et le plus volumineux des os du squelette. Situé entre le bassin et la jambe, oblique en bas et en dedans, convexe en avant, concave en arrière, il se divise en corps et extrémités.

Le *corps* est arrondi en haut, aplati d'avant en arrière en bas, triangulaire et plus mince à sa partie moyenne. Sa face antérieure est convexe, l'interne presque plane, l'externe un peu concave. Ces trois faces, ainsi que les trois bords qui les limitent, sont recouverts par le muscle triceps crural. Mais en outre le bord postérieur, très-saillant, très-rugueux et connu sous le nom de *ligne âpre*, donne insertion au triceps par ses lèvres interne et externe, et aux trois adducteurs de la cuisse par ses rugosités centrales Cette même ligne se bifurque en haut et en bas. Sa branche supérieure externe qui se porte au grand trochanter fixe le second adducteur et le tendon du grand fessier ; la branche supérieure interne s'étendant au petit trochanter fixe le pectiné. Les branches

que d'une façon négative dans l'opinion de l'autre. A quoi tient cette divergence de principes, si ce n'est à l'impossibilité d'anéantir une fonction, en se bornant à ne détruire qu'une fraction de l'organe entier où elle a son siége ?

« L'ablation totale des lobes cérébraux, si elle ne s'étend pas jusqu'aux corps striés, ne produit pas, chez les mammifères, d'effet bien appréciable et qui ne puisse être facilement rapporté à la souffrance qu'entraîne une pareille expérience. » Ainsi s'exprime M. Magendie. Puis il ajoute : « Sur les oiseaux, la soustraction, la distraction des hémisphères, les tubercules optiques restant intacts, donne lieu souvent à un état d'assoupissement et d'immobilité ; mais j'ai vu, dans nombre de cas, des oiseaux courir, sauter, nager, leurs hémisphères étant enlevés; la vue seule paraît éteinte. Quant aux reptiles et aux poissons sur lesquels j'ai agi, la soustraction des hémisphères ne semble avoir que très-peu d'effet sur les mouvemens de ces animaux : des carpes nagent avec agilité; des grenouilles sautent et nagent comme si elles étaient intactes, et la vue ne paraît pas abolie. »

De quelle hésitation ne doit-on pas être frappé, en vue d'une opposition de faits si notoire ? M. Flourens intrônise la faculté du mouvement volontaire dans les hémisphères cérébraux : Legallois la plaçait dans la moëlle allongée ; d'autres l'ont mise dans le cervelet, et en quel lieu, du reste, n'en a-t-on pas établi le siége ? Eh bien, c'est que ce sont les hémisphères, la moëlle allongée et chacune des parties du cerveau qui, simultanément, engendrent et alimentent les volontés locomotrices, bien que les hémisphères jouissent, dans cette action, d'une prédominence marquée ; c'est que la vie est une et très-intimement liée à l'intégrité de tous les organes, de toutes les portions d'organes, et qu'à mesure qu'on dégrade l'animal, cette

inférieures, qui descendent jusqu'aux condyles, donnent attache, l'externe à la courte portion du biceps, l'interne au troisième adducteur.

L'*extrémité supérieure* du fémur se compose de trois éminences, plus fortes, mieux séparées, plus distinctes que celles de l'humérus; ce sont : la *tête*, *les grand et petit trochanters*.

Sphérique, très-proéminente, tournée en haut et en dedans, la *tête* du fémur est creusée, au milieu de sa convexité, d'une dépression où se fixe le ligament interne de l'articulation de la cuisse. Elle est supportée par un col assez étendu, aplati d'avant en arrière, formant avec le corps de l'os un angle obtus, et s'unissant, par une double ligne saillante, en dehors avec le grand trochanter, en dedans avec le petit. Il donne attache à la capsule de l'articulation.

Le *grand trochanter* égale presque en volume la tête du fémur au-dessous et en dehors de laquelle il est placé. A peu près quadrilatère et très-bosselé à sa surface externe, il présente, à l'interne, une dépression très-profonde dite *cavité digitale* ou *trochantérienne*, dans laquelle se fixent les muscles pyramidal, jumeaux supérieur et inférieur, obturateurs externe et interne. Le sommet de cette éminence donne attache au moyen fessier, le bord antérieur au petit, et le postérieur au carré crural.

Le *petit trochanter*, beaucoup moins volumineux que le précédent, et situé au-dessous de lui, en arrière et en dedans, représente un mamelon osseux, dont le sommet fixe le tendon des muscles grand psoas et iliaque.

vie pâlit, s'obscurcit graduellement et finit par s'éteindre; c'est que dans toute expérience faite sur un animal vivant, il faut tenir compte non-seulement du rang que cet animal occupe sur l'échelle zoologique, mais encore du trouble général qui résulte de la lésion d'une seule partie, et des altérations majeures qui se développent loin de cette partie par le seul fait d'une communication soit matérielle soit purement sympathique.

Ces considérations relatives au siége de la volonté s'appliquent tout naturellement au foyer de l'influx nerveux. Il est évident que la génération de cet agent lequel, quoique imperceptible, impalpable, d'une nature tout-à-fait inconnue, traverse bien certainement la trame des filets nerveux, pour aller titiller les muscles et décider leurs contractions, n'a pas, comme la volonté, pour siége principal, les lobes antérieurs du cerveau. Tout au contraire, on peut blesser ceux-ci, les brûler, les détruire, sans porter le moindre préjudice aux mouvemens automatiques, sans provoquer aucune convulsion. Il suffit, en l'absence totale de ces lobes, d'irriter la moëlle épinière ou même un nerf quelconque de la périphérie du corps, pour qu'instantanément s'effectue une contraction musculaire. La poule de M. Flourens en offrait une preuve éclatante. Elle sortait de son assoupissement par des irritations extérieures, des coups, des piqûres, etc.

L'action sécrétoire du fluide nerveux serait donc plus diffuse que celle de la volonté; les limites de son domaine franchiraient la boîte cranienne. Il semblerait que tout l'épanouissement rameux du système nerval est le dépositaire de cet agent, et qu'il ne faut, pour provoquer l'action du développement et du départ de celui-ci, qu'une stimulation d'un point quelconque de l'organisme. Il est un moyen aussi simple que sûr de mettre en évidence la réalité de cette diffusion : il consiste

L'*extrémité inférieure* du fémur consiste en deux condyles très-volumineux, l'un externe, l'autre interne. Ces deux condyles séparés en devant par une dépression en forme de poulie qui reçoit la rotule, le sont en arrière par une échancrure très-profonde où les muscles jumeaux et les ligamens croisés ont leur insertion, et les nerfs et vaisseaux poplités leur passage. Ils s'articulent avec le tibia et ils donnent attache, au moyen d'une tubérosité latérale, l'externe au muscle poplité, l'interne au troisième adducteur.

PLANCHE CVIII.

Fig. 1. Pied. Plan supérieur.

A. Tarse. — B. métatarse. — C. orteils.

N° 1. Calcanéum articulé en 2 avec l'astragale. — 3. surface d'insertion du tendon d'Achille. — 4. coulisse pour le passage des tendons fléchisseurs. — 5. astragale articulé en 6 avec le tibia, en 7 avec le péroné, en 8 avec le scaphoïde. — 9. col de l'astragale. — 10. scaphoïde articulé en 11, 12 et 13 avec les trois cunéiformes. — 14. tubercule où s'implante le jambier postérieur. — 15. cuboïde creusé en 16 d'une gouttière pour le tendon du grand péronier, et articulé en 17 et 18 avec les 4e et 5e os du métatarse. — 19, 20, 21. 1er, 2e et 3e os cunéiformes. — 22, 23, 1er et 5e os métatarsiens. — 24, 24, 24, 24 24. premières phalanges des orteils. — 25, 25, 25, 25. deuxièmes phalanges. — 26, 26, 26, 26. 26. phalanges unguifères.

Fig. 2. Pied. Plan inférieur,

N° 1. Calcanéum. — 2. sa voûte pour le passage des tendons fléchisseurs. — 3. insertion du tendon d'Achille. — 4. attache des muscles superficiels de la plante du pied. — 5. astragale. — 6. scaphoïde. — 7. tubercule d'implantation du jambier postérieur. — 8. cuboïde. — 9. coulisse pour le tendon du grand péronier. — 10. 1er cunéiforme vu par sa base. — 11, 12. 2e et 3e cunéiformes vus par leur sommet. — 13. 1er os métatarsien. — 14. attache du long péronier latéral. — 15. 5e os métatarsien. — 16. tubercule d'insertion du moyen péronier et de l'abducteur du petit orteil. — 17, 17, 17, 17, 17. orteils.

à comprendre entre deux sections ou deux ligatures, une portion de la moëlle d'un animal; cette portion n'aura plus alors aucun rapport ni avec l'encéphale ni avec les autres parties de la moëlle, et cependant l'irritation qui sera provoquée sur elle se manifestera par les contractions des muscles qu'elle approvisionne de nerfs. Pareille chose arrivera encore si on sépare un tronc nerveux quelconque de la moëlle épinière sa génératrice. La seule irritation de ce tronc agitera les muscles dans lesquels il se ramifie.

Malgré des faits si positifs, on a prétendu faire pour l'action sécrétoire du fluide nerveux, ce qu'on a fait pour l'action de volition, la circonscrire dans un département distinct de l'encéphale. Frappé de l'analogie qui existe, d'une part entre la projection de l'agent des mouvemens et celle du fluide électrique, de l'autre entre la pile de Volta et l'organisation du cervelet que constituent des lamelles juxta-posées, Rolando a proclamé une similitude d'action entre le cervelet et cet instrument de physique. Pour lui, le cervelet ne serait autre chose qu'un appareil électromoteur, et l'agent de provocation des mouvemens autre chose que du fluide galvanique.

Cette étrange assimilation d'un appareil vivant à un autre tout-à-fait mécanique, ne fera point ici l'objet de notre examen. Nous ne voulons nous occuper, pour l'instant, que de l'appréciation du siége de la puissance motrice des corps vivans. — Selon Rolando, les animaux sur lesquels on enlève, on irrite, on mutile le cervelet, ne perdent point la connaissance d'eux-mêmes, mais ils deviennent incapables de mouvemens, ou, s'ils se meuvent encore, c'est avec une faiblesse, une difficulté proportionnées à la gravité de la lésion portée sur leur cervelet. Mais comment concilier l'énoncé de ces conséquences avec ce qu'a fait voir maintes fois dans ses

PLANCHE 108.

F. 1.

F. 2.

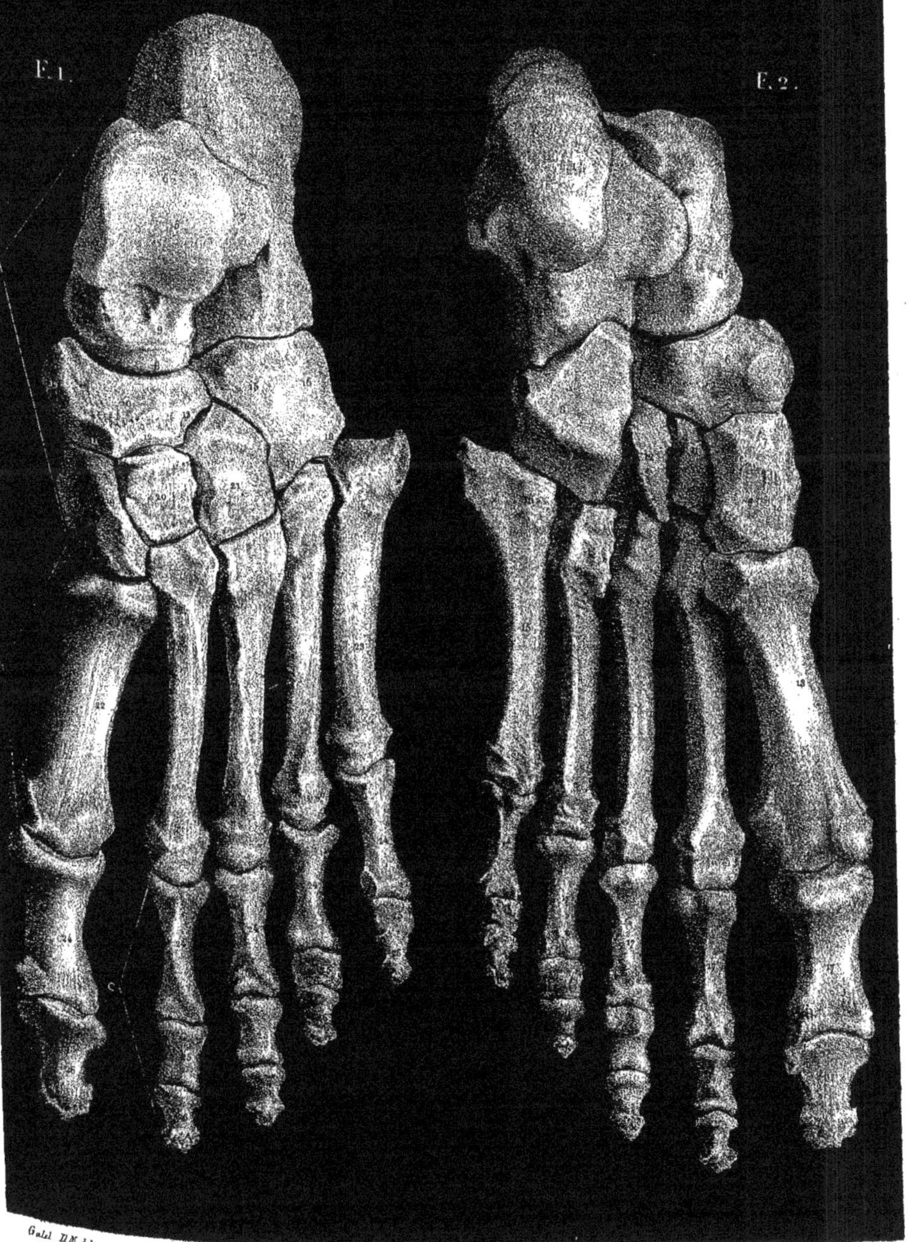

Galet D.M. del et lith.

Imp. de Lemercier.

2° *Jambe.*

Elle se compose de deux os principaux, le *tibia* et le *péroné*. Mais elle en comprend un troisième, la *rotule*, qui constitue le genou et correspond à l'apophyse olécrane du cubitus.

Le *tibia*, le plus long et le plus volumineux des os, après le fémur, est situé en dedans du péroné. Sa forme est celle d'un prisme triangulaire légèrement tordu sur lui-même en bas et en dehors.

Le *corps du tibia* est sous-cutané dans sa face *interne*, mais il y donne attache, en haut, aux couturier, droit interne et demi-tendineux ; par l'*externe*, il fixe le jambier antérieur ; par la *postérieure* les poplité, soléaire, jambier postérieur et fléchisseur commun des orteils. C'est sur une ligne saillante et rugueuse qui règne obliquement dans le tiers supérieur de cette dernière face et où se voit le trou nourricier, que les muscles désignés prennent leur insertion.

Le *bord antérieur*, ou *crête du tibia*, tranchant et un peu contourné en *S* italique, donne attache au muscle jambier antérieur et à l'aponévrose de la jambe. Le *bord externe* n'offre aucune particularité. L'*interne* reçoit l'insertion des poplité, soléaire et fléchisseur commun des orteils.

L'*extrémité supérieure du tibia*, allongée transversalement et très-volumineuse, se compose de deux condyles creusés chacun en haut d'une cavité ovalaire où reposent les condyles du tibia, et séparés, dans ce même sens, par une éminence à deux tubercules du nom d'*épine du tibia*, en arrière par une dé-

cours M. Magendie : des animaux privés de cervelet, exécutant des mouvemens très-*réguliers* ?

Sous un autre point de vue, la *régularité* même de ces mouvemens, bien constatée par M. Magendie, devrait mettre en question la doctrine de M. Flourens sur les usages du cervelet, cette doctrine qui s'étaye sur de belles expériences, et qui compte pour partisans l'immense majorité de physiologistes.

C'est exclusivement dans la moëlle épinière et surtout au niveau de la protubérance cérébrale, qu'existe, dans l'opinion de M. Flourens, l'action génératrice du fluide locomoteur. L'ingénieux physiologiste s'est convaincu du fait, en irritant sur divers animaux la masse cérébrale d'avant en arrière et la moëlle épinière de bas en haut. Dans le premier cas, les contractions musculaires n'avaient lieu en aucune sorte, mais elles se manifestaient dès l'instant qu'on touchait à la protubérance annulaire ; dans le second, les contractions se développaient toujours avec force, mais elles cessaient brusquement lorsque l'instrument irritant atteignait au niveau de la protubérance.

Quant au cervelet, M. Flourens le considère comme absolument étranger à ce phénomène, mais il lui assigne une faculté non moins précieuse, celle de régulariser, de coordonner les mouvemens de locomotion auxquels il sert comme de balancier.

Il est indispensable, pour se faire l'idée la plus juste possible du rôle rempli par le cervelet, et pour apprécier plus sainement les faits qui contredisent son action, il est indispensable de citer encore textuellement l'auteur dans une de ses expériences.

Après avoir coupé, couche par couche, sur un pigeon, la pulpe du cervelet ; « c'est une chose surprenante, dit le physiologiste, de voir l'animal, à mesure qu'il perd son

pression où se fixent les ligamens croisés, et en avant par une saillie très-considérable, triangulaire, du nom de *tubérosité antérieure*, qui fixe le ligament rotulien. Ces condyles sont surmontés latéralement d'une éminence ou tubérosité dont l'externe s'articule avec la tête du péroné.

L'*extrémité inférieure du tibia* est presque quadrilatère, mais elle offre un peu plus d'étendue dans le sens transversal, à cause d'une éminence triangulaire du nom de *malléole interne* dont elle est hérissée en dedans. Sa *face antérieure*, un peu arrondie, ne sert qu'à des insertions ligamenteuses. La *postérieure*, à peu près plane, est sillonnée par une gouttière que parcourt le tendon du grand fléchisseur du gros orteil. L'*inférieure*, concave, et divisée en deux parties par une ligne saillante antéro-postérieure, forme l'articulation du coude-pied en s'unissant avec l'astragale.

Le *péroné*, beaucoup plus mince, mais presque aussi long que le tibia et situé en dehors de lui dans une direction à peu près parallèle, a son corps prismatique et ses extrémités arrondies.

L'*extrémité supérieure* ou *tête du péroné*, s'articule par une facette interne avec le tibia, et donne attache, par une saillie externe, au tendon du biceps crural.

L'*extrémité inférieure* ou *malléole externe*, s'articule en dedans avec le tibia et avec l'astragale. Elle est creusée, en arrière, d'une gouttière que traversent les tendons des péroniers latéraux, et elle se termine par un sommet pyramidal où se fixent des ligamens.

cervelet, perdre graduellement, 1° la faculté de voler; 2° celle de marcher; 3° celle de se tenir debout.

» Il n'y a pas jusqu'à cette faculté de se tenir debout qui ne s'altère petit à petit, avant de se perdre complètement. L'animal commence par ne pouvoir long-temps rester d'aplomb sur ses jambes; il chancelle presque à chaque instant; puis ses pieds ne suffisent plus à la station, et il est obligé de recourir à l'appui de ses ailes et de sa queue; enfin, toute position fixe et stable devient impossible : l'animal fait d'incroyables efforts pour s'arrêter à une pareille position, et il ne peut y parvenir.

» La faculté de marcher s'évanouit également par degrés. L'animal conserve encore d'abord une démarche chancelante et tout-à-fait comparable à la démarche bizarre de l'ivresse ; puis il ne marche qu'avec le secours de ses ailes, et puis il ne sait plus marcher du tout.

» On peut à volonté, par des coupes ménagées, ne supprimer que le vol, ou supprimer le vol et la marche, ou supprimer tout à la fois le vol, la marche et la station.

» Aux moyennes couches, le pigeon sur lequel j'étudiais ces singuliers développemens, voyait et entendait très-bien; il ne se plaignait aucunement; son air était gai, sa tête alerte. A sa bonne mine, personne n'eût assurément imaginé qu'il lui manquait déjà plus de la moitié de son cervelet; mais, en revanche, sa démarche était très-chancelante et très-agitée, et bientôt il ne marcha plus qu'avec le secours des ailes.

» Je continuai mes retranchemens. L'animal perdit totalement la faculté de marcher : ses pieds ne suffisaient plus à la station ; il ne parvenait à se soutenir qu'appuyé sur ses coudes, sa queue et ses ailes. Souvent il cherchait à s'envoler ou à marcher ; mais ces tentatives inefficaces se bornaient à rappeler,

Le *corps du péroné*, tordu de dedans en dehors, offre trois faces et trois bords. La *face interne* est divisée, par une crête longitudinale, en deux parties dont l'antérieure donne attache aux grand extenseur du gros orteil, extenseur commun des orteils et péronier antérieur, et la postérieure au jambier postérieur. La *face externe* reçoit l'insertion des grand et moyen péroniers. Enfin, la *face postérieure*, beaucoup plus étroite en haut qu'en bas, donne attache au soléaire dans le premier sens, et dans l'autre au grand fléchisseur du gros orteil.

Quant aux *bords* ils n'offrent rien de remarquable si ce n'est qu'ils concourent avec leurs faces correspondantes aux insertions musculaires que nous venons de préciser.

La *rotule*, placée en avant du genou qu'elle contribue à former, est une espèce de petite rondelle osseuse, de forme pyramidale triangulaire à sommet inférieur. Sa *base* reçoit l'insertion des muscles droit antérieur et triceps crural. Son *sommet* est embrassé par le ligament rotulien. Sa *face antérieure*, un peu convexe, est sous-cutanée. La *postérieure*, divisée en deux parties par une saillie très-épaisse et longitudinale, s'articule avec les condyles du fémur.

3° *Pied.*

De même que la main, le *pied* comprend trois divisions : ce sont, en comptant d'arrière en avant, le *tarse*, le *métatarse* et les *orteils*.

Le *tarse*, situé immédiatement au-dessous de la jambe, à laquelle il sert de support, se compose de sept os qui peuvent être distingués en deux groupes.

sous plus d'un rapport les premiers essais de vol et de marche que font les petits oiseaux au sortir du nid.

» Le poussait-on en avant, il roulait sur sa tête ; en arrière, il roulait sur sa queue.

» Je portai plus loin mes retranchemens. L'animal perdit jusqu'à la faculté de se tenir appuyé sur ses coudes, sa queue et ses ailes ; il roulait continuellement sur lui-même, sans pouvoir s'arrêter à un point fixe.

» A force de rouler et de se débattre, il finissait par s'épuiser, et, rendu de fatigue, il gardait alors un moment la position que le hasard lui avait donnée. Tantôt il restait à plat sur le ventre et tantôt sur le dos. Quelque pénible que fût la position qu'il avait prise, il avait beau s'agiter, se débattre, il ne savait plus en sortir. Du reste, il voyait et entendait très-bien ; durant son repos, la moindre menace, le moindre bruit, l'irritation la plus légère, rouvraient les scènes tumultueuses de ses contorsions. »

Serait-ce que les expériences faites par tant d'autres auteurs manqueraient du même soin, de la même précision que celles de M. Flourens ? Mais à leur tête, est le prince des expérimentateurs, M. Magendie, qui, comme nous l'annoncions tout à l'heure, a ses raisons pour n'accueillir ni l'opinion de M. Rolando ni celle de M. Flourens.

M. Magendie attribue au cervelet, et ses travaux à lui aussi confirment son assertion, la propriété de faire marcher en avant les animaux. On n'a qu'à couper le cervelet sur un mammifère ou sur un oiseau, pour s'assurer de l'existence de cette force bien remarquable : l'animal fera des efforts pour avancer, mais ils seront à pure perte ; il reculera sans cesse pendant des jours entiers. D'après l'auteur, il y aurait dans l'encéphale quatre divisions principales qui décideraient des impulsions dans des sens opposés et dont chacune serait conséquemment antagoniste

Dans le premier ou *postérieur* sont l'*astragale*, le *calcanéum* et le *scaphoïde*; dans l'autre les *trois cunéiformes* et le *cuboïde*.

L'*astragale*, placé entre le tibia et le calcanéum d'une part, entre le péroné et le scaphoïde de l'autre, a une forme à peu près cuboïde. Sa *face supérieure*, concave en avant, devient convexe en arrière et imite une espèce de poulie pour s'articuler avec le tibia. Sa face

---

PLANCHE CIX.

Articulations.

Fig. 1. Articulation des vertèbres entr'elles et avec les côtes. Plan antérieur.

N° 1. Vertèbre supérieure écartée de l'inférieure, pour laisser voir le disque cartilagineux intermédiaire. — 2, 2, 2. ligament vertébral commun antérieur. — 3, 3... ligamens des apophyses articulaires. — 4. ligament cervical antérieur. — 5, 5. ligamens vertébro-costaux antérieurs. — 6. capsule synoviale intermédiaire. — 7, 7. ligamens costo-transversaires. — 8. ligament sacro-iliaque antérieur. — 9. ligament sacro-coccygien antérieur.

Fig. 2. Même articulation. Portion du plan postérieur du rachis.

N° 1. Ligament sur-épineux. — 2, 2. ligament inter-épineux. — 3, 3. ligamens costo-vertébraux postérieurs.

Fig. 3. Articulation de la tête avec l'atlas et l'axis. Plan antérieur.

N° 1. Apophyse basilaire de l'occipital. — 2. atlas. — 3. axis. — 4. ligament occipito-atloïdien antérieur uni en 5 avec le ligament cervical antérieur. — 6. membrane synoviale occipito-atloïdienne. — 7. ligament occipito-axoïdien antérieur. — 8. ligament atloïdo-axoïdien antérieur.

Fig. 4. Même articulation. Plan postérieur.

N° 1. Ligament occipito-atloïdien postérieur. — 2. ligament atloïdo-axoïdien postérieur.

Fig. 5. Même articulation, l'arc postérieur de l'atlas étant coupé.

N° 1. Apophyse odontoïde de l'axis. — 2. articulation de cette apophyse avec l'atlas. — 3. ligament odontoïdien. — 4. ligament annulaire.

des autres. Le cervelet et la moëlle allongée pousseraient en avant, les corps striés en arrière, les pédoncules du cervelet sur les côtés correspondans. « Si l'un des pédoncules du cervelet est coupé sur un animal vivant, aussitôt l'animal se met à rouler latéralement sur lui-même, comme s'il était poussé par une force assez grande; la rotation se fait du côté où le pédoncule est coupé, et quelquefois avec une telle rapidité, que l'animal fait plus de soixante révolutions dans une minute. »

« Une expérience des plus curieuses est celle où j'ai coupé le cervelet en deux moitiés latérales parfaitement égales; alors l'animal paraît alternativement poussé à droite et à gauche, sans conserver aucune situation fixe; s'il roule un tour ou deux d'un côté, bientôt il se relève et tourne autant de fois du côté opposé. »

Que faut-il croire de ces interprétations si diverses des usages du cervelet? M. Rolando ne voit qu'un affaiblissement pur et simple et progressif du mouvement à mesure qu'il coupe cet organe. Le mouvement n'est en aucune façon ralenti, suivant le dire de M. Magendie, qui offre des expériences pour garant de sa véracité. M. Flourens donne les siennes pour démontrer que les mouvemens cessent tout simplement d'être coordonnés, et qu'ils ne se font plus qu'au hasard. Lequel des trois expérimentateurs a déchiré le voile qui recouvre les opérations cérébrales? Assurément d'aussi nobles autorités ne visent pas à se jouer de la science en l'alimentant de données illusoires et mensongères. Mais voici le trait de lumière que nous voyons jaillir de ce conflit scientifique. C'est qu'il est impossible de tracer au compas l'espace matériel dans lequel s'effectue telle ou telle fonction cérébrale. L'encéphale n'est réellement qu'un seul et même organe dont la masse toute entière, dont tous les points indistinc-

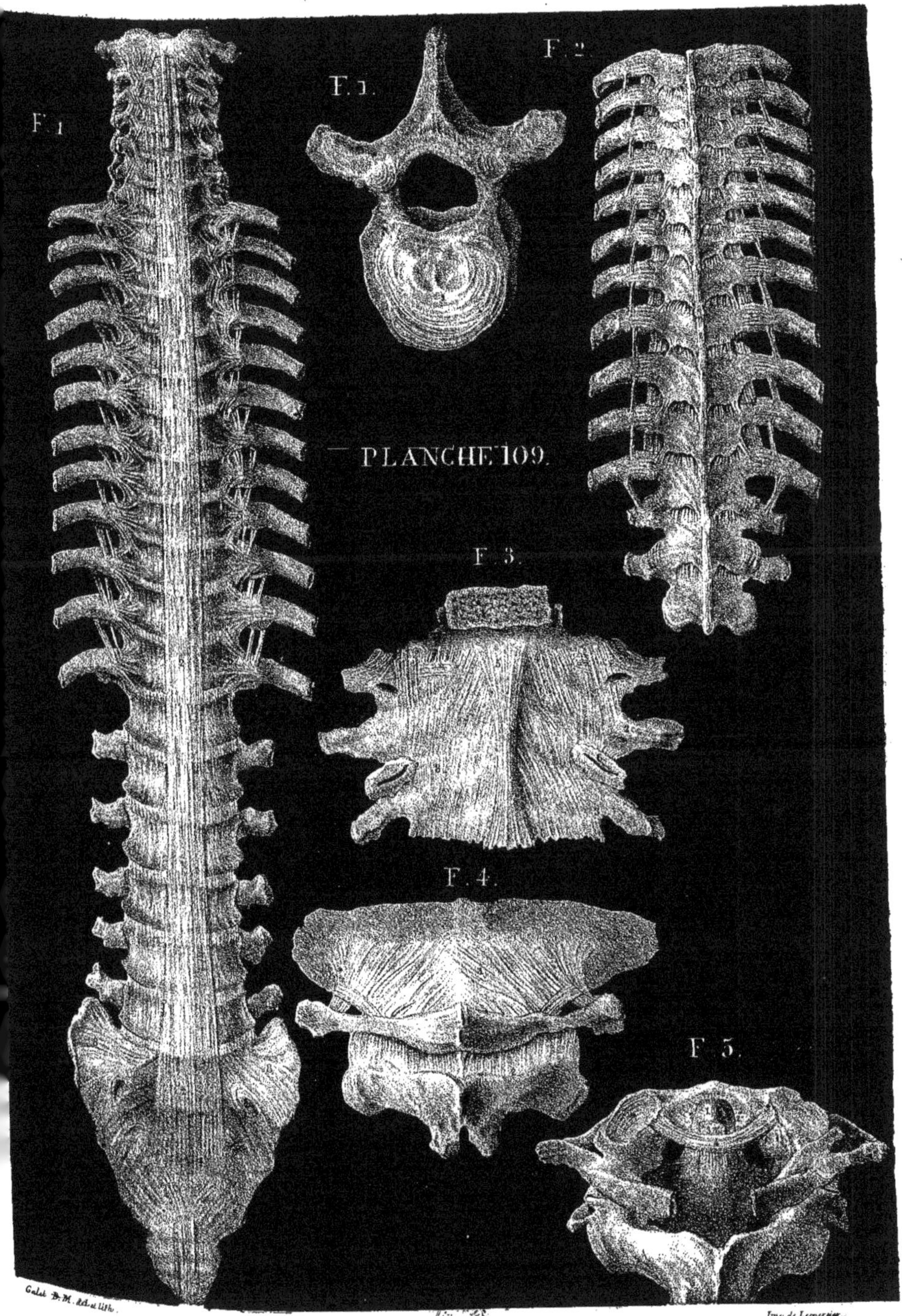

Galet B. M. del. et lith.

Imp. de Lemercier.

inférieure, concave et convexe en sens inverse de la précédente, repose sur le calcanéum. La *face antérieure*, fortement arrondie et nommée pour cela *tête de l'astragale*, s'unit au scaphoïde. La *postérieure*, rugueuse et libre, est creusée d'une gouttière par où passe le tendon du grand fléchisseur du gros orteil. Les *latérales* sont en rapport avec les malléoles.

Le *calcanéum*, le plus volumineux de tous les os du tarse, allongé d'avant en arrière, aplati transversalement, placé sous l'astragale et derrière le cuboïde, est extrêmement bosselé et si irrégulier qu'on ne peut lui assigner aucune forme. Par sa *face supérieure* il s'articule avec l'astragale, par l'*antérieure* avec le cuboïde. Sa *face postérieure*, très-proéminente, arrondie et rugueuse, donne attache au tendon d'Achille. L'*inférieure*, convexe en avant d'un côté à l'autre, offre en arrière deux tubercules où se fixent les muscles plantaires superficiels. La *latérale externe* est sillonnée de deux coulisses pour le passage du tendon des péroniers. La *latérale interne*, fortement concave et dite, pour cela, *voûte du calcanéum*, est traversée par les tendons du grand fléchisseur des orteils, jambier postérieur et grand fléchisseur du gros orteil.

Le *scaphoïde*, assez semblable à la moitié d'un ovoïde et enclavé entre l'astragale en arrière et les trois cunéiformes en avant, s'articule avec tous ces os et présente, de plus, en dedans, un tubercule lisse et arrondi où s'insère le tendon du jambier postérieur.

Les *os cunéiformes*, au nombre de

tement contiennent en virtualité les nombreux phénomènes classés par les auteurs. Identique dans son organisation, il présente, à la vérité, des commissures et des renflemens, mais les poumons n'ont-ils pas aussi plusieurs lobes, et les glandes conglomérées ne sont-elles pas le type des organes bosselés? est-ce à dire que la continuité, l'unité de fonction n'existe point dans ces instrumens de la vie? Le cerveau n'est que la prolongation et le développement des fibres de la moëlle allongée, comme les poumons sont l'épanouissement, la division indéfinie de l'arbre bronchique, et si dans l'un et l'autre organe des coupures existent, l'interruption n'est pourtant pas complette : l'unité de substance ne laisse pas que de se maintenir dans toute son intégrité. D'après cela, serait-il raisonnable d'admettre qu'une manifestation cérébrale émane d'un seul point de la substance encéphalique, à l'insu et sans aucune participation des points environnans? Mais il est des exemples sans nombre qui constatent que les parties élémentaires du cerveau se remplacent les unes par les autres. Et comment cette substitution pourrait-elle s'effectuer, si chaque compartiment de l'organe était le dépositaire exclusif d'un seul ordre de phénomènes?

Du point de vue où nous venons de nous placer, et avec cette manière si large d'envisager les opérations de la vie, nous pouvons accueillir avec une égale faveur toutes les pièces du procès, que les parties belligérantes ont jeté dans la discussion. En admettant que la moëlle allongée préside au développement du fluide locomoteur, nous ne nierons point que cette même portion encéphalique pousse irrésistiblement l'animal aux mouvemens en avant. En convenant aussi que le cervelet est le régulateur des mouvemens de translation, nous admettrons encore que ce même cervelet est un autre

trois, distingués par leurs noms numériques en comptant de dedans en dehors, ont véritablement la forme d'un coin. Le premier est le plus volumineux. Il fait en bas une énorme saillie qui contribue, en grande partie, à donner à la plante du pied la concavité d'une voûte,

PLANCHE CX.

Articulations.

Fig. 1. Articulation temporo-maxillaire.

N° 1. Branche de l'os maxillaire inférieur. — 2. condyle. — 3. temporal. — 4. apophyse zygomatique. — 5. cavité glénoïde. — 6. ligament latéral interne. — 7. ligament latéral externe. — 8. cartilage inter-articulaire. — 9, 10. membranes synoviales, glénoïdale et condylienne.

Fig. 2. Articulations pelvienne et coxo-fémorale.

N° 1. Union de la dernière vertèbre lombaire avec le sacrum. — 2. tête du fémur. — 3. ligament sacro-iliaque antérieur. — 4. ligament sacro-iliaque supérieur. — 5. grand ligament sacro-sciatique. — 6. petit ligament sacro-sciatique. — 7. membrane fibreuse sous-pubienne ou ligament obturateur. — 8. ligament pubien supérieur. — 9. ligament pubien antérieur. — 10. ligament pubien inférieur ou triangulaire. — 11. capsule fibreuse de l'articulation de la cuisse. — 12. éraillement artificiel de cette capsule pour faire apercevoir en 13 la membrane synoviale, et en 14 le ligament interarticulaire fixé, d'une part, à l'enfoncement de la tête du fémur, et, de l'autre, aux bords de l'échancrure de la cavité cotyloïde.

Fig. 3. Articulations scapulo-claviculaire et scapulo-humérale.

N° 1. Clavicule. — 2. omoplate. — 3. apophyse coracoïde. — 4. apophyse acromion. — 5. humérus. — 6. faisceau ligamenteux coraco-claviculaire en forme de capsule. — 7. ligament coraco-huméral. — 8. capsule scapulo-humérale éraillée artificiellement pour laisser voir la capsule synoviale.

Fig. 4. Articulations huméro-cubitale et cubito-radiale supérieure.

N° 1. Humérus. — 2. cubitus. — 3. radius. — 4. ligament huméro-cubital antérieur. — 5. ligament latéral interne. — 6. ligament latéral externe. — 7. ligament annulaire. — 8. ligament interosseux.

instrument sécréteur de l'agent de la locomotion; et, en définitive, nous pourrons reconnaître que ces mêmes manifestations qui s'exercent par le cervelet peuvent aussi s'effectuer en l'absence de cet organe.

L'extension que nous reconnaissons au siége des propriétés vitales est basée sur la structure intime de l'être organisé non moins que sur les résultats de l'observation et de l'expérience. Sans doute il est des groupes de phénomènes intellectuels qui ne disparaissent pas de la scène vitale, par la lésion ou l'ablation brusque d'une portion de l'encéphale; mais pour peu que l'animal qui a subi cette dégradation occupe un rang élevé sur l'échelle zoologique, ces mêmes groupes de phénomènes ne brilleront que d'une lumière bien faible et bien vacillante, et, s'ils reprennent à la longue leur splendeur primitive, c'est que l'énergie des parties organiques restantes se sera accrue de toutes celles des parties retranchées. Voilà ce qui rend compte du retour de certaines fonctions qui paraissaient à jamais anéanties; voilà ce qui explique l'existence et la parfaite régularité des mouvemens sur une jeune femme que l'on trouva, après sa mort, absolûment privée du cervelet. Or donc, il est bien évident que toutes les molécules d'un organe conspirent à une même fin, que chacune d'elles est agitée de vie et de force, et que cette vie et cette force s'irradient dans toutes les parties du corps et à plus forte raison dans tout l'organe qui leur sert de foyer; ce qui donne aux fonctions leur généralisation, établit leur correspondance, et leur assure une grande énergie. C'est encore ce rayonnement dynamique qui constitue la centralisation de l'animal, centralisation à peine sensible dans les êtres inférieurs dont chaque partie peut être séparée du tout sans préjudice ni pour elle ni pour le reste du système, mais qui va se prononçant de plus en plus à mesure

PLANCHE 110.

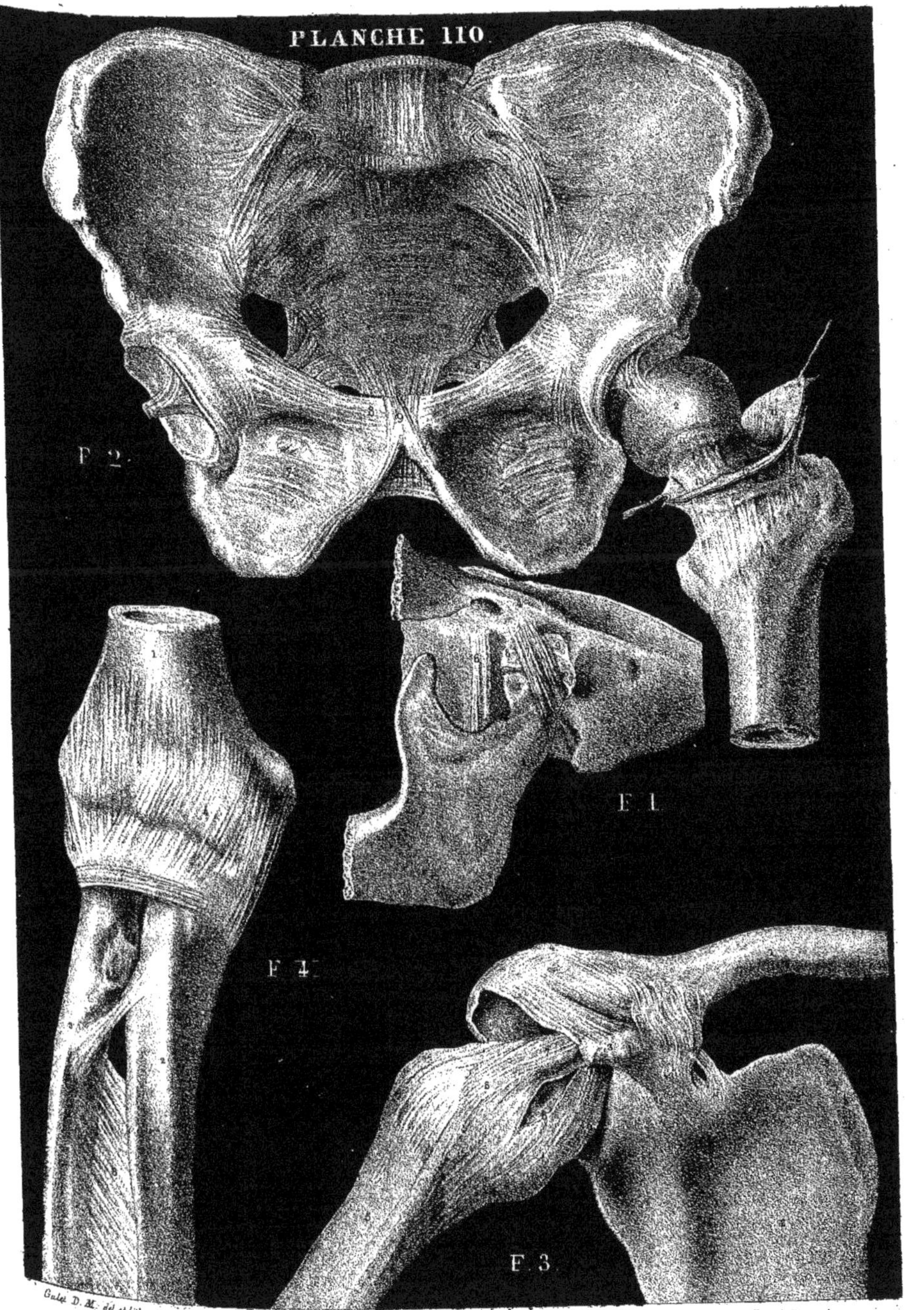

Galet D. M. del. et lith.

Lith. de Lemercier.

et qui reçoit les insertions des muscles jambiers : c'est la base de cet os dont le sommet par conséquent se trouve dirigé en haut. Les deux autres cunéiformes ont des dispositions inverses : leur base est supérieure et leur sommet inférieur.

Les trois cunéiformes s'articulent, en arrière, avec le scaphoïde qui, à cet effet, présente trois facettes situées à peu près sur le même plan. En avant, chacun d'eux s'articule avec un des trois premiers métatarsiens ; mais ce mode d'union offre une particularité qui mérite d'être remarquée.

Le second cunéiforme est beaucoup plus petit, moins étendu d'arrière en avant, que les deux autres. Il forme donc entre ces deux-ci un enfoncement très-prononcé dans lequel est reçue la tête du second os métatarsien ; par la même raison la face externe du premier cunéiforme et l'interne du troisième sont taillées, en avant, d'une petite facette qui est en rapport avec ce même second métatarsien. Il résulte de là que le second métatarsien s'articule par sa face postérieure avec les trois cunéiformes à la fois, tandis que les premier et troisième métatarsiens ne s'articulent dans ce même sens qu'avec le cunéiforme de leur nom.

Le *cuboïde*, le dernier des quatre osselets qui composent le second groupe du tarse, est placé en avant du calcanéum, en dehors du troisième cunéiforme et en arrière des 4e et 5e os du métatarse. Ses articulations s'opèrent avec tous ces os par ses faces respectives. En outre, sa *face supérieure*, aplatie et rugueuse, est recouverte par le muscle pédieux. L'*inférieure* est creusée qu'on monte sur l'échelle animale, et qui, dans l'homme, se trouve avoir acquis une si haute importance que la condition capitale de l'existence du système réside dans l'intégrité de chaque partie prise isolément.

Du reste, il faut en convenir, si manifeste, si éclatante que soit cette solidarité fonctionnelle, cette correspondance générale des organes et des portions d'organes, elle n'efface pas absolument tout vestige de localisation. Il y a bien certainement dans l'encéphale, pour cette multiplicité d'ordres phénoménaux qu'il manifeste, des départemens en rapport plus direct avec telle propriété qu'avec telle autre. La nature est trop simple dans ses créations pour qu'elle eut répété les coupures, multiplié les formes sur l'encéphale, sans l'idée préalable de quelque classement. Et c'est, il n'en faut pas douter, un effet de sa haute prudence que cette division, cet éparpillement des propriétés cérébrales, lequel en leur ménageant plus de force, prévient les altérations physiques qui auraient été très-fréquentes si toutes ces propriétés avaient pesé d'un poids égal sur une seule et même partie. Nous avouons donc que le cervelet qui se détache si nettement, par sa configuration générale et par sa structure lamelleuse, du reste du cerveau, a reçu ces conditions différentielles non point par un simple caprice de la nature, mais dans le but d'une spécialité d'attributions, comme est celle qu'a signalée M. Flourens et que M. Bouillaud est venu, à son tour, proclamer, avec nombre de pièces à l'appui. Nous avouons que les lobes antérieurs du cerveau ont une souveraineté marquée dans l'exercice de l'intelligence et des volitions ; que l'intégrité de la vue est liée de la manière la plus intime avec l'intégrité des tubercules quadrijumeaux, que les pédoncules du cervelet dirigent les mouvemens latéraux et se font mutuellement équilibre pour empêcher

antérieurement d'une coulisse oblique, en avant et en dedans, pour le passage du tendon du grand péronier. L'externe présente l'origine de la même coulisse pour la même destination.

Le *métatarse* offre l'analogie la plus parfaite avec le métacarpe. Sa configura-

---

PLANCHE CXI.

Articulations.

Fig. 1. Articulations radio-carpienne et carpo-métacarpienne.

N° 1. Radius. — 2. cubitus. — 3. carpe. — 4. commencement du métacarpe. — 5. ligament antérieur radio-carpien. — 6 et 7. ligamens latéraux externe et interne. — 8, 8.... ligamens des deux rangées du carpe. — 9, 9.... ligamens carpo-métacarpiens.

Fig. 2. Articulation fémoro-tibiale. Elle a été coupée verticalement pour mettre à nu la forme et la disposition respectives de ses parties constitutives.

N° 1. Condyle du fémur. — 2. rotule. — 3. tibia. — 4, 4. cartilages inter-articulaires. — 5. ligament rotulien. — 6. portion des ligamens croisés. — 7. cavité de la capsule synoviale prolongée en 8 jusques dans l'espace postérieur qui sépare les condyles du fémur.

Fig. 3. Articulations tibio-tarsienne, tarso-métatarsienne, etc.

N° 1. Tibia. — 2. péroné. — 3. astragale. — 4. calcanéum. — 5. malléole interne. — 6. malléole externe. — 7. ligament interosseux. — 8. ligament péronéo-tibial. — 9. ligament tibio-tarsien. — 10. ligament péronéo-astragalien antérieur. — 11. ligament astragalo-scaphoïdien. — 12. ligament calcanéo-cuboïdien dorsal. — 13, 13, 13. ligamens dorsaux cunéo-scaphoïdiens. Ils sont au nombre de trois disposés en faisceaux un peu rayonnans. — 14, 14. ligamens cunéens dorsaux. — 15. ligament scaphoïdo-cuboïdien. — 16. ligament cunéo-cuboïdien dorsal. — 17, 17. ligamens cunéo-métatarsiens. — 18, 18. ligamens dorsaux métatarsiens. — 19, 19. ligamens interosseux métatarsiens. — 20, 20, 21, 21. ligamens latéraux internes et latéraux externes qui unissent les os métatarsiens avec les premières phalanges. — 22, 22, 23, 23, 24, 24, 25, 25. ligamens internes et externes qui unissent les phalanges entr'elles.

la rotation sur son axe de l'être organisé; nous avouons qu'il y a dans la moëlle allongée un foyer d'énergie qui porte spécialement sur la sécrétion du fluide excitateur des mouvemens; nous avouons enfin qu'il existe une action croisée du cerveau, c'est-à-dire qu'une altération d'un côté du cerveau détermine généralement une paralysie dans la partie du corps opposée, ce qui tient, comme Gall l'a parfaitement démontré, et comme on peut aisément s'en convaincre, à l'entre-croisement des fibres du cerveau qui, à partir des pyramides, passent les unes de droite à gauche, et les autres dans un sens opposé; et, dans toutes ces concessions, nous établissons en principe la localisation des propriétés vitales de l'encéphale. Mais, encore une fois, pour nous qui ne voulons sacrifier aucun fait à une opinion préconçue, cette localisation est loin d'être absolue, exclusive; chaque portion du cerveau a sa fonction qui lui appartient en propre et qu'elle partage plus ou moins avec l'ensemble de l'organe; toutes les divisions s'y tiennent, s'y lient étroitement et leurs diverses propriétés retentissent dans chaque particule matérielle comme le choc d'un corps sonore fait résonner toutes les molécules de ce corps ainsi que celle de l'air atmosphérique environnant.

Terminons par quelques considérations sur les usages de la moëlle épinière et de l'arbre nerveux ramifié dans tout l'organisme.

Des diverses propriétés que nous signalions tout à l'heure, une seule semble se maintenir encore ici. Que l'on mutile sur un animal vivant, que l'on coupe par tranches la moëlle épinière, et l'on détruise de la sorte sa communication avec l'encéphale, toute espèce de mouvement ne sera pas perdu pour l'animal. Une titillation de chaque segment de la moëlle sera suivie de convulsions dans les muscles

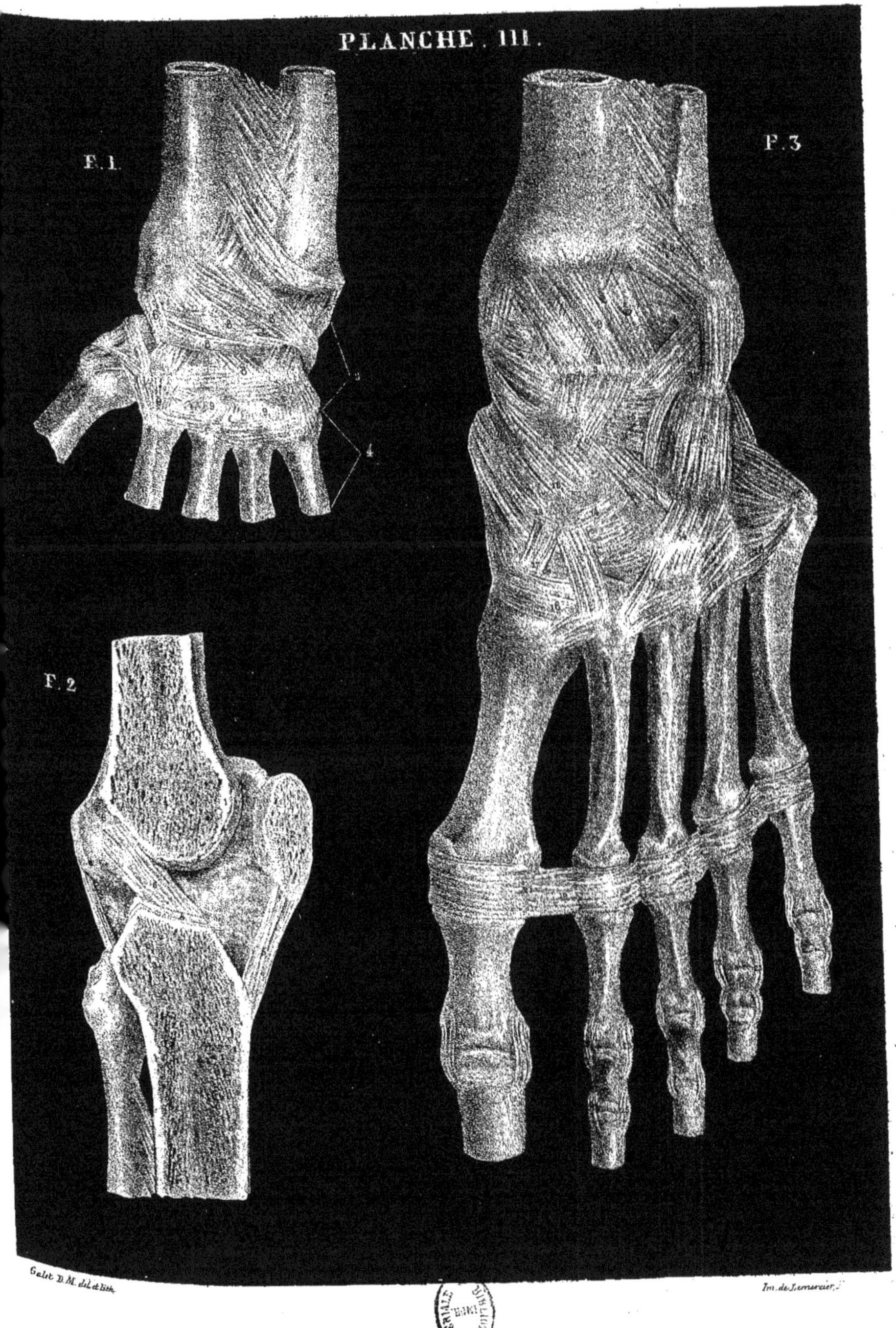

Galet D.M. del. et lith.

Im. de Lemercier.

tion générale est celle d'un quadrilatère concave en bas et convexe supérieurement. Il se compose de cinq os allongés, disposés parallèlement en forme de grille, et désignés par leurs noms numériques en comptant de dedans en dehors ou du gros vers le petit orteil.

L'*extrémité postérieure* des os métatarsiens s'articule avec les cunéiformes et avec le cuboïde. Ils s'articulent également entr'eux dans ce même sens au moyen de facettes qui, cependant, n'existent point pour le premier, et dont l'externe manque pour le cinquième. A la place de cette facette, le cinquième métatarsien offre un très-gros tubercule où s'insèrent le moyen péronier et une portion de l'abducteur du petit orteil.

L'*extrémité antérieure* des métatarsiens est arrondie quoique un peu comprimée d'un côté à l'autre, et s'articule avec les premières phalanges des orteils correspondans.

Quant à leur *corps*, il est comme prismatique. Plus effilé en avant qu'en arrière, excepté le premier, le plus gros de tous, qui conserve partout un même volume, il est sillonné haut et bas par une crête où s'insèrent les muscles interosseux dorsaux et interosseux plantaires.

Les *orteils* sont des prolongemens osseux qui terminent le pied et qui ont une analogie complète avec les doigts. Comme ceux-ci, ils se composent chacun de trois phalanges, excepté le gros orteil qui, de même que le pouce, n'en possède que deux. Les seules différences qui les affectent, c'est qu'ils sont beaucoup moins longs que les doigts, et qu'à l'in-

qui reçoivent de lui leurs filets nerveux. Pareille chose se manifestera encore, l'expérience ne portant que sur un simple filet de nerf séparé de la moëlle.

Cette force de sécrétion du fluide locomoteur, dont le foyer nous a paru plus resserré et plus intense dans la moëlle allongée que dans toute autre région de l'encéphale, cette force résiderait-elle encore dans la moëlle épinière et dans toutes les divisions et subdivisions innombrables du système nerveux? il serait difficile de prouver le contraire. Ce qui est plus certain et généralement admis, c'est que la moëlle rachidienne et tous les nerfs qui en dérivent sont des corps conducteurs et des volitions développées dans les hémisphères, et du fluide locomoteur sécrété dans la moëlle allongée. Que s'il existe aussi, dans leur substance fibrillaire, une puissance sécrétoire que semble proclamer la réalisation des mouvemens quand toute communication avec l'encéphale a été rompue, il faut convenir que cette puissance n'y est rien moins que permanente et vivace, car, du moment que la mutilation est faite, l'excitabilité musculaire s'affaiblit d'un instant à l'autre et ne tarde pas à s'éteindre complètement; de telle sorte qu'on pourrait croire, comme le dit M. Adelon, que la moëlle et les nerfs ne font qu'épuiser l'influx nerveux qui existait en eux.

Mais tous les attributs de ces organes ne se réduisent pas à leur conductibilité, *bien évidente*, des volitions, ni à leur action sécrétoire, *quelque peu douteuse*, du fluide locomoteur. La moëlle épinière se compose de deux cordons séparés simplement par un sillon superficiel plus profond vers le côté dorsal que vers l'abdominal. Chacun de ces cordons se divise lui-même en trois faisceaux distincts, un antérieur, un postérieur, un autre latéral. Or, chaque ordre de faisceaux

verse des doigts, ils sont distingués par leurs noms numériques en comptant de dedans en dehors.

Les phalanges des orteils s'articulent entr'elles par leurs extrémités. Leur face *supérieure* est en rapport avec les tendons des muscles extenseurs; l'*inférieure* l'est avec ceux du grand fléchisseur. Les dernières phalanges reçoivent l'insertion de ces muscles, et, de plus, la face inférieure des phalanges moyennes reçoit celle du petit fléchisseur.

Pour compléter nos considérations graphiques sur le système osseux, nous aurions à parler encore des *osselets de l'ouïe*, des *os wormiens* et des *os sésamoïdes*. Mais les premiers, au nombre de quatre, le marteau, l'enclume, l'os lenticulaire et l'étrier, trouveront plus naturellement leur place dans l'exposé de l'appareil de l'ouïe. Les os wormiens qui consistent en de petites plaques osseuses interposées entre les différentes pièces du crâne, finissent, dans le progrès de l'âge, par se confondre avec ces pièces elles-mêmes, et, par ce fait, c'est à peine s'ils méritent d'être mentionnés. Quant aux sésamoïdes, ce sont de très-petits os arrondis et rugueux, dont le nombre et l'existence même ne sont rien moins qu'arrêtés. On les découvre sous les tendons des muscles fléchisseurs, au niveau des articulations des doigts et des orteils.

Article deuxième.

De l'Arthrologie.

Ce qui forme avec toutes les pièces osseuses que nous venons d'examiner, a été reconnu, sur la foi d'expériences d'ailleurs très-concluantes, comme président à des fonctions particulières: c'est ainsi que le double faisceau antérieur servirait aux mouvemens volontaires, le postérieur à la sensibilité, le latéral à la respiration. Et cette distinction est si vraie que si l'on touche ou l'on altère ces groupes de faisceaux séparément, on jette dans le trouble leurs fonctions respectives. Voilà pour la moëlle épinière. Quant aux racines des nerfs qui en émanent et à ces nerfs eux-mêmes, ils participent des conditions vitales particulières au faisceau qui leur donne naissance. Il y a donc des nerfs destinés à la transmission des impressions sensitives, d'autres aux mouvemens volontaires, certains à l'acte respiratoire. Il ne faudrait pas croire cependant qu'un nerf pris au hasard sur un point quelconque du corps, n'a pour principe radical qu'un des trois groupes que nous venons d'énumérer. M. Bayle, à qui la science est redevable de cette distinction si judicieuse, reconnaît, en outre, qu'il existe des nerfs *composés*, c'est-à-dire qui tirent leur origine de racines antérieures et de racines postérieures à la fois: ceux-ci président en même temps à la sensibilité et à la locomotilité des organes où ils se distribuent. On pourrait prendre pour exemple un cordon quelconque du plexus brachial: on y rencontrerait des filets à racines antérieures et à racines postérieures de la moëlle épinière. Ces filets se continuent à travers les muscles, à travers le tissu cellulaire et la peau, jusqu'à leur extinction complette, et, dans chaque partie qu'ils touchent ou traversent, ils communiquent la fonction qui se rattache respectivement au faisceau postérieur ou à l'antérieur, ou pour mieux dire, la sensibilité et le mouvement volontaire.

Voilà une localisation bien tranchée. Nous n'en pousserons pas plus loin l'examen, par cela même que nous le reprendrons plus

un tout unique, continu, mais en même temps divisé et mobile dans une infinité de points de son étendue, ce sont les *surfaces articulaires* et les *ligamens*. Nous avons, en partie, étudié les premières. Il nous resterait ici à achever cette description, et à faire en entier celle des ligamens. Néanmoins, comme dans les considérations physiologiques, nous sommes obligé, en traitant des mouvemens partiels propres aux diverses fractions du squelette, d'envisager avec assez de détails *chacune des articulations*, comme étant le centre dans lequel s'effectuent ces mêmes mouvemens, nous sacrifierons ici ces annexes du système osseux, pour ne point faire des répétitions inutiles.

SECTION II.

Article premier.

De la Myologie.

Ces masses rouges, molles et flexibles, fasciculées et contractiles qui recouvrent la presque totalité du système osseux, qui arrêtent complètement les dimensions et la forme du corps humain, et dont plusieurs se dessinent très-distinctement sous la peau, ces masses portent le nom de *muscles*.

Il n'en est pas de la disposition des muscles comme de celle des os qui presque tous sont mis à la suite les uns des autres, contigus par leurs extrémités ou par leurs bords. Les muscles sont établis par couches superposées, et, malgré leur multiplicité, malgré les toiles membraneuses ou aponévrotiques qui enveloppent chacun d'eux et même chacun tard quand il sera question des organes des sens et de la sensibilité. Mais une réflexion qui ne saurait être remise, c'est que les faits sur lesquels les auteurs ont basé leur doctrine, sont loin encore d'avoir reçu une approbation générale, et que s'il est peu rationnel de morceler la masse encéphalique, de la diviser par fragmens et de classer dans des cadres distincts ses propriétés vitales, il l'est aussi peu de fractionner un nerf, de le disséquer fibre par fibre pour assigner à chacune de celles-ci un usage particulier et tout-à-fait indépendant.

ARTICLE TROISIÈME.

Mécanisme des mouvemens volontaires.

A part l'action d'innervation, cause première de tout phénomène vital, il n'y a que des cordes et des leviers dans l'économie animale, considérée comme simple machine de mouvement; et les lois qui président à la mécanique générale, se présentent ici dans leurs applications les plus rigoureuses.

Tous les animaux qui se meuvent ont un système de parties solides extérieur ou intérieur. L'homme a sa charpente solide intérieure, ensemble de leviers de tout genre, de toutes dimensions où les muscles qui en sont les puissances prennent leur point d'attache. Lorsqu'un muscle se contracte, ses fibres se raccourcissent et le rapprochement des points mobiles et des points fixes du squelette est ce qui réalise le déplacement. Or il ne faut que jeter un regard sur cette admirable machine, préalablement dépouillée de son enveloppe protectrice, pour découvrir toutes les combinaisons possibles de la *puissance*, du point *d'appui* et de la *résistance*.

Exposons brièvement, avant d'aller plus loin, certaines lois de mécanique générale, celles du moins qui ont une intime corrélation

que couche en particulier, ce qui leur donne des limites bien distinctes, on dirait véritablement, à voir leur contact si intime, qu'ils ne forment qu'un seul et même corps charnu.

Le nombre des muscles est très-considérable, beaucoup plus que celui des os : Chaussier le porte à trois cent soixante-quatorze. Leur ensemble égale à peu près la somme de tous les autres organes. Toutefois, le volume du système musculaire est sujet à de fréquentes variations. Il est dans tout le luxe de son développement chez les hommes que l'on dit athlétiques. Chez les individus faibles, au contraire, et surtout chez les femmes délicates et grêles, ou exténuées par des maladies longues, c'est à peine s'il se distingue du système osseux : on le dirait à l'état rudimentaire. Il est même des hommes à grande corpulence qui ne doivent ce semblant d'organisation charnue qu'à une surabondance de tissus cellulaire et graisseux.

Un rapport constant et bien appréciable est établi entre le développement des muscles et leur consistance. Le degré même de coloration se trouve déterminé par l'état acquis à ces caractères. Ainsi, cette couleur est d'un rouge foncé allant jusqu'au violet chez les personnes dont les muscles sont volumineux et d'une dureté presque ligneuse ; chez les sujets à chairs rares et flasques, elle est d'un rouge pâle et jaunâtre.

Les muscles sont des corps protecteurs du système osseux. Ils sont en même temps les cordes qui le mettent en mouvement. Sous ce double rapport, ils devraient avec la motilité animale. Nous apprécierons mieux ensuite tout ce que la nature a dépensé de sagesse et de sagacité dans la disposition variée de ses élémens dynamiques.

Le levier est de toutes les machines la plus simple possible. C'est une tige droite ou courbe, inflexible, employée pour soulever ou soutenir des poids.

Tout levier, quand il est mis en jeu, présente trois parties essentielles : 1° le *point d'appui* ou le *centre du mouvement*, comme est l'essieu autour duquel tourne une roue ; 2° la puissance ou la force qui meut ; 3° la *résistance* ou la force qui lutte contre la puissance.

Ces trois conditions capitales du levier peuvent se combiner de trois manières différentes, et de cela résultent trois genres de leviers.

Lorsque le point d'appui est entre la puissance et la résistance, le levier est du *premier genre* ou *inter mobile* : telle est la branche d'une balance, telle une barre de fer dont on glisse un bout sous une pierre pour la soulever. L'on conçoit que le point d'appui doit toujours ici porter sur un corps qui s'élève au-dessus du niveau de la terre, et que s'il est placé juste au milieu de la longueur du levier, et qu'en outre la puissance et la résistance soient d'égale force, il doit y avoir équilibre.

Lorsque le point d'appui est à une extrémité, la puissance à l'autre et la résistance au milieu, le levier est du *second genre* ou *inter-résistant*. Exemple : La barre que deux hommes soutiennent sur les épaules pour porter un fardeau, ou bien la rame d'un bateau.

Enfin, si, à son tour, la puissance est intermédiaire, comme nous en avons un exemple dans les pincettes qui servent à nos foyers, le levier est dit du *troisième genre* ou *inter-puissant*.

vaient recouvrir le squelette, et prendre sur lui leurs insertions. Leur mode de disposition, leur figure et leur direction ont une variété qui se rapporte à la forme des os et à l'espèce de mouvement qui doit être produit. Ainsi, l'on compte des muscles *longs*, *larges* et *courts*. Les *premiers* sont généralement superficiels, et ils appartiennent surtout aux fractions des membres les plus longues; ils en imitent plus ou moins la forme, laquelle est prismatique et cylindrique. Cependant la partie centrale des muscles longs est ordinairement plus grosse que les extrémités, ce qui tient à ce que les fibres constituantes naissent successivement les unes au-dessous des autres et se terminent de même aux lieux de leurs insertions. Quelquefois, à l'inverse, ils sont étranglés à leur partie moyenne : on les dit alors digastriques ou à deux ventres. Les muscles longs se distinguent encore en simples et en composés, c'est-à-dire à un seul faisceau, comme le couturier, le demi-tendineux, le demi-membraneux, ou à deux et à trois faisceaux comme les biceps et les triceps. Leur nombre est très-considérable : celui des os qu'ils recouvrent ne peut lui être comparé, puisque dans l'avant-bras, par exemple, vingt muscles répondent à deux os, et, dans la cuisse, vingt-deux à un seul.

Les muscles *larges*, appelés à doubler ou à composer en entier les parois des grandes cavités, sont en moins grand nombre que les précédens, et presque toujours simples. Quand ils reposent sur les os, ils en empruntent assez exactement la forme : tels sont, au crâne, l'oc-

Archimède se faisait fort de soulever la masse terrestre, à la condition qu'on lui fournirait un levier et un point d'appui. C'est qu'il savait que la puissance s'accroît en raison directe de la longueur du levier. Voici le développement de cet axiôme.

Il y a, dans tout levier mis en action, le ***bras de la puissance*** et le ***bras de la résistance***. On entend par ces termes la distance à laquelle se trouve du point d'appui l'une et l'autre de ces deux forces.

Dans le levier du premier genre (pl. **112**, fig. **1**.) **PA** est le bras de la puissance, **RA** celui de la résistance. Or chacun de ces bras a une force intrinsèque qui lui appartient en propre, un poids qui dépend du nombre de ses molécules constituantes, d'où il résulte qu'à égalité de poids de l'un et de l'autre bras, ce qui suppose une même longueur, et à égalité d'énergie de la part de la puissance et de la résistance, la machine doit être dans l'état d'équilibre parfait. Au contraire, dans ce même levier l'équilibre est rompu, si, à égalité d'énergie, les deux forces se trouvent inégalement éloignées du point d'appui : la plus distante l'emporte sur celle qui l'est moins. L'on voit donc que chacune à son tour peut obtenir la prépondérance sur son antagoniste, car on peut allonger alternativement leur bras respectif. Il n'en est pas de même quant aux leviers des autres genres. Dans le second en effet, le bras de la puissance est toujours le plus long: il doit donc être le plus fort. Mais il est, à l'inverse, toujours le plus faible dans le troisième genre, en raison de la supériorité d'étendue dont y jouit le bras de la résistance.

Quelque simples et peu nombreuses que soient ces lois de mécanique, elles n'en résument pas moins tout ce qu'il y a de mouvemens volontaires dans l'économie animale, et l'on sait combien ces mouvemens sont multiples et compliqués! Les os qui représentent

cipito-frontal, le crotaphyte aux tempes, l'iliaque dans la cavité de ce nom, etc.

Enfin, les muscles *courts*, simples ou très-multiples, et profondément situés, avoisinant surtout les centres articulaires, n'ont rien de caractéristique dans leur forme; mais comme ils se dis-

PLANCHE CXII.

Fig. 1. Levier du premier genre ou inter-mobile.

A. Point d'appui. — P. puissance. — R. résistance.

Fig. 2. Levier du premier genre sur la machine animale.

A. Point d'appui représenté par l'articulation du condyle de l'occipital avec la première vertèbre. — P. puissance représentée par les muscles de la région postérieure du cou, insérés sur l'occiput. — R. résistance formée par le poids de la face. — De A à P. bras de la puissance. — De A à R. bras de la résistance.

Fig. 3. Levier du deuxième genre ou inter-résistant.

Fig. 4. Levier du deuxième genre sur la machine animale.

A. Point d'appui figuré par la pose de la pointe du pied sur le sol. — P. puissance exprimée par les muscles jumeaux et soléaire qui s'insèrent au calcanéum. — R. résistance représentée par le tibia qui, dans la marche, doit soulever tout le poids du corps.

Fig. 5. Levier du troisième genre, ou inter-puissant.

Fig. 6. Exemple de ce levier dans la machine animale.

A. Point d'appui siégeant dans l'articulation du coude ou huméro-cubitale. — P. puissance représentée par le muscle biceps qui s'insère sur la longueur de l'avant-bras. — R. résistance offerte par le poids de l'avant-bras et de la main.

Fig. 7 et 8. Analogie entre la disposition des fibres musculaires sur la partie tendineuse pour faire mouvoir un os, et celle de plusieurs mains fixées sur une corde pour entraîner un corps.

Fig. 9. Degrés divers du plissement des fibres du muscle biceps dans la flexion progressive de l'avant-bras.

les leviers ont leur ***point d'appui*** ou centre de mouvement sur les surfaces articulaires; leur ***puissance*** est au point d'insertion des muscles; leur ***résistance*** est dans leur propre poids ou dans le poids des autres pièces qu'ils soutiennent. Ces élémens se combinent différemment dans les diverses régions du corps, de façon qu'on voit tour à tour se reproduire tel ou tel genre de levier approprié à la spécialité des usages, à l'intensité de l'action, à l'harmonie et à l'élégance des formes.

L'avant-bras qui se meut à angle sur le bras est un levier du troisième genre. Son point d'appui est à une extrémité, à l'articulation du coude; sa résistance est à l'autre extrémité, représentée par le poids de la main; sa puissance est le muscle biceps dont l'insertion se fait sur un lieu intermédiaire aux points d'appui et de résistance. C'est sur un levier de même genre qu'agit le muscle deltoïde pour élever le bras, le couturier pour fléchir la jambe, etc. Dans tous ces exemples, le bras de la résistance se trouve considérablement plus long que celui de la puissance, car il est mesuré par toute l'étendue du levier. La puissance devait donc réunir des conditions d'énergie propres à balancer l'avantage de la résistance, c'est-à-dire que les muscles qui la représentent devaient être très-forts, et d'autant plus que leur direction étant très-oblique, presque parallèle au levier, au lieu d'être perpendiculaire, une grande partie de la vigueur déployée devient nulle pour le mouvement. Toutefois il est remarquable que, malgré son grand désavantage, ce genre de levier est celui que la nature a le plus affectionné. Elle l'a prodigué aux membres, et cette prédilection tient évidemment à la compensation que vient offrir la rapidité du mouvement, puisqu'il suffit qu'un très-petit espace soit parcouru par le bras de la puissance, pour que le bras de la résistance qui est

PLANCHE 112.

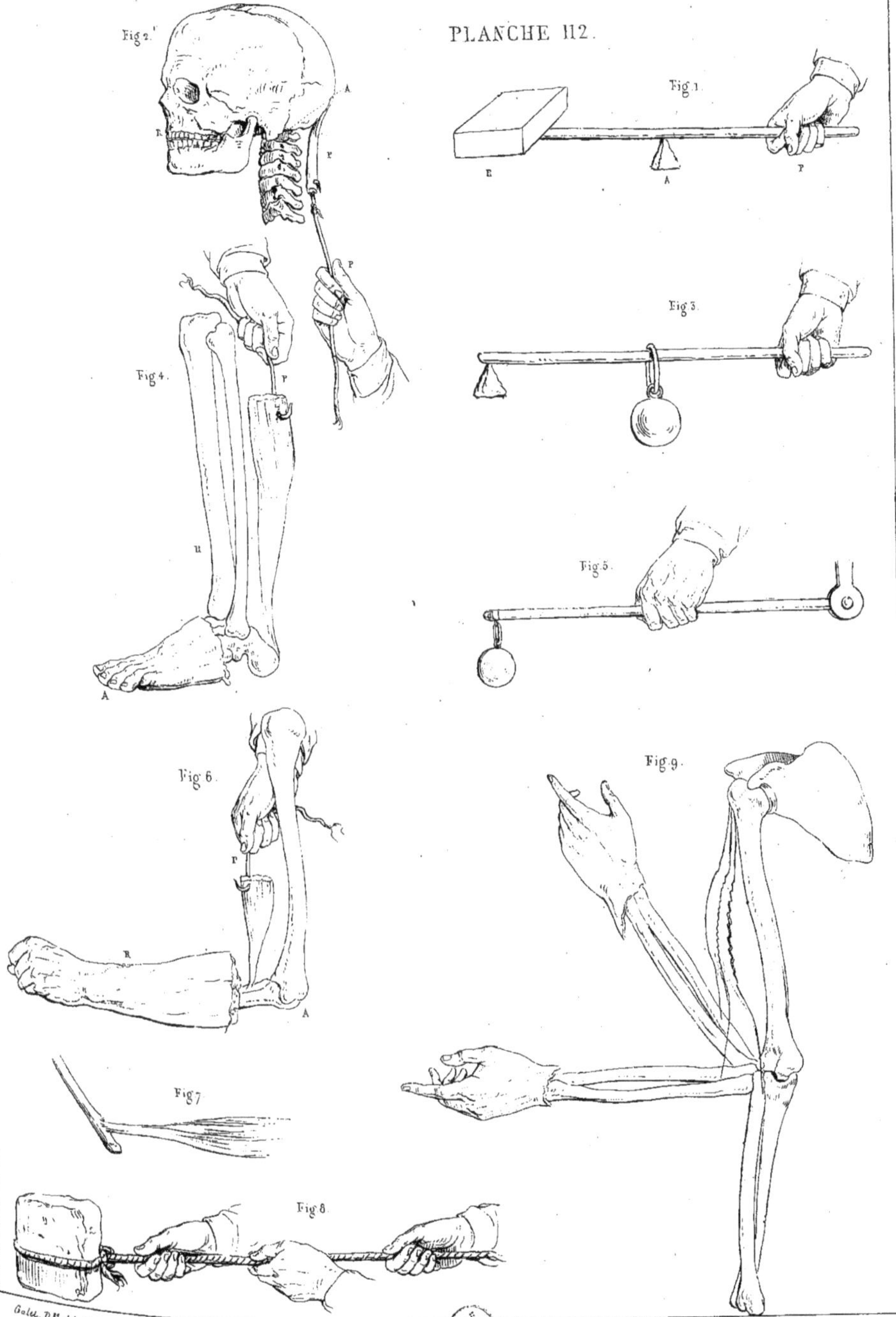

Galet, D.M. del. et Lith.

Imp. de Lemercier, Benard et Cie

tinguent par une grande épaisseur relative, par l'agglomération et la multiplicité de leurs fibres, leur énergie est très-considérable.

Pour ce qui est de la direction des muscles, on peut préjuger sa grande variété quand on sait quelle est en corrélation directe avec les mouvemens dont le nombre est si considérable.

Par rapport à l'axe des os qu'ils recouvrent et des articulations qu'ils font mouvoir, il est des muscles parallèles, il en est d'autres plus ou moins obliques. Tels sont, comme exemple du parallélisme, le fléchisseur superficiel à l'avant-bras, et, comme exemple de l'obliquité, le couturier à la cuisse. Il en est même qui changent brusquement de direction en passant sur une poulie de renvoi : tel est le digastrique au cou, tel est dans le pelvis, l'obturateur.

Mais c'est aussi relativement aux points d'insertion pris par les muscles au voisinage des articulations, qu'il faut envisager la direction de ces corps. Telle masse charnue qui marche parallèlement au membre qu'il recouvre, s'insère, à sa terminaison, sous un angle plus ou moins ouvert, soit à cause de l'irrégularité même des surfaces osseuses, soit par la présence d'osselets surnuméraires ou sésamoïdes. Et il arrive même que l'ouverture primitive de cet angle éprouve de fréquentes modifications par le seul fait des divers degrés de déplacement. Comme exemple de ces particularités, on peut citer encore les fléchisseurs des doigts qui s'asservissent au parallélisme avec l'avant-bras, et qui, pourtant, s'attachent aux phalanges sous un angle de beaucoup plus long en parcourt un bien plus considérable dans le même temps. Au surplus comme il fallait songer à la beauté des formes, donner aux membres un aspect de colonnes, mieux valait concentrer dans la substance musculeuse elle-même les conditions d'une grande énergie, et restreindre autant que possible l'espace d'occupation.

La combinaison nécessaire pour composer un levier du second genre, se manifeste au pied, dans le jeu que cet organe exécute sur la jambe, pour l'acte de la progression. Le point d'appui est à l'extrémité du pied qui repose sur le sol. A l'autre extrémité est la puissance représentée par les muscles jumeaux et soléaire qui s'insèrent par le tendon d'Achille sur le calcanéum. La résistance est intermédiaire : c'est tout le poids du corps portant sur l'articulation tibio-tarsienne et devant être soulevé pour l'exercice de la marche. Le bras de la puissance est ici mesuré par toute la longueur du pied. Celui de la résistance ne s'étend que de l'articulation tibio-tarsienne à l'extrémité des orteils : il a en moins la projection en arrière du calcanéum. Tout l'avantage est donc ici en faveur de la puissance, et l'on devine qu'il n'en pouvait être différemment, si on réfléchit à l'énormité de la masse qui devait être soulevée, et à la facilité avec laquelle le déplacement doit s'effectuer pour l'exécution de la course. Aussi le volume des muscles du mollet vient-il s'offrir comme auxiliaire, aussi bien que le mode de leur insertion qui se fait sur une ligne perpendiculaire, condition éminemment avantageuse, puisque l'énergie déployée ne subit aucune déperdition.

Enfin, comme exemple d'un levier du premier genre, nous signalons la tête articulée sur la colonne vertébrale. Le point d'appui est au contact des condyles de l'occipital avec les cavités articulaires supérieures de l'atlas. La puissance que représentent les

quelques degrés, lequel s'ouvre de plus en plus à mesure que les doigts se fléchissent sous l'influence de la contraction.

Le caractère culminant du système qui nous occupe, celui qui mérite le plus notre attention par sa spécialité et par l'obscurité qui l'environne encore à certains égards, c'est sa *composition fibrillaire*. En isolant un muscle et le dégageant de la toile diaphane, celluleuse,

PLANCHE CXIII.

Système musculaire.

(Plan antérieur et superficiel.)

N° 1. Muscle occipito-frontal. — 2. aponévrose temporale. — 3. muscle orbiculaire des paupières. — 4. releveur commun de l'aile du nez et de la lèvre supérieure. — 5. releveur propre de la lèvre supérieure. — 6. orbiculaire des lèvres. — 7. carré du menton. — 8. triangulaire du menton. — 9. buccinateur. — 10. grand zygomatique. — 11. petit zygomatique. — 12. masséter. — 13. peaucier (ce muscle est enlevé du côté droit. — 14. sterno-hyoïdien. — 15. scapulo-hyoïdien. — 16. sterno-cléido-mastoïdien. — 17. trapèze. — 18. grand pectoral. — 19. grand dentelé. — 20. grand dorsal. — 21. droit de l'abdomen. — 22. grand oblique. — 23. arcade crurale formée par le bord inférieur du grand oblique. — 24. muscles pyramidaux. — 25. deltoïde. — 26. biceps. — 27. triceps. — 28. coraco-brachial. — 29. brachial antérieur. — 30. rond pronateur. — 31. palmaire grêle. — 32. radial antérieur. — 33. cubital antérieur. — 34. grand supinateur. — 35. premier radial externe. — 36. court abducteur du pouce. — 37. adducteur du pouce. — 38. fléchisseur superficiel des doigts. — 39. adducteur du petit doigt. — 40. tenseur de l'aponévrose fascia-lata. — 41. couturier. — 42. droit antérieur de la cuisse. — 43. pectiné. — 44. portion terminale des psoas et iliaque réunis. — 45. adducteur de la cuisse. — 46. droit interne. — 47, 47. triceps. — 48. jambier antérieur. — 49. extenseur commun des orteils. — 50. extenseur propre du gros orteil. — 51. long péronier latéral. — 52. jumeau. — 53. soléaire.

masses charnues de la région postérieure du cou, insérées à l'occiput, est située en arrière du point d'appui, tandis que la résistance est en devant, exprimée par le poids de la face. Le *bras* de celle-ci beaucoup plus étendu que celui de la puissance, puisqu'il est mesuré par une ligne qui joindrait le menton à l'articulation occipito-atloïdienne, favorise la chûte de la tête vers le plan antérieur. Avec cela, et en supposant l'exclusion de toute prévoyance, la tête de l'homme aurait été sans grâce et sans noblesse, son regard attaché à la terre comme celui des autres animaux, aurait contraint l'intelligence à s'enfermer en quelque sorte dans les limites d'une vie purement instinctive. Mais cette disposition si ingrate d'un élément du levier céphalique a été fort heureusement balancée par l'énergie et la multiplicité des muscles extenseurs, aussi bien que par la direction des fibres qui s'insèrent au crâne sur une ligne perpendiculaire. Aussi la supériorité de la résistance basée sur la longueur du bras du levier, vient s'effacer devant des conditions organiques propres à la puissance, et la tête se trouve maintenue dans un équilibre solide sur la colonne vertébrale.

Ces exemples doivent nous suffire pour faire apprécier les bases sur lesquelles repose toute la mécanique animale. Bien des particularités se rencontrent ensuite dans la combinaison des conditions physiques appropriées aux divers mouvemens volontaires. Ces particularités vont successivement se produire dans l'examen circonstancié que nous allons faire de la motilité de chaque fraction de la machine. Mais avant tout, deux remarques d'une haute importance fixent notre attention : c'est que 1° il n'est point de système plus sagement conçu ni plus savamment combiné, pour des nuances en nombre incalculable d'une même fonction, que le système musculaire. Partout où le déplacement doit

PLANCHE 113

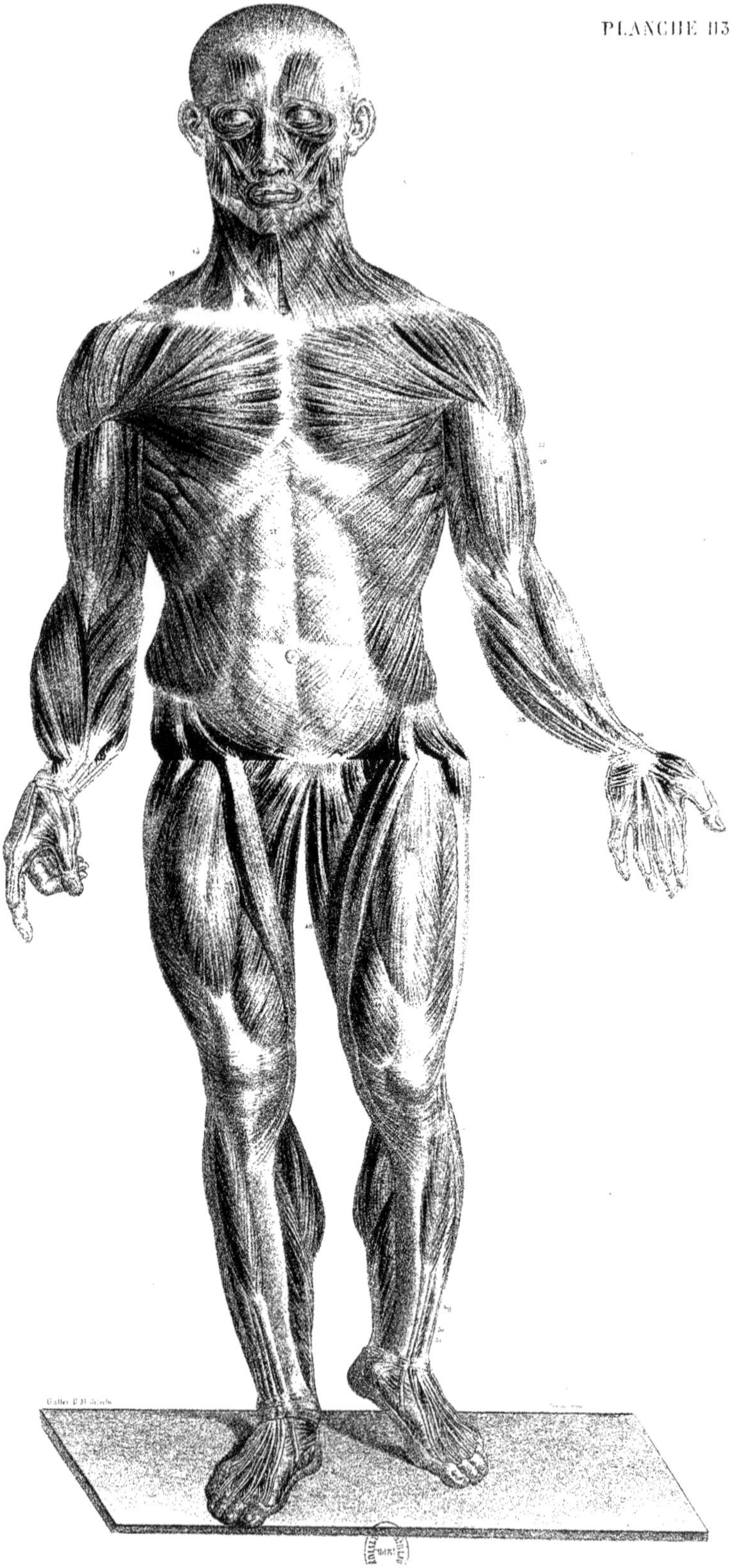

qui l'emprisonne, on reconnaît, à première vue, qu'il se compose d'un certain nombre de faisceaux divisés eux-mêmes en fascicules, lesquels ne sont autre chose qu'une réunion de fibres. On approche la loupe, et chaque fibre se montre à son tour comme un faisceau de filamens d'une singulière finesse. Il n'en fallait pas davantage pour que le goût du merveilleux inspirât à quelques esprits le désir d'arriver au dernier terme de ténuité, de s'emparer du filet type ou primitif. S'il faut en croire Leuwenhoëck, chaque fibre serait un petit muscle composé lui-même de fibrilles dans une desquelles il n'aurait pas compté moins de trois mille filamens. En fait d'investigation scientifique, on ne saurait pousser plus loin l'intrépidité, ou se laisser fasciner davantage par l'illusion. Mais ceux-là semblent avoir encore renchéri sur Leuwenhoëck, qui se sont mis à l'œuvre pour expliquer la contexture intime de la fibre charnue primitive. Les uns l'ont comparée à une sorte de ressort en spirale dont les contours seraient unis par des filets nerveux. D'autres n'ont vu en elle qu'un composé de vaisseaux artériels, veineux et lymphatiques, enveloppé d'une toile nerveuse. Tantôt elle n'est autre chose qu'une série de molécules ou de fibriles imbriquées, ou bien encore de globules microscopiques; tantôt elle est un tube creux géométriquement déterminé, conique pour les uns, et, pour d'autres, rempli de cellules rhomboïdales, sphéroïdales, etc. Mais, qu'on nous pardonne la sortie, il n'y a de creux dans tout cela que les rêves de ces divers obser- être très-rapide, le muscle va trouver un levier du troisième genre, et s'y fixer tout près du point d'appui : la briéveté du bras de la puissance contraste alors avec la longueur de son antagoniste, et un raccourcissement presque insensible de l'une fait parcourir à l'autre un espace considérable. Tout muscle est épais, volumineux, à fibres qui se pressent et se multiplient, lorsqu'il doit déployer une grande énergie, et, s'il est appelé à exécuter à lui seul des mouvemens en des sens différens, alors ses fibres s'irradient, l'ensemble de sa forme est véritablement celui d'un éventail, et le travail de contraction qu'il exécute, loin d'affecter à la fois toute sa masse, gagne successivement chaque groupe de fibres ou passe alternativement d'un groupe dans un autre. Ailleurs, si, pour se plier à l'harmonie des formes, le muscle est étendu sur une ligne parallèle à l'axe du levier, alors des os sésamoïdes se glissent sous le muscle tout près du lieu de ses attaches, et lui impriment une obliquité partielle sans laquelle l'énergie déployée n'aurait eu aucune portée. Cet office des os sésamoïdes est d'ailleurs rempli maintes fois par les leviers eux-mêmes qui se renflent à leurs extrémités, autant pour modifier la direction ingrate des muscles que pour constituer des surfaces articulaires. Au reste, presque partout plusieurs muscles concourent à une même opération, et il est rare qu'un de ses agens, quel qu'il soit, concentre toute sa puissance dans l'opération principale qui lui a été assignée. Le muscle grand pectoral, par exemple, a pour destination essentielle, de porter le bras en avant; mais si le corps est suspendu par les extrémités supérieures, il unit son action à celle du grand dorsal pour élever le tronc, ou bien à celle de tous les muscles dilatateurs de la poitrine pour produire l'inspiration. De même les muscles grand et petit obliques et droit de l'abdomen ont pour pre-

vateurs, et nous avons hâte d'en détourner notre examen, pour le fixer sur des considérations d'un objet plus utile, plus palpable et mieux avéré.

Il y a dans tout muscle une partie *charnue* et une partie *tendineuse*. La première le constitue réellement ce qu'il est, et c'est à elle que se rattachent les divers caractères que nous venons de passer en revue. Elle est formée par une grande multiplicité de fibriles excessivement déliées, enveloppées chacune d'une toile celluleuse qui se reproduit sur les fascicules, sur les faisceaux, sur les muscles et sur les paquets de muscles eux-mêmes, et chacune ayant pour élémens organiques des tissus vasculaire, cellulaire et nerveux. La coloration rouge qu'elle offre ne lui appartient pas en propre. Elle la doit au sang que lui apporte le tissu vasculaire. On peut aisément l'en priver par des lavages répétés. Quelques travaux délicats et consciencieux de MM. Dumas et Prévost rendent très-vraisemblables la pénétration des filets nerveux dans les muscles sous une direction perpendiculaire aux fibres, et le retour de ces mêmes filets aux branches qui les ont fournis ou à des branches plus voisines, après avoir embrassé les fibres musculeuses comme dans des espèces d'anses.

Quant à la partie *tendineuse*, *albuginée* ou *aponévrotique*, elle n'est qu'accessoire, et son office se réduit à l'insertion des muscles sur les os. Blanche, luisante et nacrée, comme le tissu fibreux dont elle est une dépendance, elle ne jouit ni d'extensibilité, ni de contractilité; mais elle est si intimement unie à la partie mier usage de courber la tige vertébrale en avant, d'incliner la poitrine sur le bassin, mais ils servent aussi à l'expiration en abaissant les côtes, et, en resserrant l'abdomen, à l'excrétion des matières fécales, des urines, à l'accouchement, etc. Ils sont, dans tous ces actes, collaborateurs, ou, physiologiquement parlant, congénères du muscle diaphragme, lequel remplit, à son tour, des fonctions extrêmement multiples puisqu'il agit non-seulement dans la respiration, dans la défécation, dans l'expulsion du fœtus, mais encore dans l'éternuement, la toux, le rire, le hoquet, etc. Cette communauté de puissances, cette synergie musculaire est une conception merveilleuse qui laisse bien loin derrière elle tout ce que l'industrie humaine peut enfanter de plus savant, de plus fini et de plus compliqué, et l'on peut avancer que tout, dans la création du système musculaire, a été conçu avec un rare bonheur, calculé et déterminé avec une précision mathématique, pour vaincre, à coup sûr et sans risque, les effets désavantageux qui résultent des dispositions nécessaires à la rapidité des mouvemens et à la régularité des formes.

2° Dans toute partie du corps, ce que l'on appelle *point fixe* ne se trouve pas tellement immobile qu'à son tour il ne puisse changer de rôle et obéir à certains mouvemens. Il est même vrai de dire que presque toujours les deux parties opposées sur lesquelles un muscle s'insère, jouissent d'une égale mobilité, de sorte qu'alternativement chacune de ces parties peut servir de point fixe à l'autre qui se meut. Admirable disposition qui donne aux mouvemens une immense supériorité numérique sur les agens qui les produisent! Comme exemple propre à développer cette proposition, prenons l'os hyoïde qui sert d'appui aux muscles moteurs de la mâchoire inférieure. La mécanique de l'action musculaire consiste, comme nous l'avons dit, dans

charnue qu'il est impossible d'affirmer que c'est ou par continuité ou par contiguité que ce rapport est établi. On réussirait plutôt à rompre l'une ou l'autre de ces substances qu'à les séparer.

Bien que les attaches des muscles s'opèrent généralement sur les os, il est d'autres organes qui reçoivent aussi ces insertions. C'est ainsi que des muscles peuvent se joindre entr'eux, comme le font ceux du périnée, les orbiculaires des lèvres et des paupières, ou bien s'attacher à la peau, comme le peaucier, le palmaire cutané, ou à une aponévrose comme le fascia-lata, et c'est avec ou sans l'intermédiaire du tissu fibreux que cette jonction s'effectue.

Ces préliminaires établis, nous allons aborder l'examen graphique de chaque muscle. Dans une entière liberté de choix, nous aurions préféré, pour méthode de classification, celle qui consiste à décrire les muscles d'après l'ordre de leur superposition, car elle est essentiellement *anatomique*, et la plus propre à mettre en évidence les rapports réciproques de ces organes. Mais il fallait faire concorder cette étude avec celle de la mécanique animale dont l'histoire se déroule dans les colonnes adjacentes à celles-ci; il fallait, dans la nature même de notre ouvrage, adapter, autant que possible, le signalement de la puissance au phénomène que cette puissance provoque. Force était donc pour nous de sacrifier une méthode de classification plus facile et généralement adoptée à une autre toute *physiologique* dont l'objet est de grouper et d'étudier les muscles

le plissement en zigzag des fibres charnues, plissement par lequel les deux extrémités opposées du muscle tendent à se rapprocher. Mais l'une de ces extrémités doit être fixe pour que l'autre soit entraînée plus efficacement par la contraction. Eh bien, il arrive presque toujours qu'un point qui était fixe pour un mouvement, devient mobile pour un autre. Ainsi les muscles qui vont de l'hyoïde à la mâchoire inférieure peuvent avoir successivement leur fixité à leurs deux extrémités, car l'hyoïde doit rester immobile pour que la mâchoire s'abaisse, et si, au contraire, l'hyoïde est appelé à s'élever, comme cela se remarque dans certaines modulations de la voix, alors la mâchoire est fixée et sert de point d'appui. Une telle opposition de phénomènes ne tient qu'à l'ordre d'après lequel procèdent les contractions des muscles.

Enfin, nous pouvons ajouter qu'une disposition très-fréquente est celle par laquelle l'insertion d'une extrémité d'un muscle est établie sur plusieurs parties à la fois; que certains muscles aussi, en agissant sur la partie où ils s'insèrent, entraînent dans leurs mouvemens des parties éloignées qui ne reçoivent aucune de leurs attaches, comme le muscle droit de l'abdomen qui fléchit le rachis, bien qu'il n'agisse directement que sur le thorax. Ces circonstances, jointes à celles que nous exposions tout à l'heure, démontrent suffisamment l'étonnante sagacité dont la nature a fait preuve pour varier à l'infini les mouvemens volontaires en limitant le nombre des agens.

Mouvemens de la colonne vertébrale.

Pour bien entendre le mécanisme des mouvemens d'une partie quelconque du corps, trois choses sont essentielles à connaître : le levier sur lequel s'exécutent ces mouvemens; les moyens qui fixent le levier sur ses points

d'après leurs usages. C'est celle-ci que nous avons donc adopté.

§ 1. — *Muscles qui meuvent la colonne vertébrale.*

Il existe, à la région postérieure du tronc, un nombre considérable de muscles disposés par couches successives, dont quatre seulement appartiennent en propre au rachis : tous les autres prennent leur point fixe sur cette tige, mais leur point mobile est ailleurs. Ce que nous disons de la région postérieure est applicable aux régions latérales et antérieure qui ne comptent chacune qu'un seul muscle propre. Et, à cet égard, nous devons signaler de suite une règle générale, savoir : que, pour chaque région du squelette, les muscles *propres* sont toujours les plus profondément situés, tandis que les *communs*, ou ceux qui meuvent plus particulièrement les régions circonvoisines, sont placés à la superficie.

Aussi les muscles propres du rachis reposent immédiatement sur cette tige, les *postérieurs* ou *extenseurs*, dans les gouttières vertébrales, les *latéraux* ou *fléchisseurs*, entre les apophyses transverses et les épineuses, l'*antérieur*, fléchisseur aussi, sur le corps des vertèbres.

Muscles extenseurs. Ce sont le *sacro-lombaire*, le *long dorsal*, le *transversaire épineux* et les *interépineux*.

Depuis Chaussier, on désigne ces quatre muscles sous le nom collectif de *sacro-spinal*, masse énorme qui, s'étendant de l'extrémité inférieure du sacrum d'appui ; les agens qui en déterminent le jeu.

La colonne vertébrale est le levier qui supporte tous les grands mouvemens du tronc. Composée de 24 pièces qui reposent les unes sur les autres par un grand nombre de surfaces, et appelée à exécuter des mouvemens de flexion, d'extension et de circumduction soit généraux, soit partiels, elle exigeait des moyens compliqués destinés à faciliter ces mouvemens et à établir la jonction mutuelle des pièces constituantes.

Ces moyens sont des cartilages et des membranes synoviales, d'une part, et, de l'autre, des ligamens.

Les *cartilages* encroûtent toutes les surfaces articulaires, celles des apophyses comme celles du corps des vertèbres. Ils consistent en une lame très-mince qui adhère de la manière la plus intime à la substance osseuse. Les *membranes* synoviales n'existent qu'entre les apophyses articulaires. Elles sont très-petites, en raison du peu d'étendue des surfaces qu'elles séparent, et si faibles que certains anatomistes ne les distinguent pas des fibres ligamenteuses qui enchaînent ces surfaces entr'elles.

Les *ligamens* sont nombreux et généralement très-forts. Les plus remarquables correspondent aux surfaces cartilagineuses du corps des vertèbres. Ils consistent en de gros disques cylindriques d'une substance fibro-cartilagineuse, épaisse et dure à la circonférence, mince et pulpeuse au centre, unissant fortement les faces correspondantes des corps vertébraux. C'est à l'affaissement subi par ces ligamens, à l'absorption des sucs contenus dans leur intérieur, qu'il faut attribuer la diminution momentanée de la taille, à la suite de la danse, d'une course et de tout exercice laborieux et prolongé. Les autres ligamens, répartis sur presque toute la circonférence du rachis et dans le canal rachi-

aux vertèbres du cou, et offrant une grande complication, exige, pour la facilité de l'étude, que nous lui conservions les divisions établies par la scolastique.

1. Le muscle *sacro-lombaire* est, au point de son origine, une masse charnue très-épaisse, fixée dans la gouttière sacro-iliaque et sur l'épine iliaque postérieure et supérieure. Il s'amincit ensuite en se portant verticalement en haut, et il subit un grand nombre de divisions qui se fixent, par autant de petits tendons, à l'angle des six côtes inférieures. Mais le sacro-lombaire ne s'achève pas là. Des faisceaux de renforcement, partant de l'angle de toutes les côtes, s'élèvent jusqu'au cou, et s'insèrent par des extrémités tendineuses aux apophyses transverses des quatre ou cinq vertèbres cervicales.

Le sacro-lombaire est recouvert, en arrière et de bas en haut, par une aponévrose très-épaisse qui, attachée, d'une part, aux apophyses épineuses lombaires et sacrées, de l'autre, à la crête iliaque postérieure, convertit la gouttière lombo-sacrée en une véritable gaîne; par le feuillet postérieur de l'aponévrose du transverse, et par les muscles petits dentelés postérieurs, grand dorsal, trapèze et rhomboïde. En devant, il répond au feuillet moyen de l'aponévrose du transverse, aux côtes et aux muscles intercostaux externes. Son bord externe est logé, à son origine, dans l'angle de réunion des feuillets postérieur et moyen de l'aponévrose du transverse; l'interne est en contact avec le long dorsal.

2. Le muscle *long dorsal* est situé en dien, sont 1° le ligament *vertébral antérieur*, espèce de ruban qui s'étend depuis l'axis jusqu'au sacrum, en passant au-devant du corps de toutes les vertèbres, et adhérant aux disques fibro-cartilagineux; 2° le ligament *vertébral postérieur*, semblable au précédent et placé derrière le corps des vertèbres, dans l'intérieur du canal rachidien; 3° quelques fibres éparses distribuées autour des apophyses articulaires; 4° le ligament *surépineux*, petit cordon qui parcourt le sommet des apophyses épineuses dorsales et lombaires en y adhérant fortement; 5° les ligamens *interépineux*, compris entre les apophyses épineuses; 6° enfin, les ligamens *jaunes*, souples, élastiques et très-résistans à la fois, fixés aux bords des lames des vertèbres et joignant ces lames entr'elles.

Il ne fallait rien moins qu'une série de chaînes si habilement disposées et d'une texture si ferme pour consolider tant de pièces empilées les unes sur les autres, auxquelles aboutit le moindre mouvement du corps et qui renferment dans leur canal central le plus important et le plus délicat des organes. Mais si solide et si intime que soit cette connexion, et bien qu'à sa faveur le rachis s'offre sous l'aspect d'une colonne continue, chaque vertèbre peut néanmoins glisser, osciller dans tous les sens sur celle qui la précède et celle qui la suit, de sorte que les ligamens paraissent plutôt destinés à borner les mouvemens des vertèbres qu'à cimenter ces pièces entr'elles. A la vérité, ce glissement n'est guère sensible sur une vertèbre prise isolément, mais reproduit sur toutes à la fois, il communique à la colonne vertébrale des mouvemens généraux de flexion, d'extension, d'inclinaison latérale et de rotation que l'on voit s'exercer dans une assez grande étendue.

Faut-il dire les modifications qui se passent dans les articulations vertébrales quand un

dedans du précédent et participe, à peu de chose près, de la même origine. De la gouttière sacrée qu'il remplit et aux parois de laquelle il adhère, il monte dans la gouttière lombaire où de nouvelles fibres charnues qui naissent de l'aponévrose d'enveloppe, augmentent considérablement son volume. Il se divise alors, comme le sacro-lombaire, en de nombreux faisceaux dont les uns, *externes*, s'insèrent au bord inférieur des sept ou huit dernières côtes, les autres, *moyens* et les plus longs, à toutes les apophyses transverses dorsales, et les derniers, *internes*, aux apophyses épineuses des cinq ou six premières vertèbres dorsales.

Le long dorsal, par ses faces antérieure

PLANCHE CXIV.

Système musculaire. — Plan postérieur et superficiel.

N° 1. Muscle occipito-frontal. — 2. aponévrose temporale. — 3. origine du muscle sterno-cleïdo-mastoïdien. — 4. muscle splénius. — 5. grand complexus. — 6 trapèze. — 7. rhomboïde. — 8. deltoïde. — 9. sous-épineux. — 10. petit rond. — 11. grand rond. — 12. grand dorsal. — 13. grand oblique de l'abdomen. — 14. grand fessier. — 15. moyen fessier. — 16. biceps fémoral. — 17. demi-tendineux. — 18. demi-membraneux. — 19. droit interne. — 20. adducteur. — 21. triceps fémoral. — 22, 22. jumeaux. — 23. soléaire. — 24. long péronier latéral. — 25. fléchisseur commun des orteils. — 26. pédieux. — 27. triceps brachial. — 28. long supinateur. — 29. anconé. — 30. cubital postérieur. — 31. adducteur du petit doigt. — 32. extenseur propre de ce même doigt. — 33. extenseur commun des doigts. — 34. premier radial externe. — 35. second radial externe. — 36, 37. long et court extenseurs du pouce. — 38, 39. long et court adducteur du même doigt. — 40. extenseur propre de l'indicateur. — 41, 41. interosseux.

mouvement s'y produit? Si la colonne s'incline en avant, se fléchit, le ligament vertébral commun antérieur se relâche, tandis que le postérieur et les ligamens jaunes et les épineux se distendent; les disques intervertébraux s'affaissent en avant et la substance molle dont ils sont imprégnés, refoulée en arrière, accroît leur épaisseur dans ce dernier sens. Des dispositions opposées résultent de l'extension du rachis ou de son rejet en arrière. Dans l'inclinaison latérale, les disques et tous les ligamens sont affaissés du côté où le mouvement se fait. Dans la rotation, c'est un tiraillement que les fibres ligamenteuses subissent, et la pulpe des disques est toujours refoulée du côté de la moindre pression.

La mobilité du rachis, extrêmement bornée dans chaque vertèbre en particulier, est, au contraire, très-sensible dans l'ensemble, comme nous l'avons dit. Mais on ne la voit pas uniformément répartie sur toutes les régions. Sans parler du sacrum dont l'enclavement entre les os des îles, fait préjuger que tout, pour lui, se borne aux mouvemens généraux que le bassin reçoit des extrémités inférieures, il y a dans la circonscription dorsale quelques particularités mécaniques qui rendent là fort obscure toute espèce de mouvement. L'inclinaison si prononcée des apophyses épineuses qui se touchent, à la base, par leurs bords opposés, est une entrave à l'extension. La flexion, soit antérieure, soit latérale, y est rendue tout-à-fait nulle par la présence du sternum et par celle des côtes, d'où il résulte que le jeu de la partie dorsale est presque tout subordonné à celui des autres régions du rachis. Il n'en est pas de même dans la région des lombes ni dans celle du cou. On sait jusqu'à quel point un exercice entrepris dès le bas âge permet aux bateleurs de tordre et de courber leur tige vertébrale. Ce n'est pas moins que l'éten-

PLANCHE 114.

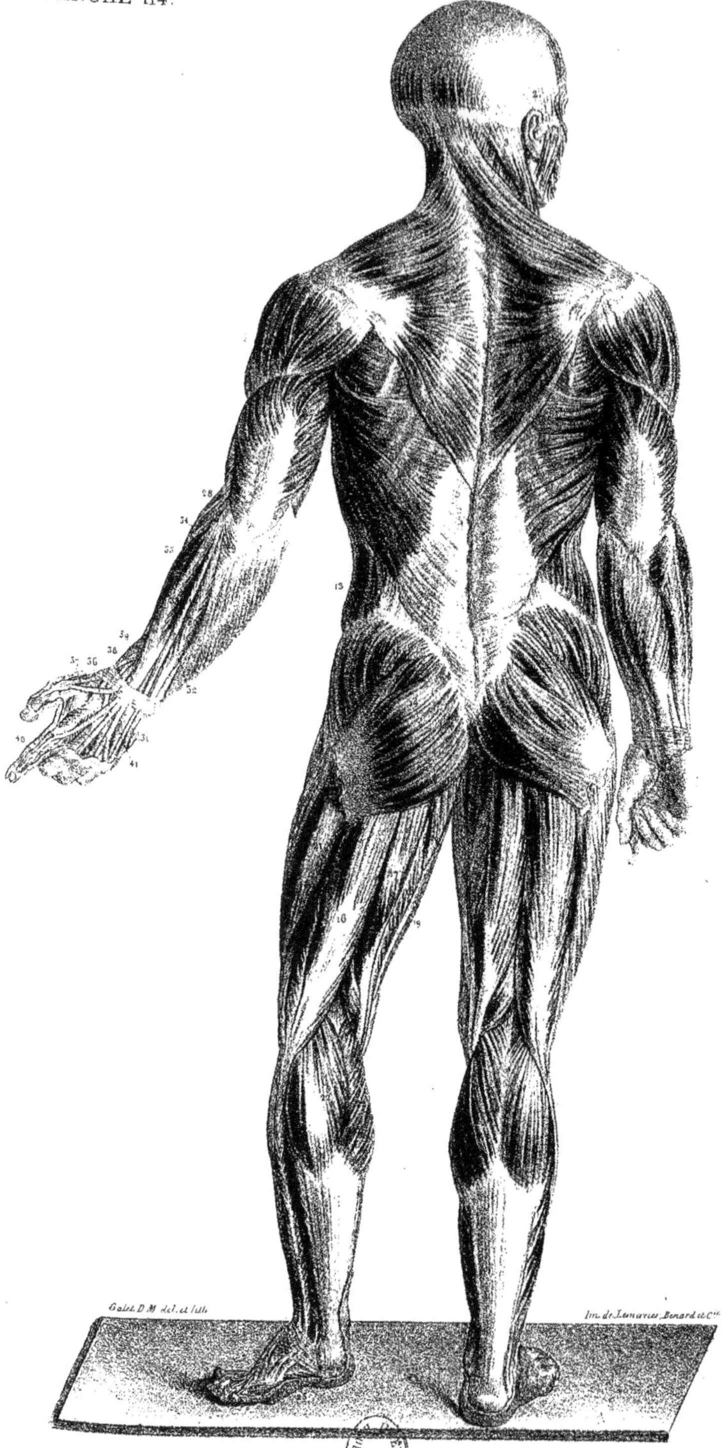

Galet D.M del. et lith. Im. de Lemercier, Benard et Cie

et postérieure, répond à peu près aux mêmes parties que le sacro-lombaire. Son bord externe, confondu avec ce muscle dans les régions sacrée et lombaire, en est parfaitement distinct au dos; son bord interne touche les apophyses épineuses.

3. Le muscle *transversaire épineux* occupe, à son origine, la gouttière sacrée, comme les deux précédens, de sorte que cette gouttière est le siége d'une grosse masse charnue à laquelle on donne justement le nom de *masse commune* aux muscles spinaux postérieurs. Parvenu dans la gouttière lombaire, entre les apophyses articulaires et les épineuses, le transversaire s'appuie, par de nombreux faisceaux tendineux, sur les apophyses articulaires qui lui servent ainsi comme de nouveaux points d'adhérence. Au dos, il se sépare nettement des autres muscles, et bien qu'il reçoive quelques petits trousseaux tendineux et charnus des cinq ou six apophyses transverses dorsales, il est comme réduit en un simple petit cordon qui va se perdre par de très-grêles divisions sur les premières apophyses épineuses. Mais par contre, à l'endroit de cette réduction, des faisceaux de renforcement viennent accroître son volume et étendre sa terminaison sur toute la longueur de la région cervicale. Ces faisceaux qui remplissent, ramassés en un paquet charnu, la gouttière des vertèbres du cou, naissent des apophyses transverses des cinq ou six premières vertèbres du dos et de celles des cinq dernières du cou pour aller s'insérer aux apophyses épineuses des six dernières vertèbres cervicales. due d'un demi cercle qu'ils lui font parcourir, lorsqu'ils renversent leur tête en arrière et la dirigent vers les talons. Quant à la flexion tant latérale qu'antérieure, elle est, à la région du cou, si facile, que la tempe peut se beaucoup rapprocher du moignon de l'épaule, et le menton atteindre la partie supérieure du sternum. Aux lombes, le mouvement le plus étendu est celui de la rotation, ce qui tient particulièrement à la coupe respective des deux surfaces de chaque paire d'apophyses articulaires, la supérieure, légèrement arrondie, roulant dans l'inférieure creusée en forme de godet.

Les puissances qui déterminent ce jeu varié du rachis, sont toutes celles qui ont des adhérences sur un point quelconque du tronc. Leur nombre est très-considérable, et elles sont pour la plupart indirectes. On conçoit cependant qu'il ne doit être ici question que des puissances directes destinées à faire mouvoir plus particulièrement le rachis que les parties circonvoisines.

Parmi ces puissances directes celles qui déterminent la flexion soit antérieure, soit latérale, sont de peu d'importance. Représentées par de très-petits muscles, le long du cou en avant, les intertransversaires sur les côtés, elles exercent une force si médiocre, que, sans le supplément qui leur vient du poids énorme des viscères pulmonaires et abdominaux, de quelques muscles indirects, tels que les psoas, les scalènes et les carrés des lombes, et de l'action même des muscles extenseurs, l'utilité de leur existence pourrait presque être mise en question.

C'est sur le plan postérieur du rachis qu'il faut aller chercher les puissances motrices véritablement efficaces. Là sont les muscles extenseurs chargés de redresser le tronc, de le maintenir dans une situation verticale, de vaincre, à cet effet, le poids des masses viscérales, appendues toutes sur le devant du

Cette masse de prolongement du transversaire épineux est encore augmentée par d'autres petits faisceaux que les auteurs ont désignés par le nom collectif de *muscle transversaire*. Ceux-ci naissent, par des tendons, des apophyses transverses des cinq ou six vertèbres dorsales qui suivent les deux premières et vont se perdre, par des tendons aussi, sur les apophyses transverses des cinq dernières vertèbres cervicales.

Le transversaire épineux, dans les ré-

PLANCHE CXV.

Muscles sacro-spinal, grand et petit droits postérieurs de la tête, grand et petit obliques.

N° 1. Masse commune du sacro-spinal. On a laissé en 2 une portion de son aponévrose. — 3. muscle sacro-lombaire. — 4. sa séparation du long dorsal. — 5, 5, 5. ses divisions successives s'insérant à l'angle des côtes 6, 6, 6,... — 7, 7, 7... ses faisceaux de renforcement partant de l'angle des côtes et se terminant aux apophyses transverses cervicales 8, 8, 8, 8.

9. Muscle long dorsal. — 10, 10, 10... ses divisions externes fixées au bord inférieur des sept dernières côtes. — 11, 11, 11. ses divisions moyennes fixées aux apophyses transverses dorsales. — 12, 12, 12. ses divisions internes s'insérant aux apophyses épineuses dorsales.

13. Muscle transversaire épineux figuré seul du côté droit. — 14. son trajet dans la gouttière lombaire. — 15. portion de ce muscle soulevée avec une airigue pour faire voir ses faisceaux générateurs partant des apophyses articulaires. — 16, 16, 16. faisceaux de renforcement naissant en 17, 17, 17. des apophyses transverses dorsales et cervicales, et finissant en 18, 18, 18. aux apophyses épineuses cervicales. — 19. muscle transversaire des auteurs. — 20, 20, 20. muscles intertransversaires. — 21, 21, 21. muscles interépineux. — 22. grand droit postérieur de la tête. — 23. petit droit. — 24. grand oblique. — 25. petit oblique.

corps. Et, comme il fallait que ces muscles, d'après la loi de l'harmonie des formes, ne fissent point de saillie au dehors, le parallélisme qu'ils gardent par rapport au rachis et qui est une condition dynamique si désavantageuse, devait trouver son correctif dans un grand développement de substance. Il ne faut que jeter un regard sur la masse du sacro-spinal pour juger de son énergie. La configuration de ce muscle n'est pas moins remarquable. Elle est appropriée à la multiplicité des pièces qu'il doit mouvoir. C'est un véritable crampon, une espèce de main dont la paume adhérante au sacrum va, en s'élargissant, vers la colonne vertébrale, et en se divisant comme une infinité de doigts qui cherchent les apophyses des vertèbres et les extrémités postérieures des côtes, s'y cramponnent vigoureusement et, par leur contraction, étendent le rachis, le redressent et s'opposent à sa flexion.

Il est aisé, à la faveur de cette image, de se faire une idée du mécanisme des extenseurs vertébraux. Chaque vertèbre peut être considérée comme un levier du premier genre ayant le point fixe à son corps, la puissance en arrière à l'insertion multiple des muscles spinaux, et la résistance en avant représentée par le poids du tronc. Les muscles interépineux qui ne dépassent point la ligne médiane, redressent directement chaque vertèbre, ils étendent le cou et les lombes en rapprochant les unes des autres les apophyses épineuses de ces régions. Les muscles transversaires épineux, long dorsal et sacro-lombaire exercent un jeu plus varié, en raison de la diversité de leurs points d'insertion. Ainsi le transversaire dont les divisions se portent obliquement en dedans, des apophyses transverses et articulaires aux apophyses épineuses, ne se borne pas à redresser le tronc, il lui imprime encore une traction latérale de laquelle résulte un mouvement de rotation du côté

PLANCHE 115.

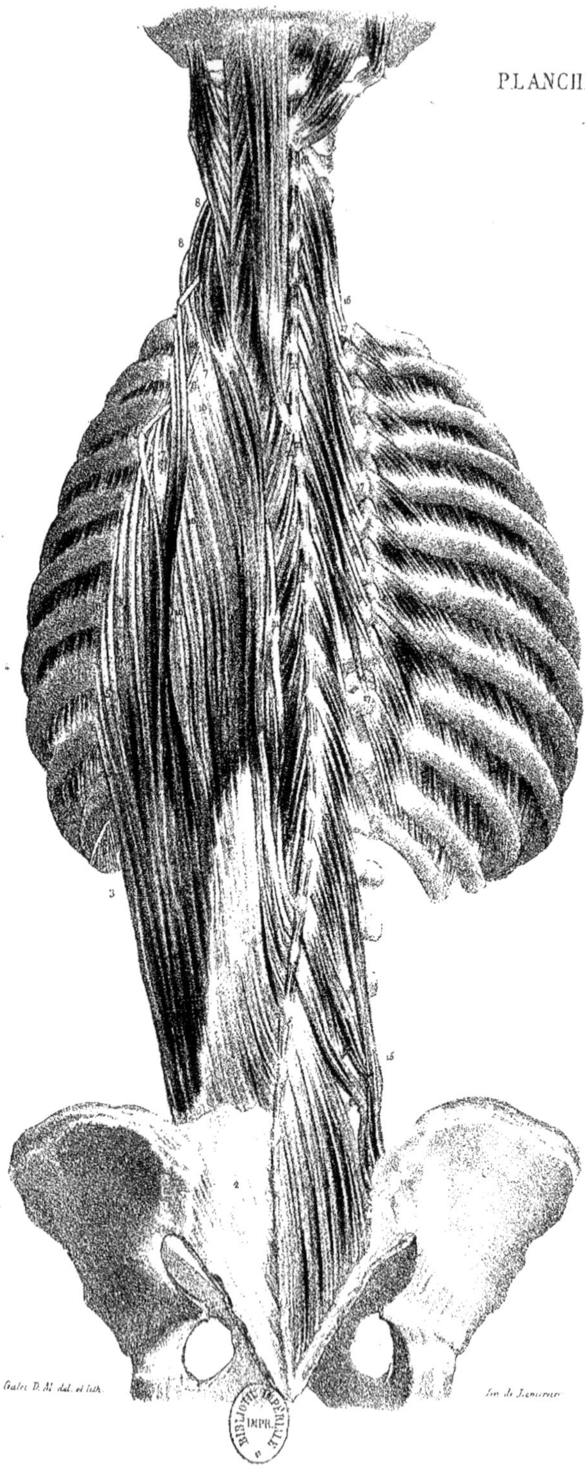

Galet D. M. del. et lith.

Imp. de Lemercier

gions sacrée et lombaire, entretient avec les parties voisines, les mêmes connexions que le sacro-lombaire et le long dorsal. Dans le reste de son étendue, il répond, en avant, aux lames des vertèbres; en arrière, au muscle long dorsal, aux nerfs cervicaux postérieurs et au muscle grand complexus; en dedans, aux apophyses épineuses et aux muscles interépineux.

4. Les muscles *interépineux* n'existent qu'à la région du cou. Ils occupent l'espace compris entre les apophyses épineuses. Rangés par paires, aplatis transversalement et quadrilatères, ils répondent, en dehors, au transversaire épineux, et, en dedans, à du tissu cellulaire qui les sépare de leurs analogues du côté opposé.

Muscles fléchisseurs latéraux. L'indication que nous venons de donner des innombrables points d'attache des muscles extenseurs, laisse entrevoir que ces mêmes muscles servent aussi à la flexion latérale du rachis. Mais il en est d'autres qui appartiennent exclusivement à la région latérale, et qui concourent particulièrement à la flexion : ce sont les intertransversaires. On peut admettre aussi, quoique une partie des attaches se fasse en dehors du rachis, les scalènes et le carré des lombes.

1. Les muscles *intertransversaires* n'occupent que les régions cervicale et lombaire. Minces, quadrilatères et disposés par paires comme les interépineux, ils remplissent l'espace compris entre les apophyses transverses des régions indiquées. Il existe, pour chaque espace, un intertransversaire antérieur opposé. Cette torsion est aussi provoquée par le sacro-lombaire et par le long dorsal, mais elle s'effectue du côté même de la contraction, parce que les faisceaux de ces muscles sont obliques de dedans en dehors.

Quant à l'ordre d'après lequel les puissances spéciales exécutent leur jeu, il n'est pas moins facile à saisir. Le sacrum, dont la résistance est à toute épreuve, sert d'appui à la masse charnue qui agit sur la région lombaire. Les vertèbres lombaires soutiennent les faisceaux qui redressent la colonne dorsale, laquelle, à son tour, donne appui aux muscles qui agissent sur la région du cou et sur la tête. Voilà ce qui se passe dans la station, mais on conçoit que si le corps est renversé, il faut, pour que le rachis se meuve, que la succession du jeu musculaire soit intervertie, que les contractions s'étendent graduellement de la tête vers le sacrum.

Mouvement de la tête sur la colonne vertébrale.

Les deux premières vertèbres cervicales, l'atlas et l'axis, se trouvent disposées de manière à ce qu'elles peuvent jouer largement l'une sur l'autre ou toutes deux à la fois sur l'occipital. Elles offrent, à cet effet, une triple articulation dont les formes aussi multiples qu'ingénieusement combinées, sont les conditions fondamentales du jeu de la tête sur le rachis. Des plaques cartilagineuses et des membranes synoviales revêtent les surfaces de contact et facilitent le glissement des pièces les unes sur les autres. Des ligamens établissent la jonction de ces pièces: nous allons les faire connaître. Ces ligamens sont les uns *extérieurs* les autres *intérieurs*.

Les premiers consistent 1° en une membrane fibreuse, appelée ligament *occipito-atloïdien*, et divisée en quatre bandelettes

et un postérieur. Au cou, les antérieurs sont en rapport avec le grand droit antérieur de la tête, les postérieurs avec le splénius et le transversaire épineux. Aux lombes, les premiers correspondent au carré des lombes, les autres au sacro-lombaire.

2. Le *scalène antérieur* représente un intertransversaire cervical. Une épaisse aponévrose, fixée au milieu de la face supérieure de la première côte, marque son origine. Les fibres charnues qui s'en dégagent se portent, réunies, en haut et en dedans, et bientôt se divisent en quatre faisceaux pour s'insérer, au moyen de tendons, aux apophyses transverses des quatre vertèbres cervicales qui précèdent la dernière.

Couché sur les premières branches du plexus brachial et sur l'artère sous-clavière, le scalène antérieur est recouvert par les sterno-mastoïdien et omoplat-hyoïdien, par la veine sous-clavière, par les artères cervicales transverse et ascendante et par le nerf diaphragmatique.

3. Le *scalène postérieur* ne diffère du précédent, en arrière duquel il est placé, que par un peu plus de volume et de longueur. Il naît par des languettes aponévrotiques distinctes du bord supérieur de la seconde côte et de la face supérieure de la première. Après avoir longé la face postérieure du scalène antérieur, il se divise en six faisceaux qui, par autant de petits tendons, s'insèrent aux apophyses transverses des six dernières vertèbres cervicales.

Il répond, en avant, à l'artère sous-clavière et au plexus brachial; en dont l'une *moyenne antérieure*, cylindrique, très-épaisse, se porte du tubercule antérieur de l'atlas au bord antérieur du trou occipital sur la surface basilaire, la seconde *moyenne postérieure* unit le grand arc de l'atlas au bord postérieur du trou occipital, les deux autres latérales s'étendent de la base des apophyses transverses de l'atlas à l'éminence jugulaire de l'occipital; 2° en quelques fibres qui entourent l'articulation des condyles occipitaux avec l'atlas et qui sont plus appréciables, plus serrées en devant que sur les autres points; 3° en un faisceau fibreux très-épais (ligament *atloïdo-axoïdien antérieur*), unissant le bord inférieur de l'arc antérieur de l'atlas à la face antérieure du corps de l'axis, et confondant ses fibres avec celles du ligament vertébral commun antérieur; 4° enfin, en une toile fibreuse très-mince (ligament *atloïdo-axoïdien postérieur*) remplissant, à l'égard des deux vertèbres qu'elle joint, l'office des ligamens jaunes par rapport aux lames des autres vertèbres.

Les moyens d'union *intérieurs* sont: 1° les ligamens *occipito-axoïdiens*, au nombre de trois, un moyen et deux latéraux, le *premier* naissant du bord antérieur du trou occipital par un faisceau unique qui bientôt se divise en trois couches pour s'unir successivement avec le ligament transverse, avec la face postérieure du corps de l'axis et avec le ligament vertébral commun postérieur; les *deux autres* s'étendant des parties latérales de la gouttière basilaire jusqu'à la face postérieure de l'axis; 2° les ligamens *odontoïdiens*, au nombre de trois pareillement, un *moyen* qui, du bord antérieur du trou occipital, va se fixer au sommet de l'apophyse odontoïde, deux *latéraux* beaucoup plus forts et cylindriques, fixés, d'une part, à la face interne des condyles occipitaux; de l'autre, aux parties latérales du sommet de l'apophyse odontoïde; 3° le ligament *trans-*

arrière, aux sacro-lombaire, transversaire, splénius et angulaire de l'omoplate.

4. Le *carré des lombes* occupe la partie inférieure et latérale du rachis. Il est aplati et quadrilatère. Une forte aponévrose le fixe en bas à la partie moyenne et postérieure de la crête iliaque et au ligament ilio-lombaire. Ses attaches supérieures se font, par des fibres aponévrotiques, au bord inférieur de la dernière côte et au sommet des apophyses transverses des quatre premières vertèbres lombaires.

Contenu dans une sorte de gaîne formée par les feuillets antérieur et moyen de l'aponévrose abdominale postérieure, il répond médiatement, en avant, à l'intestin colon, au rein, au psoas et au diaphragme; en arrière, à la portion lombaire du sacro-spinal.

Muscle fléchisseur antérieur. Ce muscle est le *long du cou*. Alongé, aplati, fusiforme, il siége sur la face antérieure du rachis, commençant au tubercule de l'arc antérieur de l'atlas et finissant au corps de la troisième vertèbre dorsale. Sa face antérieure est couverte par le pharynx, par l'œsophage, la carotide et la veine jugulaire internes, les nerfs pneumogastrique et grand sympatique. La postérieure adhère, par des fibres aponévrotiques, au corps des vertèbres qu'elle recouvre. Ses bords sont implantés aux apophyses transverses des cinq vertèbres cervicales inférieures.

verse, faisceau fibreux très-dense et très-épais, transversalement situé, courbé en tiers de cercle derrière l'apophyse odontoïde de l'axis, et attaché par ses deux bouts aux masses latérales de l'atlas. Ce ligament, libre par sa face postérieure qui regarde le canal vertébral, est appliqué, par l'antérieure, contre l'apophyse odontoïde, mais ce contact n'est pas immédiat. Une capsule synoviale s'interpose entre le ligament et l'apophyse, et celle-ci, en outre, est encroûtée d'une mince couche cartilagineuse, ce qui simule les articulations mobiles tout-à-fait osseuses.

Nous pouvons, d'après ces données, concevoir, sans difficulté, tous les mouvemens de la tête sur le rachis. Ils doivent être distingués en ceux de la tête sur l'atlas et en ceux de l'atlas sur l'axis. Aux premiers appartiennent la flexion, l'extension et l'inclinaison latérale; aux seconds se rapporte la rotation.

Les mouvemens de la tête sur l'atlas ne peuvent s'établir si la région cervicale n'est préalablement fixée. Sans cette condition, au lieu de mouvemens propres, spéciaux, on ne saurait avoir que des mouvemens de la tête sur toutes les vertèbres du cou. Autant ces derniers sont faciles et étendus, autant les premiers sont bornés et laborieux. Cette difficulté du jeu de la tête sur l'atlas dépend de la multiplicité et de la force des ligamens qui maintiennent les condyles dans leurs cavités, aussi bien que de la direction opposée de ces mêmes condyles qui se font obstacle l'un à l'autre. La tête et l'atlas semblent véritablement ne constituer qu'un seul et même système. Or cette disposition est la plus favorable à la rotation. Lorsqu'on dit que la tête tourne sur la colonne vertébrale, c'est l'atlas qui tourne sur l'axis et entraîne la tête qui fait corps avec lui. Ce mouvement est le seul qui s'exécute dans l'articu-

§ 2. — *Muscles qui meuvent la tête sur la colonne vertébrale.*

Ces muscles, moins compliqués, mieux distincts et beaucoup plus nombreux que les précédents, se divisent comme ceux-ci en extenseurs, fléchisseurs latéraux et fléchisseurs antérieurs.

Muscles extenseurs. Ils siégent tous en arrière du cou et peuvent être distingués en trois couches : 1° une couche profonde qui comprend les *grand et petit droits postérieurs de la tête*, *le grand oblique* ou *transversaire épineux de l'atlas*, le *petit oblique* ou *transversaire épineux de la tête ;* 2° une couche moyenne où sont les *grand* et *petit complexus* et le *splénius* ; 3° une couche superficielle ne comprenant que le *trapèze.*

1. Le *grand droit postérieur de la tête* est un muscle aplati, triangulaire qui naît par quelques fibres tendineuses très-courtes, du sommet de l'apophyse épineuse de l'axis et monte obliquement en dehors et en s'élargissant se fixer à l'occipital au-dessus de la ligne courbe inférieure.

2. Le *petit droit* est presque confondu avec le précédent, mais il est bien moins étendu et moins oblique, car il part du tubercule de l'arc postérieur de l'atlas et se termine à côté de la crête de l'occipital.

3. Le *grand oblique* représente un faisceau charnu cylindrique qui se porte presque horizontalement du sommet de l'apophyse épineuse de l'axis au sommet de l'apophyse transverse de l'atlas.

4. Le *petit oblique* naît de cette dernation atloïdo-axoïdienne. Il a, pour condition mécanique essentielle, la présence de l'apophyse odontoïde dans l'anneau moitié fibreux moitié osseux de l'atlas. C'est véritablement un essieu sur lequel une roue décrit un demi cercle. L'odontoïde est si fortement maintenue, si bien enclavée dans son anneau, qu'elle ne peut agir ni en avant ni en arrière. Il ne faudrait rien moins qu'une rupture des épais ligamens qui la fixent au crâne pour qu'un jeu différent de celui de la rotation pût s'y faire. Cette rupture a eu lieu quelquefois, et toujours elle a été mortelle, par la raison que l'apophyse odontoïde, engagée sous le ligament transverse, a comprimé, dilacéré la moëlle épinière à son origine. Tel est le danger de la luxation de l'atlas. C'est elle que quelques exécuteurs déterminent dans la pendaison lorsque, par un coup violent porté sur l'occiput, ils communiquent à l'odontoïde un jeu de bascule qui lui fait perdre sa situation verticale par la rupture de ses chaînes ligamenteuses.

Dans l'analogie établie par d'illustres anatomistes entre la tête et la colonne vertébrale, il y a un côté outré, chargé de rapprochemens plus ou moins bizarres qui ne se sont jamais offerts à l'intention de la nature. Mais il y a aussi un côté vrai. C'est du point de vue de la mécanique que l'on peut surtout considérer la tête comme une continuation, une dépendance de la colonne vertébrale. N'y a-t-il pas, en effet, des rugosités, des protubérances qui simulent, dans des proportions à la vérité bien réduites, les apophyses des vertèbres? N'y a-t-il pas une articulation mobile? Les puissances motrices n'y sont-elles pas une suite de celles du rachis?

La tête est véritablement la première de toutes les vertèbres. Le point d'appui, dans ses mouvemens généraux, se trouve toujours

nière apophyse par de longues fibres, aponévrotiques, et se dirige, en haut, vers l'occipital sur lequel il s'insère au-dessous de l'extrémité externe de la ligne courbe supérieure.

Ces quatre muscles répondent, en devant, à l'arc postérieur de l'atlas et aux toiles ligamenteuses qui unissent la tête aux deux premières vertèbres cervicales ; en arrière, ils sont en rapport avec un paquet de tissu cellulaire qui les sépare du grand complexus.

5. Le *grand complexus* se distingue par sa grande étendue, car il recouvre toute la face postérieure du cou et une partie du dos. Il est aplati, à peu près vertical, plus large en haut qu'en bas. Il naît par des digitations tendineuses des apophyses transverses des cinq premières vertèbres du dos et des apophyses transverses et articulaires des quatre dernières vertèbres du cou. Les faisceaux charnus qui succèdent à ces tendons s'élèvent unis entr'eux mais affectant des directions différentes : les plus longs sont presque verticaux; les autres sont d'autant plus obliques de dehors en dedans qu'ils deviennent plus courts. Ils s'insèrent de champ sur la moitié interne de l'espace compris entre les deux lignes courbes de l'occipital.

Ce muscle est recouvert par le trapèze, le splénius, le petit complexus, le transversaire et le long dorsal ; il recouvre lui-même le transversaire épineux, les droits et les obliques postérieurs de la tête.

6. Le *petit complexus* situé en arrière et au côté du cou, très-mince et très-entre la puissance et la résistance, à l'articulation atloïdo-axoïdienne. Ici encore, levier du premier genre.

Mais combien cette première vertèbre se différencie de toutes les autres par son volume et par sa pesanteur! Pourrait-on supposer que les muscles spinaux devraient suffire à sa locomotion? Ces languettes du sacro-spinal, si minces, si déliées, tout au plus assez fortes pour décider sur chaque vertèbre de légères oscillations, ne convenaient plus à cette énorme masse qui couronne le tronc. Il fallait pour la tête un surcroît d'énergie musculaire proportionné à l'antagonisme de la résistance et propre à déterminer des mouvemens plus libres, plus étendus, mieux caractérisés. La nature a rempli cet objet par l'établissement des muscles droits et des obliques.

Néanmoins, au degré d'énergie près, les mouvemens de la tête ne diffèrent pas essentiellement de ceux du rachis. La flexion, l'extension et la rotation s'y opèrent de la même manière, et il est évident qu'il existe, malgré leur isolement, une analogie bien marquée entre les muscles de ces deux régions du système. Les grands et petits droits postérieurs de la tête sont de vrais interépineux. On peut, sans hésiter, considérer le grand oblique comme un épineux transversaire et le petit oblique comme un transversaire épineux. Tous ces muscles font équilibre au poids de la tête, en maintenant celle-ci dans sa position verticale, ou bien ils la renversent en arrière. Ce mouvement suppose que les muscles pairs agissent à la fois. Si ceux d'un seul côté se contractent, il y a bien redressement de la tête en arrière, mais il y a aussi un mouvement de latéralité ou un commencement de rotation. Il n'est pas jusqu'au petit droit qui, quoique le plus direct, ne détermine cette déviation : *a fortiori* doit-il en être ainsi des autres muscles

étroit, commence aux apophyses transverses des quatre dernières vertèbres cervicales par autant de petits tendons. Il monte jusqu'à l'apophyse mastoïde et s'y insère en dedans de la rainure digastrique au moyen d'une forte aponévrose.

Recouvert par le splénius et le transversaire, il recouvre le grand complexus, les obliques de la tête et le digastrique.

7. Le *splénius* occupe les parties su-

PLANCHE CXVI.

Muscles grand complexus, splénius, angulaire de l'omoplate, petit dentelé postérieur et supérieur.

N° 1. Occipital. — 2. ligne courbe supérieure où s'insérait le trapèze dont une partie 3 a été conservée de l'autre côté. — 4. protubérance occipitale externe.

5, 5. Muscle grand complexus. — 6. son insertion supérieure à la partie interne de la ligne courbe occipitale supérieure. — 7. son insertion inférieure.

8. Muscle splénius. — 9. son origine de l'apophyse épineuse de la 4ᵉ vertèbre dorsale. — 10, 10, 10. autres points d'origine par le bord interne, jusqu'à la dernière apophyse épineuse cervicale 11. — 12. portion supérieure interne du splénius fixée à la moitié externe de la ligne courbe occipitale supérieure et au sommet de l'apophyse mastoïde. — 13, 14. portion supérieure externe du même fixée aux apophyses transverses de l'atlas et de l'axis.

15. Muscle angulaire de l'omoplate. — 16, 17, 18, 19. ses insertions supérieures aux apophyses transverses des quatre premières vertèbres cervicales. — 20. son insertion inférieure à l'angle supérieur interne de l'omoplate.

21. Muscle scalène postérieur. — 22, 23, 24. ses insertions supérieures. — 25. son insertion inférieure sur la seconde côte.

26. Muscle petit dentelé postérieur supérieur. — 27, 28. portion des muscles spinaux.

placés plus en dehors de l'axe du rachis et suivant une direction plus oblique.

Les muscles qui agissent pour incliner la tête sur le côté du cou, sont ceux qui se rendent d'une apophyse cervicale transverse à une autre, ou les intertransversaires. Mais la tête qui est une continuation des vertèbres possède en propre un muscle droit latéral qui est l'analogue des intertransversaires dont il constitue véritablement le premier. On peut aussi faire entrer en ligne de compte le petit droit antérieur qui est comme un nouvel intertransversaire. Les premiers de ces muscles rapprochent, en se contractant, les extrémités libres des apophyses transverses, et amènent une inclinaison latérale du cou d'abord, puis de la tête. Le droit latéral incline celle-ci directement, tandis que les droits antérieurs qui suivent un sens un peu oblique fléchissent la tête en avant, s'ils se contractent simultanément, ou amènent une inclinaison latérale oblique et commencent le jeu de rotation si leur action s'exerce d'un seul côté.

On voit que nous ne parlons ici que des mouvemens partiels de la tête, ou de ceux qui sont déterminés par les muscles de la couche la plus profonde. Ces mouvemens sont toujours faibles par cela seul que la puissance est très-peu éloignée du point d'appui. Les mouvemens généraux provenant au contraire des muscles superficiels presque toujours très-forts et très-étendus développent une grande puissance, ou plutôt ils continuent et complètent le mouvement que les muscles profonds ont commencé. Comme exemple de cette combinaison dynamique, signalons la manière dont s'associent les différents muscles obliques pour produire la rotation de la tête.

Les mouvemens de flexion et d'extension de la tête se passent entre l'occipital et l'atlas. Ceux de rotation se font entre l'axis

PLANCHE 116.

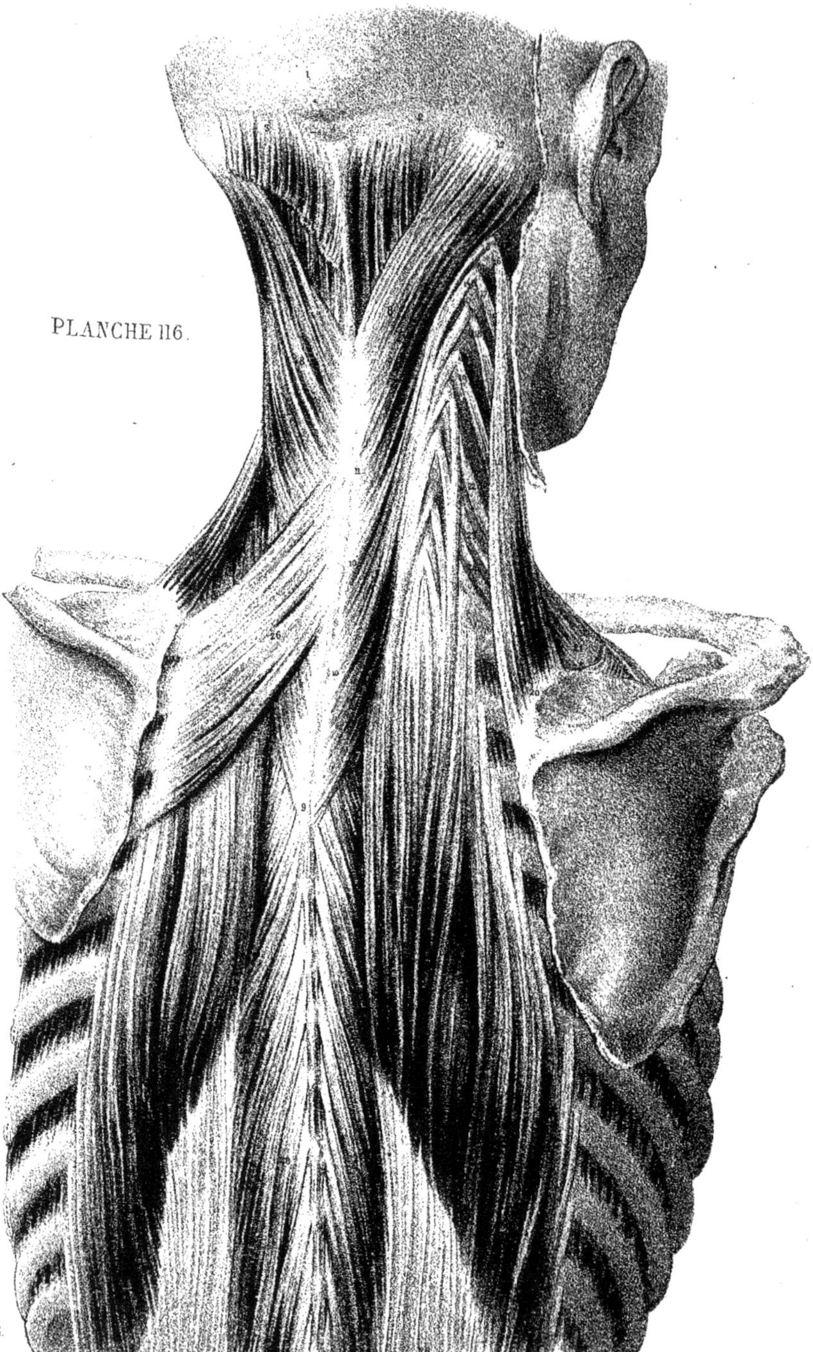

N. H. J. del. et lith.

Imp. de Lemercier.

périeure du dos et postérieure du cou. Il représente un long triangle à base supérieure divisée en deux parties. Il naît, par son sommet, de l'apophyse épineuse de la quatrième ou cinquième vertèbre du dos, et, par son bord interne, des trois ou quatre premières apophyses épineuses dorsales et de la dernière cervicale, ainsi que des ligamens cervical postérieur, inter et surépineux. Les fibres charnues qui succèdent aux tendons d'origine se joignent et se dirigent obliquement en haut et en dehors, pour aller s'insérer à la moitié externe de la ligne courbe occipitale supérieure, à la face externe de l'apophyse mastoïde et au sommet des apophyses transverses de l'atlas et de l'axis.

La face postérieure du splénius correspond aux muscles sterno-mastoïdien, angulaire, trapèze, rhomboïde, dentelé postérieur et supérieur; l'antérieure est appliquée sur le grand complexus, le long dorsal, le transversaire et le petit complexus. Le bord interne ne se met en contact avec son analogue du côté opposé que vers la partie moyenne du cou; il en est séparé, en haut, par un espace triangulaire dans lequel on distingue les complexus.

8. Le *trapèze* est un grand muscle triangulaire placé immédiatement sous la peau, au dos, derrière le cou et à la partie postérieure et supérieure de l'épaule. Partant de la protubérance occipitale externe, du ligament cervical postérieur et de toutes les apophyses épineuses dorsales, il se porte en dehors pour se fixer à l'épine de l'omoplate, à et l'occiput uni à l'atlas, au moyen de l'apophyse odontoïde. Toutes les vertèbres placées au-dessous de l'axis, y compris celui-ci, prêtent un point d'appui aux faisceaux charnus qui provoquent la rotation de la tête. Le grand oblique entre en jeu le premier. De l'apophyse épineuse de l'axis, il tire en arrière et de son côté l'apophyse transverse de l'atlas. Vient ensuite le petit oblique qui agit d'une égale manière de l'atlas sur l'occipital; puis le petit droit antérieur de la tête; puis encore la portion supérieure du long du cou. La jonction successive de ces divers mouvemens d'obliquité décide déjà à elle seule une rotation efficace. Mais à ces mouvemens partiels, assez obscurs dans leur isolement, vient s'ajouter l'action éminemment puissante des muscles indirects ou superficiels, le trapèze, le splénius, les complexus, et, entre tous, le sterno-mastoïdien ou grand rotateur de la tête, d'où résulte une étendue et une activité considérables du mouvement qui nous occupe. Toutefois, cette rotation ne saurait être assez complète pour que la face soit portée tout-à-fait en arrière. Cela n'a lieu que chez les oiseaux qui portent l'occiput en avant lorsqu'ils cachent toute leur tête sous leur aile, avantage qu'ils doivent à la forme particulière du condyle occipital, lequel représente une boule sphérique reçue dans une cavité demi circulaire de l'atlas. Cette disposition est étrangère à l'homme.

Mouvemens de la face.

Ces mouvemens peuvent être classés en trois ordres : ceux du globe de l'œil, ceux de la face proprement dite, ceux de la mâchoire inférieure. Les deux premiers ordres qui appartiennent à la fonction des expressions, devant trouver place dans l'exposé du système de Lavater, nous ne traite-

l'acromion et au tiers externe du bord postérieur de la clavicule. Ces diverses insertions du trapèze se font par des fibres aponévrotiques disposées, sur certains points, en membranes que l'on peut réduire au nombre de trois : une interne, semi-elliptique, étendue de la sixième vertèbre cervicale à la troisième dorsale, et formant avec celle du côté opposé un ovale complet ; une supérieure presque triangulaire, constituant l'angle supérieur du muscle ; une externe, triangulaire, occupant l'extrémité interne de l'épine de l'omoplate.

Les fibres charnues du trapèze affectent trois directions différentes : les moyennes sont horizontales ; les supérieures sont obliques de haut en bas, les inférieures dans un sens opposé.

Recouvert par la peau à laquelle il

PLANCHE CXVII.

Muscles droit latéral de la tête, scalènes antérieur et postérieur, grand et petit droit antérieur de la tête et long du cou.

N° 1. Apophyse basilaire. — 2. face antérieure du rachis. — 3. muscle droit latéral de la tête. — 4, 4. scalène antérieur coupé d'un côté. — 5, 5. scalène postérieur. — 6, 7. ses languettes d'origine fixées aux première et seconde côtes. — 8, 9, 10, 11, 12, 13. ses insertions terminales aux tubercules postérieurs des apophyses transverses des six dernières vertèbres cervicales. — 14. muscle grand droit antérieur de la tête. — 15. son origine. — 16. sa terminaison. — 17. muscle petit droit antérieur de la tête. — 18. long du cou. — 19. son origine au tubercule de l'arc antérieur de l'atlas. — 20. sa terminaison au corps de la troisième vertèbre dorsale. — 21, 22, 23, 24. faisceaux latéraux implantés sur les apophyses transverses des cinq vertèbres cervicales inférieures. — 25, 26. muscles intertransversaires cervicaux.

rons ici que des mouvemens de l'appareil mandibulaire.

Douée d'une solidité qui la fait résister aux chocs les plus intenses, la tête se pose par rapport à la mâchoire inférieure comme un point fixe sur lequel cette dernière exécute ses mouvemens. La coupe spéciale et le mode d'enchaînement des os du crâne et de ceux de la face valent à ces parties la solidité qu'elles offrent. Au crâne la fixité des os est obtenue par un engrènement réciproque des bords des diverses pièces, par une matière cartilagineuse qui, dès l'origine, a servi de noyau, de point de départ à la substance osseuse, et dont les restes, demeurés libres d'ossification, font l'office d'un véritable ciment ; par le péricrâne et par la dure-mère qui tapissent, en y adhérant avec force, l'un la surface externe, l'autre la surface interne de la boîte osseuse. Il y a en outre dans cette partie de la tête diverses pièces qui remplissent à l'égard des autres l'office d'arc-boutant ; tels sont les temporaux qui, dans une percussion violente dirigée verticalement sur le sommet du crâne, s'opposent à ce que les bords inférieurs des pariétaux se déjettent en dehors ; telles sont aussi les aîles du sphénoïde. Du reste, tous les os de la voûte portent les uns sur les autres et tous, en définitive, s'appuient sur la base dont l'épaisseur, la dureté et l'enclavement réciproque des os qui la composent la rendent absolument incompressible.

A la face, l'union de toutes les pièces se fait par des sutures moins dentelées que celles du crâne, mais tout aussi solides. La communication de la face avec le crâne est établie par l'apophyse montante du maxillaire supérieur et par l'apophyse zygomatique véritable arc-boutant. Des dentelures un peu plus alongées se présentent ici, et la mâchoire supérieure, cheville ouvrière des

PLANCHE 117.

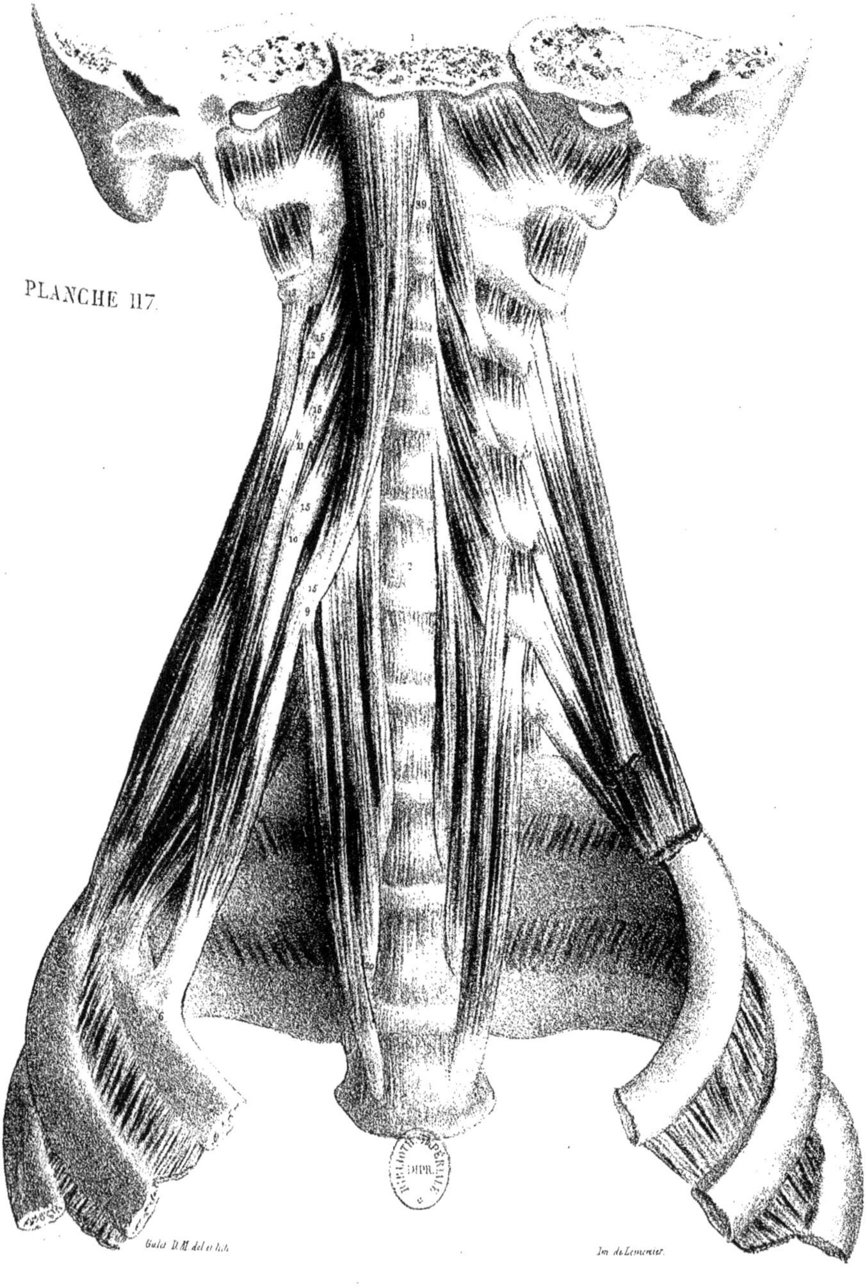

Gulet D.M. del et lith

Im. de Lemercier

adhère au moyen d'une lame aponévrotique, ce muscle recouvre, au cou, le splénius, l'angulaire, l'omoplat-hyoïdien, le rhomboïde; au dos, le sus-épineux, le dentelé postérieur supérieur, le grand dorsal et les spinaux.

Muscles fléchisseurs latéraux. Ce sont le *droit latéral de la tête* et *le sterno-cléido-mastoïdien.*

1. Le muscle *droit latéral de la tête* qui, au volume près, est l'analogue des intertransversaires du cou, se porte de l'apophyse transversaire de l'atlas à la surface jugulaire de l'occipital. Sa direction est donc un peu oblique en haut et en dehors, et son volume peu considérable. Il est appliqué contre l'artère vertébrale et recouvert par la veine jugulaire interne.

2. Le *sterno-cléido-mastoïdien*, volumineux, alongé et bifide inférieurement, est placé en avant et sur le côté du cou. Il s'étend du bord supérieur du sternum et du tiers interne de la clavicule, à toute l'apophyse mastoïde ainsi qu'au tiers externe de la ligne courbe supérieure occipitale. Il naît de la clavicule par une série de fibres aponévrotiques disposées en membranes, et de la fourchette du sternum par un épais tendon généralement bien distinct de l'aponévrose claviculaire. Un paquet de tissu celluleux remplit l'intervalle de ces deux insertions.

Deux faisceaux de fibres charnues composent donc le sterno-mastoïdien. Le faisceau sternal se porte obliquement en haut et en dehors. Le claviculaire est presque vertical et s'accole, au milieu du cou, contre la face postérieure pièces faciales, résiste invinciblement aux chocs transmis de bas en haut; elle ne peut se déplacer par côté, attendu qu'elle porte sur l'os malaire, ni en arrière, car la double apophyse ptérygoïde lui sert en ce lieu de support.

Contrairement à tout cet appareil, et à des titres que nous avons exposés plus haut, la mâchoire inférieure jouit d'une mobilité aussi variée qu'étendue. Les conditions qui la lui prêtent consistent : 1° en deux parties déjà décrites : un condyle transversalement oblong, encroûté de cartilage, surmontant chaque branche du maxillaire, et une cavité de réception (glénoïde) creusée sur chaque temporal, oblongue aussi et très-profonde ; 2° en un ménisque fibro-cartilagineux, tellement mince au centre qu'il y est quelquefois percé d'un trou, et situé horizontalement au milieu de la cavité glénoïde ; 3° en deux membranes synoviales couchées l'une entre le condyle et le ménisque, l'autre entre celui-ci et la cavité glénoïde.

Trois ligamens servent d'union aux deux surfaces articulaires et limitent leurs mouvemens. Ce sont : le *latéral externe*, allant du tubercule qui marque le départ des deux racines de l'apophyse zygomatique au côté externe du col du condyle; le *latéral interne*, étendu de l'épine du sphénoïde au bord de l'orifice du canal dentaire inférieur ; enfin, le *stylo-maxillaire* joignant l'apophyse styloïde à l'angle de la mâchoire inférieure. Ces deux derniers, bien qu'étant dans un rapport un peu éloigné de l'articulation temporo-maxillaire, ne nous paraissent point tout-à-fait étrangers, comme quelques anatomistes le soutiennent, aux usages du latéral externe. On peut au moins les considérer comme obstacles à de trop grands déplacemens.

La mâchoire inférieure peut s'abaisser, s'élever, se porter de côté, en avant et en arrière. Les deux premiers de ces mouve-

du précédent. Ainsi réunies les deux portions du muscle s'insèrent à l'apophyse mastoïde au moyen d'un tendon très-fort et à l'occipital par une mince aponévrose.

Le sterno-cléido-mastoïdien est presque sous-jacent à la peau : il n'en est séparé que par le peaucier. Il recouvre le splénius, l'angulaire, les scalènes et tous les muscles sous-hyoïdiens, ainsi que la veine jugulaire interne, l'artère carotide primitive, les nerfs pneumo-gastrique et grand sympathique.

Muscles fléchisseurs antérieurs. On n'en compte pareillement que deux : le *grand* et le *petit droits antérieurs de la tête.* Tous les muscles de la région sus-hyoïdienne appartiennent bien à la flexion antérieure de la tête ; mais comme ils se rattachent d'une manière plus directe au mouvement de la mâchoire inférieure, ils doivent trouver place dans un cadre distinct.

1. Le *grand droit antérieur de la tête* siége sur la partie supérieure et antérieure de la colonne cervicale. Quatre petits tendons appartenant respectivement aux quatre apophyses transverses qui suivent celle de l'axis, lui servent d'origine. De là les fibres charnues, disposées d'abord en autant de petits faisceaux qui se portent obliquement en haut et en dedans, se rapprochent successivement et ne font bientôt plus qu'un seul corps qui se fixe par une aponévrose à la face inférieure de l'apophyse basilaire.

Couché sur les apophyses transverses cervicales et en partie sur les muscles long du cou et petit droit antérieur, le grand droit est recouvert par le pharynx, mens sont les plus étendus. Ils gouvernent presque à eux seuls l'acte de la mastication et sont servis par des muscles très-vigoureux proportionnés aux grands efforts qu'ils doivent quelquefois déployer. L'homme, dans l'état de civilisation, n'est guère appelé à détendre toutes ses forces masticatrices, car son intelligence lui a suggéré les moyens d'affaiblir, par de certaines préparations, la résistance des corps alimentaires. Mais dans l'état sauvage, il est souvent forcé d'imprimer aux mâchoires de ces mouvemens énergiques qui sembleraient ne devoir être réservés que pour les animaux carnivores.

Quel est le mécanisme de l'articulation temporo-maxillaire ? Dans l'acte d'abaissement, le condyle n'accompagne pas le reste de l'os. Il demeure en contact avec la voûte glénoïde, mais il roule d'arrière en avant, et il se porte jusques sous la racine transverse de l'apophyse zygomatique, pendant que l'apophyse coronoïde et le corps maxillaire s'abaissent, et que l'angle se dirige en arrière. Il y a là un véritable mouvement de bascule. Le ligament latéral externe est tendu, tiraillé, ainsi que la capsule synoviale supérieure, mais le ménisque et la synoviale inférieure, adhérant fortement au condyle, se laissent entraîner par celui-ci. Cette union du ménisque avec le condyle est d'un inappréciable bonheur, car il prévient les luxations de la mâchoire, en étendant le champ du mouvement et en offrant toujours au condyle une surface lisse et onctueuse qui facilite son retour dans la cavité.

L'élévation de la mâchoire s'opère par un jeu tout inverse à celui que nous venons d'analyser. Le transport d'arrière en avant nécessite un abaissement préalable. Les condyles se portent sous la racine zygomatique transverse, tous les ligamens se tendent, et si l'effort est trop considérable, l'apophyse coronoïde vient heurter contre la fosse zygoma-

l'artère carotide et la veine jugulaire interne, le nerf pneumo-gastrique et le ganglion cervical supérieur.

2. Le *petit droit antérieur*, placé derrière et un peu en dehors du précédent, ne s'étend que de l'apophyse transverse de l'atlas à l'apophyse basilaire de l'occipital. Il est un peu oblique, en haut et en dedans et ne recouvre que l'articulation atloïdo-occipitale.

§ 3. — *Muscles qui meuvent la mâchoire inférieure.*

Ils se divisent en *abaisseurs*, *élévateurs* et *rotateurs*.

Muscles abaisseurs. On pourrait comprendre dans cet ordre tous les muscles qui mettent en jeu l'os hyoïde, car cet os est comme un corps mobile jeté au centre de la masse charnue qui s'étend de la mâchoire à la poitrine. Toutefois comme l'hyoïde est susceptible d'être fixé, nous ne considérons comme abaisseurs directs de l'os maxillaire inférieur que les muscles de la région sus-hyoïdienne : ce sont : le *digastrique*, le *mylo-hyoïdien* et le *génio-hyoïdien*.

1. Le muscle *digastrique*, placé au-dessous de la mâchoire inférieure, est constitué par deux faisceaux coniques qui ont leur sommet commun sur l'hyoïde et dont l'un a sa base à l'apophyse mastoïde, l'autre à la partie moyenne du corps de la mâchoire. Une mince aponévrose marque son point de départ de l'apophyse mastoïde. Le corps charnu qui lui succède se dirige en avant, en bas et en dedans, diminue progressivement de volume et se conique, ce qui rend impossible une luxation dans ce sens.

Quant au mouvement latéral, il n'est jamais de totalité comme le sont ceux qui précèdent. Un des condyles reste fixé dans sa cavité, il s'y consolide davantage et sert à l'autre de pivot. C'est un commencement de rotation.

L'appréciation que nous avons faite en d'autres lieux, du mode d'action des puissances qui opèrent la mastication, nous oblige à passer sous silence le jeu des masses musculaires qui agitent la mâchoire inférieure. En agir autrement, ce serait tomber dans des répétitions oiseuses, d'autant plus que la coordination des muscles présentée dans la colonne anatomique est éminemment propre à raviver des souvenirs qui pourraient être un peu confus dans l'esprit des lecteurs. Aux mêmes titres, pareille réserve nous est imposée à l'égard des muscles nombreux qui provoquent, soit la déglutition, soit la respiration, ou les actes divers des excrétions alvines. Et plus tard, quand il s'agira ou de la phonation, ou des opérations sensitives et génératrices, nous parlerons de l'influence musculaire qui s'exerce d'une manière spéciale dans chacune de ces fonctions. C'est assez dire que nous n'allons, quant à présent, poursuivre l'examen de cette influence, que dans ce qui a trait à la station, à la progression et à la préhension.

Avant tout cependant, un nouvel aperçu des mouvemens de la poitrine ne sera pas hors de propos : il se rattachera aux notions que nous donnons ici du système articulaire dont le rôle est si important dans la mécanique animale.

Mouvemens de la poitrine.

Nous savons que ce qui compose la charpente osseuse du thorax, c'est une série de

vertit en un tendon qui traverse le muscle stylo-hyoïdien et une anse aponévrotique au moyen de laquelle il est fixé à l'hyoïde. Au sortir de cet anneau fibreux, le tendon du digastrique se courbe à angle obtus de bas en haut et donne naissance à de nouvelles fibres charnues qui vont, en divergeant, s'attacher par quelques aponévroses à cette fossette rugueuse dite *digastrique*, creusée au-dessous de l'apophyse géni.

Le peaucier, le sterno-mastoïdien, la glande maxillaire couvrent le muscle digastrique. Derrière lui siégent les autres muscles sus-hyoïdiens, les artères carotides interne et externe, la veine jugulaire interne et le nerf grand hypoglosse.

2. Le *mylo-hyoïdien*, mince, triangulaire, placé sous le faisceau antérieur du digastrique, prend naissance sur toute l'étendue de la ligne oblique interne de la mâchoire. Ses fibres antérieures, presque transversales, viennent se confondre dans un raphé aponévrotique médian avec celles du mylo-hyoïdien opposé; les postérieures vont en convergeant s'insérer au corps de l'os hyoïde. Le peaucier, le digastrique, la glande maxillaire recouvrent sa face externe; l'interne est en rapport avec le génio-hyoïdien, le génio-glosse, l'hyoglosse, la glande sublinguale et les nerfs lingual et grand hypo-glosse.

3. Le *génio-hyoïdien* n'est qu'un petit faisceau charnu situé sous le précédent et étendu du tubercule inférieur de l'apophyse géni à la face antérieure de l'os hyoïde. Recouvert par le mylo-hyoïdien, il couvre le génio-glosse et l'hyoglosse.

leviers courbés en demi-cercle, paralèlles entre eux, unis au sternum en avant, et, en arrière, à la colonne vertébrale. Cette union est tellement intime qu'une rupture des os s'opérerait plutôt qu'une luxation. Cependant, elle explique les divers mouvemens dont est susceptible, soit chaque côte en particulier, soit l'ensemble de toutes les côtes.

Les côtes s'articulent avec les vertèbres par leur tubérosité qui repose sur l'apophyse transverse et par leur tête qui est reçue dans deux facettes légèrement concaves taillées, l'une sur le bord inférieur du corps de la vertèbre qui est au-dessus, l'autre sur le bord supérieur du corps de la vertèbre qui est au-dessous. Toutes les surfaces de contact, soit de la côte, soit des vertèbres, sont revêtues de cartilages, et chaque paire de surfaces comprend une petite capsule synoviale intermédiaire. La tête costale n'est maintenue que par deux ligamens : l'*interosseux* qui fixe l'angle de cette tête au fond des facettes vertébrales, et le *rayonné* qui part de la face antérieure de cette même tête et va s'épanouir en forme d'éventail sur les deux vertèbres correspondantes.

La tubérosité en compte trois : Le *transverso-costal postérieur*, petite bandelette ligamenteuse qui, du sommet de l'apophyse transverse se porte obliquement sur la tubérosité ; le *transverso-costal supérieur* se rendant, obliquement aussi, du bord supérieur de la côte à l'apophyse transverse située au-dessus de celle-ci ; enfin, *l'interosseux transverso-costal*, le plus fort de tous, fixé, d'une part, à la face postérieure du col de la côte, et, de l'autre, à la face antérieure de l'apophyse transverse.

Les côtes s'unissent au sternum par l'intermédiaire de prolongemens cartilagineux. Chacun de ces prolongemens s'articule donc, d'une part, avec sa côte correspondante, au

Muscles élévateurs. Ils sont au nombre de trois : le *masséter*, le *temporal* et le *ptérygoïdien interne.*

1. Le muscle *masséter*, de forme quadrilatère, fait partie de la joue. Il sert comme de moyen d'union entre les deux mâchoires. Du bord inférieur et de la face interne de l'arcade zygomatique où il s'insère au moyen d'une très-forte aponévrose, il se dirige obliquement en bas et en dehors pour s'attacher, à la faveur d'une autre aponévrose, à l'angle et au bord inférieur de la branche de la mâchoire.

Le masséter jouit d'une épaisseur et d'une solidité remarquables. Ces qualités lui sont acquises par les trois plans de fibres qui le composent et dont chacun possède des expansions fibreuses et aponévrotiques distinctes et disposées en forme de gaînes.

La face externe du masséter est en rapport avec les muscles orbiculaire des paupières, peaucier et grand zygomatique, avec la glande parotide, l'artère transverse de la face et le nerf facial; l'interne couvre la branche de la mâchoire inférieure, le tendon du muscle temporal et le buccinateur.

2. Le *temporal* ou *crotaphyte*, mince, triangulaire et rayonné, occupe toute la fosse temporale. Ses fibres charnues naissent en partie de la surface osseuse de la fosse temporale, en partie d'une aponévrose superficielle adhérante au pourtour de cette fosse. Elles se dirigent toutes, en convergeant, vers l'apophyse coronoïde de la mâchoire inférieure pour s'y fixer au moyen d'un tendon très-fort et très-épais.

moyen des fibres du périoste remplissant ici l'office de ligamens; de l'autre, avec le bord du sternum par deux ligamens rayonnés distingués en antérieur et postérieur. Ces dernières articulations portent le nom de *chondrosternales.*

On peut préjuger combien doit être limité le mouvement de chaque côte en particulier, puisque les ligamens qui fixent ses deux bouts aux vertèbres et au sternum sont très-courts, très-serrés et sans la moindre laxité. Et pourtant voyez combien est prononcé le jeu d'ampliation et de resserrement du thorax dans l'acte respiratoire!

Dans son articulation vertébrale, chaque côte peut s'élever, s'abaisser, se porter en avant, en arrière, et exécuter une véritable rotation. Ces mouvemens, à peine sensibles au point de leur origine, se prononcent de plus en plus vers l'extrémité antérieure de la côte.

Dans l'articulation sternale, le glissement est plus obscur encore. Il est même une époque, dans le cours de la vie, où ce glissement est absolument nul : c'est lorsque le cartilage de prolongement fait corps avec le sternum, par suite d'un travail d'ossification. Mais si l'on considère que le sternum est, pour sa part, susceptible d'élévation et d'abaissement, et qu'il entraîne nécessairement dans ce jeu les appendices costaux, l'on concevra que, dans toutes les conditions données, l'extrémité antérieure des côtes est susceptible de mobilité.

Ce qui facilite surtout l'ampliation du thorax si considérable dans les inspirations forcées, c'est l'obliquité des côtes par rapport à la colonne vertébrale. Toute limitée et presque imperceptible que soit l'élévation des côtes aux deux extrémités, elle est assez marquée à la partie moyenne, pour que ces leviers curvilignes adoptent une position

Appliqué sur la fosse temporale, sur le muscle ptérygoïdien externe, et, en partie, sur le buccinateur, le temporal est recouvert par l'aponévrose épicrânienne, par les muscles auriculaires antérieur et supérieur et par l'arcade zygomatique.

3. Le *ptérygoïdien interne* placé dans la fosse zygomatique et contre la face interne de la branche de la mâchoire inférieure, est épais, aplati, quadrilatère, fixé, d'un côté, dans la fosse ptérygoïde, de l'autre, à la face interne de la branche de la mâchoire jusqu'à son angle. Une très-forte aponévrose marque les points de ses insertions. Sa face *interne* répond au péristaphylin externe, au constricteur supérieur du pharynx et à la glande sous-maxillaire ; l'*externe* à la branche de la mâchoire, aux vaisseaux dentaires inférieurs et au nerf lingual.

Muscles rotateurs ou *diducteurs*. Ce sont les deux *ptérygoïdiens externes*.

Le *ptérygoïdien externe* occupe pareillement la fosse zygomatique. Court, épais et conoïde, il naît par une forte aponévrose de l'aîle externe de l'apophyse ptérygoïde et se termine presque en pointe, et aussi par des fibres aponévrotiques, au col du condyle de la mâchoire et au cartilage interarticulaire. Sa direction est donc oblique en dehors et en arrière. Il répond, en dedans, au ptérygoïdien interne, et, en dehors, au crotaphyte.

horizontale, d'où résulte une augmentation de l'espace embrassé par leur concavité.

Inutile de dire les nuances de mobilité qui affectent chaque côte en particulier, et qui dépendent, soit de leur longueur respective, soit de la courbe qu'elles décrivent, ou bien encore des caractères spéciaux de leurs articulations. Il suffit de noter qu'entre toutes, les plus mobiles sont les deux dernières, parce qu'elles ne tiennent à rien à leur extrémité antérieure, et qu'elles flottent dans les parties molles.

Mouvemens des membres inférieurs.

Ces mouvemens se rapportent tous à la station et à la progression. Ils s'exercent sur les brisures principales qui affectent cette portion du corps, à l'union du rachis avec le bassin, à l'articulation ilio-fémorale, au genou et au coude-pied.

1. Le bassin qui constitue les hanches et que l'on pourrait, à bon droit, considérer comme une vertèbre à grandes dimensions, est placé entre deux puissances qui agissent très-énergiquement sur lui et en sens inverse, savoir : le poids du corps qu'il supporte et la pression des membres inférieurs sur lesquels il repose. A lui donc toutes les conditions d'une résistance invincible. Ses trois pièces osseuses constituantes, outre qu'elles sont très-volumineuses, paraissent ne former qu'un seul corps, tant est grande l'intimité de leur jonction.

Le sacrum et les os iliaques se touchent par de larges surfaces rugueuses, encroûtées de cartilages et sont maintenus en rapport au moyen de gros ligamens fortement tendus, savoir : 1° l'*interosseux* dont les fibres entrecroisés et horizontales passent de la surface articulaire de l'iliaque à la surface correspondante du sacrum ; 2° le *sacro-iliaque supérieur* se portant de la base du sacrum à

§ 4. — *Muscles qui meuvent l'os hyoïde.*

Ces muscles se divisent en deux classes, en *sus* et *sous-hyoïdiens*, ou bien en *élévateurs* et *abaisseurs de l'hyoïde.*

Les premiers sont le *digastrique*, le *mylo-hyoïdien*, le *génio-hyoïdien*, déjà décrits comme abaisseurs de la mâchoire, et le *stylo-hyoïdien.* Les seconds sont le *thyro-hyoïdien*, le *sterno-thyroïdien*, le *sterno-hyoïdien* et l'*omoplat-hyoïdien.*

1. Le muscle *stylo-hyoïdien*, situé sur le côté du cou, derrière la mâchoire inférieure, très-mince et fusiforme, naît du milieu de l'apophyse styloïde par un petit tendon. Ses fibres charnues, quoique en très-petit nombre, se divisent, près de l'os hyoïde, en deux faisceaux distincts entre lesquels passe le tendon du digastrique. Elles se rapprochent ensuite et s'insèrent sur le côté du corps de l'hyoïde. Sa face externe est couverte par le digastrique; l'interne a presque les mêmes rapports que ce dernier muscle.

2. Le *thyro-hyoïdien*, petit, membraneux, quadrilatère, se porte de bas en haut, de la ligne oblique du cartilage thyroïde au bord inférieur du corps et de la grande corne de l'hyoïde. Il est immédiatement appliqué sur le cartilage thyroïde et sur la membrane thyro-hyoïdienne.

3. Le *sterno-thyroïdien* semble faire suite au précédent. Sa forme est celle d'un ruban qui part de la face antérieure du cartilage thyroïde et se porte tendu et vertical sur la face postérieure du sternum, vers le niveau de la seconde côte. Une intersection transversale apo-

la partie voisine de l'iliaque; 3° le *sacro-iliaque antérieur*, espèce de membrane fibreuse qui s'étend du sacrum à l'iliaque, en passant au devant de l'articulation; 4° enfin, l'*ilio-lombaire* allant de l'apophyse transverse de la dernière vertèbre lombaire à l'épine iliaque postérieure et supérieure.

Les deux os iliaques s'unissent directement l'un à l'autre à la partie antérieure, et cette jonction qui porte le nom de *symphyse pubienne*, s'effectue 1° par une surface ovalaire encroûtée de cartilage, appartenant à chacun des deux os; 2° par un ligament intérieur, *interosseux*, étendu sur toute la surface qui vient d'être désignée, et dont les fibres aussi courtes que fortes s'entrecroisent et tiennent les os très-rapprochés; 3° par quatre autres ligamens extérieurs, périphériques, dits *pubiens* distingués en *antérieur*, *postérieur*, *supérieur* et *inférieur*, envahissant, sous l'aspect d'une seule membrane, tout le pourtour de l'articulation.

Ainsi maintenue, l'enceinte pelvienne ne peut avoir que des mouvemens partiels bien bornés : ils se réduisent à un léger glissement, à une oscillation peu sensible des pièces constituantes. Un déplacement plus étendu n'exigerait rien moins que la rupture du ligament interosseux, laquelle est à peu près impossible. Pourquoi donc le bassin n'est-il pas fait d'une seule pièce? A quoi bon cet appareil articulaire si la mobilité ne doit pas être son partage? C'est afin que les ébranlemens qu'il reçoit s'éteignent absorbés par ses brisures. C'est aussi pour que l'acte de l'accouchement ne soit pas empêché s'il advient que sa réalisation ne dépende que d'un accroissement à peine notable des diamètres du pelvis. Une circonstance se montre, en effet, où le glissement des os du bassin s'opère sur un plus grand rayon, où les ligamens interosseux, sacro-iliaques et pubiens, se ramollissent, se relâchent et permettent

névrotique le divise parfois en deux portions. Caché derrière le sterno-hyoïdien, il recouvre lui-même le corps thyroïde, la trachée artère, les veines sous-clavière et jugulaire interne, ainsi que les artères carotide et thyroïdiennes.

4. Le *sterno-hyoïdien*, mince, rubané et très-long, s'attache supérieurement, par de courtes fibres aponévrotiques, au bord inférieur du corps de l'hyoïde, et inférieurement derrière l'extrémité interne de la clavicule et au pourtour de la surface articulaire que le sternum offre à la clavicule. Recouvert par le peaucier, par le sterno-mastoïdien et l'omoplat-hyoïdien, il recouvre les autres muscles sous-hyoïdiens,

PLANCHE CXVIII.

Muscles sus et sous-hyoïdiens.

A. Mâchoire inférieure. — B, B. apophyses mastoïdes. — C. os hyoïde. — D. larynx. — E. glande thyroïde. — F. trachée-artère. — G. échancrure coracoïdienne de l'omoplate.

N° 1, 1. Ventre postérieur du muscle digastrique. — 2. son insertion à l'apophyse mastoïde. — 3. ventre antérieur du même muscle. — 4. son insertion au corps de la mâchoire. — 5. tendon moyen qui traverse le muscle stylo-hyoïdien. — 6. expansion aponévrotique fixant le digastrique à l'hyoïde.

7. Muscle stylo-hyoïdien. — 8, 8. division de ce muscle pour le passage du digastrique. — 9. m. mylo-hyoïdien. — 10. sa naissance de la ligne oblique interne de la mâchoire. — 11. sa terminaison au raphé aponévrotique moyen.

12. m. génio-hyoïdien. — 13. m. hyoglosse. — 14. splénius. — 15. angulaire de l'omoplate. — 16. grand droit antérieur de la tête. — 17, 18. scalènes antérieur et postérieur.

19. m. omoplat-hyoïdien. — 20. m. sterno-hyoïdien. — 21. m. thyro-hyoïdien. — 22. m. sterno-thyroïdien. — 23. m. sous-clavier. — 24, 24. m. intercostaux.

aux deux surfaces contigues un écartement qui dépasse les limites ordinaires. Cela arrive pendant les derniers temps de la grossesse et dans le travail même de l'accouchement. Alors aussi et, pour faciliter ce travail important, le coccyx qui s'unit au sacrum par un ligament interosseux et par deux bandelettes superficielles, une antérieure, l'autre postérieure, le coccyx se rejette en arrière de quatre à cinq lignes.

C'est pour le même objet, sans doute, que certaines bandes fibreuses se trouvent disposées autour de l'enceinte pelvienne, car elles n'ont aucune part aux articulations. Ce sont : le *grand ligament sacro-sciatique* fixé, d'une part, au sacrum et au coccyx, de l'autre, à la tubérosité sciatique ; le *petit ligament sacro-sciatique*, placé au-devant du précédent et allant du sacrum à l'épine sciatique ; enfin, le *ligament obturateur*, véritable membrane qui efface le trou sous-pubien. Il semble incontestable que ces toiles fibreuses ont été mises là pour suppléer à la substance osseuse dont se trouvent partiellement privées les parois latérales du petit bassin. Mais il est vrai de dire aussi qu'à la faveur de leur extensibilité, la tête du fœtus, dans l'accouchement, glisse avec plus de liberté sur les parois pelviennes et n'exerce sur celles-ci qu'une pression médiocrement douloureuse.

Le bassin, dans sa totalité, est susceptible de mouvemens qui s'exercent ou sur la colonne vertébrale ou sur les fémurs. Les premiers, extrêmement obscurs, ont une analogie complète, autant par leur nature qu'à raison des puissances qui les déterminent, avec ceux de chaque vertèbre en particulier : ils se rapportent à la flexion, à l'extension, à l'inclinaison latérale et à la circumduction. Quant aux derniers, leurs limites sont beaucoup moins restreintes, et ils se confondent

PLANCHE 118.

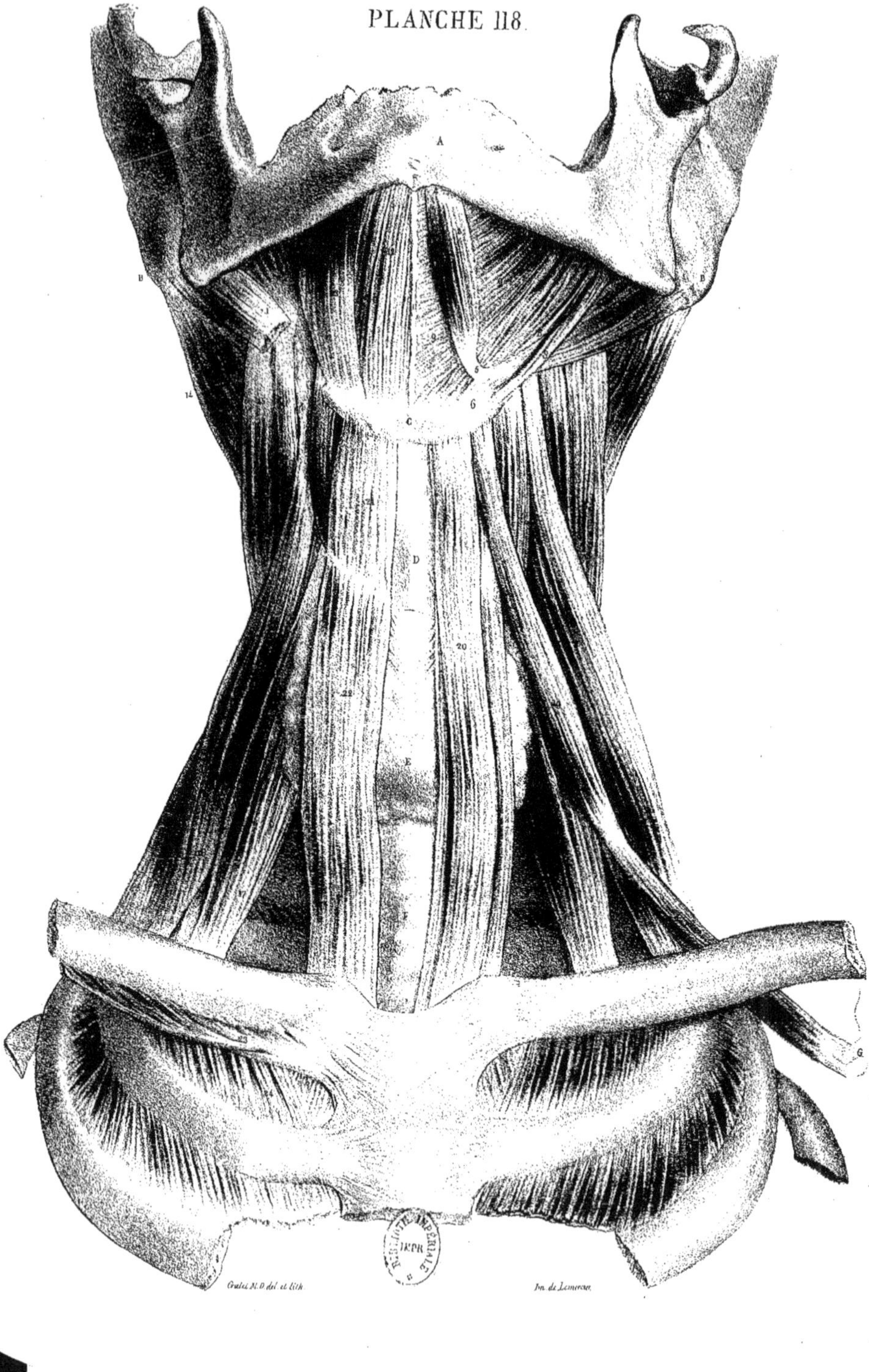

Gralei M.D. del. et lith.

Imp. de Lemercier.

la glande thyroïde et la membrane crico-thyroïdienne.

5. L'*omoplat-hyoïdien* se distingue par sa longueur considérable, mais il est mince et très-grêle. Il s'étend sur le côté du cou, du bord inférieur du corps de l'hyoïde, au bord supérieur de l'omoplate, derrière l'échancrure coracoïdienne. Sa direction est d'abord un peu oblique en bas et en dehors jusqu'au niveau de la clavicule derrière laquelle il se réfléchit pour se porter transversalement sur l'omoplate. Une intersection tendineuse marque le point de ce changement de direction.

L'omoplat-hyoïdien est recouvert par les muscles peaucier, sterno-mastoïdien et trapèze et par la clavicule; il repose sur l'artère carotide primitive, sur la veine jugulaire interne, le plexus brachial et les muscles scalènes.

§ 5. — *Muscles qui meuvent la poitrine.*

Il faut ranger dans trois cadres distincts les muscles moteurs du thorax. Dans le premier sont les muscles *propres* ou *intrinsèques*, les *intercostaux externes* et *internes*, le *sous-clavier*, les *sur-costaux* et les *sous-costaux*, le *triangulaire du sternum*, le *diaphragme* et les *petits dentelés supérieur* et *inférieur*.

Dans le second se trouvent les *scalènes*, le *sterno-mastoïdien*, le *long dorsal* et le *sacro-lombaire*, lesquels se fixent, d'une part, à la colonne vertébrale, et, de l'autre, au thorax. Il en est d'autres qui vont du bassin au thorax, ce sont ceux qui composent les parois abdominales. Un autre s'étend de l'omoplate aux côtes : avec ceux de la cuisse dont nous allons parler.

2. La cuisse dans son union avec la hanche offre un concours frappant de conditions de fixité et de mobilité. La tête du fémur dont la grosseur est si considérable, pénètre presque tout entière dans la cavité cotyloïde du bassin. Elle a, pour moyens de glissement, une *double lame cartilagineuse* qui encroûte sa surface et celle de la cavité cotyloïde, et puis une *membrane synoviale* qui tapisse et humecte tout l'intérieur de l'articulation. Ses moyens de connexion sont : 1° un *bourrelet* dit *cotyloïdien*, espèce de couronne fibreuse, de forme prismatique, dont la base adhère au pourtour de la cavité cotyloïde, et dont le sommet contigu, mais non adhérant à la tête du fémur, maintient fortement celle-ci dans sa cavité; 2° une *capsule fibreuse*, véritable sac à deux ouvertures où se trouvent contenus la tête et le col du fémur et qui se fixe, par l'ouverture supérieure, au contour de la cavité cotyloïde, en dehors du bourrelet, et, par l'ouverture inférieure, à la base du col du fémur; 3° enfin, un *ligament interarticulaire*, partant de la dépression de la tête fémorale, et finissant, par une double bandelette, aux deux extrémités de l'échancrure cotyloïdienne.

Avec cet appareil articulaire, la tête du fémur peut rouler librement dans sa cavité, et la cuisse elle-même tourner dans tous les sens, se porter en dedans, en dehors, s'étendre et se fléchir sans préjudice pour ses rapports voulus avec la hanche.

La mesure de ces mouvemens et les procédés mécaniques imaginés par la nature pour limiter les uns et étendre les autres, d'après les exigences des actes de la vie, sont d'une appréciation digne d'intérêt. En comparant la direction de la cavité cotyloïde avec la forme du bout supérieur du fémur,

c'est le grand dentelé. Ils ont tous une action directe sur la poitrine, mais ils sont muscles *communs* ou *extrinsèques*.

Viennent en troisième ordre les muscles indirects. Le *trapèze*, l'*angulaire de l'omoplate* sont de ce nombre. Ces muscles n'ont aucune action directe sur les côtes, mais en fixant l'épaule, ils facilitent le mouvement ascensionnel que d'autres muscles impriment au thorax. Ici s'offrent encore tous les muscles postérieurs de la tête, lesquels en portant la tête en arrière, permettent à d'autres muscles d'élever plus efficacement la poitrine. Le *rhomboïde*, le *scapulaire* sont dans le même cas.

Les muscles *propres* du thorax, les seuls dont la description doit trouver place dans ce paragraphe, se divisent eux-mêmes 1° en *élévateurs* ou *inspirateurs* comprenant les intercostaux, les sur et sous-costaux, le petit dentelé supérieur, le sous-clavier, le diaphragme; 2° en *abaisseurs* ou *expirateurs*, où se trouvent les intercostaux encore, et puis le triangulaire du sternum et le petit dentelé inférieur.

1. Les muscles *intercostaux externes et internes* sont des lames moitié charnues, moitié aponévrotiques, remplissant tous les intervalles que les côtes laissent entr'elles. Nous en avons donné ailleurs (T. I. p. 163) une description assez détaillée, pour qu'il nous soit permis de ne pas la reproduire ici.

2. Les *sur-costaux*, au nombre de douze de chaque côté, occupent la partie la plus reculée des espaces intercostaux. Ils se fixent par des fibres aponévrotiques, d'une part au sommet d'une

on voit de suite que les deux mouvemens d'abduction et de flexion doivent l'emporter en étendue sur ceux d'adduction et d'extension. La capsule fibreuse ou ce sac membraneux qui recèle la tête et le col du fémur, est si lâche, si mince, si fortement plissée dans sa moitié interne, que la cuisse peut se déjeter en dehors dans un espace considérable. L'obliquité de la cavité cotyloïde favorise encore ce jeu, en n'offrant que très-tard l'obstacle du rebord : prévoyance admirable par laquelle les deux membres abdominaux peuvent, en se fuyant l'un l'autre, offrir, dans les circonstances nécessaires, un vaste diamètre à la base de sustentation du corps. L'adduction de la cuisse est au contraire très-bornée autant par l'épaisseur et la tension de la moitié externe de la capsule, que par la rencontre de la cuisse opposée et par celle de la moitié interne du rebord cotyloïdien.

L'excessive facilité et l'étendue considérable de la flexion des cuisses se rapportent à la nécessité de la station assise. Elles tiennent encore à la protection matérielle que les organes génitaux et digestifs doivent trouver derrière les membres abdominaux. Qu'un danger extérieur menace la paroi antérieure du ventre, si ingratement défendue contre les causes vulnérantes externes, le bassin se fléchit sur les fémurs, les fémurs se fléchissent sur le bassin, et par ce mouvement presque tout instinctif et d'une exécution très-prompte, les cuisses se mettent en contact avec les parois abdominales et les recouvrent en forme de bouclier. Ce qui donne à ce jeu toute son étendue, c'est encore l'obliquité de la cavité cotyloïde dont le rebord est sensiblement déjeté en arrière dans sa moitié supérieure; et ce qui s'oppose au déplacement des surfaces c'est la direction seule du col du fémur, lequel étant presque horizontal, sert comme d'axe ro-

apophyse transverse, de l'autre à la face postérieure de la côte située au-dessous de cette apophyse. Leur forme est triangulaire, à base portant sur les côtes; leur direction oblique en bas et en dehors.

3. Les *sous-costaux* sont de minces bandelettes charnues et aponévrotiques qu'il faut considérer comme une dépendance des intercostaux internes. Superposés à ceux-ci en dedans du thorax, ils se dirigent obliquement en bas et en arrière en se portant d'une côte à une autre.

4. Le *petit dentelé supérieur*, de forme quadrilatère et situé à la partie supérieure du dos, s'étend un peu obliquement de l'épine vertébrale à la face postérieure des quatre côtes qui suivent la première. Son insertion à l'épine se fait sur l'extrémité inférieure du ligament cervical et sur les deux ou trois premières apophyses épineuses dorsales, au moyen d'une aponévrose très-mince et fort étendue, de laquelle partent les fibres charnues qui se dirigent un peu obliquement en bas et en dehors pour aller se fixer, par autant de digitations, sur le bord supérieur des côtes indiquées, au-delà de leur angle.

Ce muscle couvre le splénius, le long dorsal, le sacro-lombaire, le transversaire épineux et les intercostaux correspondans. Il est recouvert par le rhomboïde, le trapèze et le grand dentelé.

5. Le *sous-clavier*, petit muscle alongé, fusiforme, caché sous la clavicule, occupe une partie du premier espace intercostal. Il se fixe, en dedans, au moyen d'un tendon, au cartilage de la tateur à la tête du fémur. Ce même mécanisme appartient bien aussi à l'extension, car lorsque le membre inférieur se rejette en arrière, c'est à peine si la tête du fémur se meut à angle dans sa cavité : elle tourne sur l'axe de son col. Mais ici la partie inférieure du rebord cotyloïdien se présente bientôt comme un obstacle invincible contre lequel vient heurter la face postérieure du col fémoral : c'est là ce qui limite le champ de l'extension.

Tout autour du bassin et de l'extrémité supérieure du fémur sont disposées les puissances charnues appelées à faire mouvoir la cuisse. Leur situation est du côté que doit suivre le mouvement. Les muscles psoas et iliaque ensevelis dans la profondeur du bassin et terminés sur le petit trochanter qui occupe le côté interne du fémur, décident la flexion. Ils font en même temps tourner le membre de dedans en dehors, en sorte que s'ils agissent très-activement dans la progression, ils n'ont pas une moindre influence sur l'affermissement du corps dans la station debout.

L'extension et l'abduction des cuisses sont sous l'empire des trois muscles fessiers, situés en dehors des hanches. C'est en tirant sur le grand trochanter où ils prennent leur insertion terminale qu'ils produisent ces mouvemens, dont l'énergie est proportionnelle à l'énormité de la masse charnue. Ils sont en même temps rotateurs en dehors. Mais à cause de l'obliquité en sens inverse des fibres antérieures, par rapport aux postérieures, le moyen et le petit fessiers sont encore chargés de la rotation en dedans.

L'importance de la rotation de la cuisse en dehors, et l'immense développement d'énergie que ce jeu nécessite, rendraient insuffisante l'action combinée du muscle grand fessier et des fibres postérieures des moyen et petit fessiers. D'autres agens devaient

première côte, et en dehors, par de courtes fibres aponévrotiques, sur la face inférieure de la clavicule.

Sa face antérieure correspond au grand pectoral dont elle est séparée par une forte aponévrose; la postérieure aux vaisseaux axillaires et au plexus brachial.

6. Le *diaphragme* ayant été décrit T. I. p. 161, nous n'en donnons ici que le signalement.

7. Le *triangulaire du sternum*, placé dans l'intérieur du thorax, derrière sa paroi antérieure, se fixe, d'une part, au bord de la moitié inférieure du sternum et à celui de l'appendice xiphoïde, de l'autre, par autant de languettes, aux cinq cartilages costaux qui suivent le premier. Ces insertions se font par des fibres aponévrotiques. Les fibres charnues qui succèdent sont d'autant plus obliques en haut et en dehors qu'elles sont plus supérieures. Les inférieures, qui constituent la base du muscle, sont presque horizontales et confondues avec celles du muscle transverse de l'abdomen.

En avant, le triangulaire du sternum adhère aux cartilages costaux et aux muscles intercostaux internes. En arrière, il répond au diaphragme et à la plèvre.

8. Le *petit dentelé inférieur*, quadrilatère comme le supérieur, et un peu oblique en sens inverse, occupe le bas du dos et s'étend des trois dernières apophyses épineuses dorsales et des trois premières lombaires au bord inférieur des quatre dernières côtes. C'est par une aponévrose très-large que se fait l'insertion spinale. Des languettes charnues, apporter ici le bénéfice de leur concours. C'est aux muscles pyramidal, obturateurs interne et externe, jumeaux et carré fémoral que cet emploi a été dévolu. Tous ces muscles que l'on pourrait presque considérer comme un seul et même corps charnu, ont d'autant plus d'efficacité qu'ils sont très-forts malgré leur brièveté, que du bas du pelvis où ils prennent naissance ils se portent à angle très-ouvert sur le grand trochanter, et qu'en outre ils concentrent toute leur puissance dans l'exercice unique de la rotation.

Enfin l'adduction de la cuisse est opérée par les trois adducteurs et par le pectiné. Peu de corps musculaires sont porteurs de plus d'énergie que ceux-ci. L'évaluation peut en être faite d'après l'examen de leur volume et de l'espace qu'occupent leurs insertions. Mais ce que ces agens ne peuvent dépenser de forces pour donner une grande étendue au mouvement d'adduction, ils le font profiter au serrement des cuisses l'une contre l'autre. Cela se passe dans l'équitation lorsqu'on presse avec force les flancs de son cheval.

Devons-nous maintenant exposer l'action en sens inverse de ces muscles ou, en d'autres termes, la traction que ces muscles exercent sur le bassin quand ils prennent leur fixité sur les fémurs? Faut-il dire que les fessiers, par exemple, inclinent le bassin de leur côté, qu'ils impriment à cette enceinte osseuse une impulsion rotatrice dans des sens relatifs à la place qu'occupent les fibres en contraction? Que les psoas ramènent le tronc en avant et le fléchissent quand les fémurs sont en état de fixité? Que les jumeaux, le carré, le pyramidal, sont des rotateurs du bassin en dehors? Une étude attentive de la forme de chaque muscle, de la direction de leurs fibres et de leurs insertions, fera mieux ressortir la nature et la

à bords aponévrotiques, établissent les insertions costales.

Recouvert par le grand dorsal, ce muscle recouvre les trois dernières côtes, les muscles intercostaux correspondants, et le feuillet postérieur de l'aponévrose du transverse.

§ 6. — *Muscles des parois abdominales.*

Ces muscles, dont l'objet principal est de maintenir et de comprimer les viscères abdominaux, peuvent être considérés aussi comme accessoires et congénères des muscles du thorax et de ceux qui agissent sur la colonne vertébrale. Ils sont au nombre de dix, cinq de chaque côté : l'*oblique externe*, l'*oblique interne*, le *transverse*, le *grand droit* et le *pyramidal*.

1. Le muscle *grand oblique*, très-large et quadrilatère forme la première couche charnue de l'enceinte abdominale dont il occupe les parties latérale et antérieure. Il se fixe sur la face externe et au bord inférieur des huit dernières côtes par autant de digitations anguleuses dont les cinq premières ou supérieures s'engrènent après celles du grand dentelé, et les suivantes avec celles du grand dorsal. Les fibres charnues qui proviennent de ces divers points d'origine se portent en avant, marchant d'abord dans le parallélisme; mais bientôt elles suivent des directions différentes. Les supérieures, presque horizontales, viennent se perdre au voisinage de l'appendice xiphoïde; les inférieures et postérieures descendent presque verticales

variété des usages de ces agens que l'analyse minutieusement détaillée que nous pourrions en présenter ici.

3. Comme simple brisure du membre abdominal, l'articulation de la jambe avec la cuisse, ou le genou, devait offrir un ensemble de conditions physiques d'un ordre tout particulier. Ici presque point d'autre mouvement que celui de flexion. Ce que l'on appelle extension n'est autre chose que le mouvement qui ramène la jambe, préalablement fléchie, en ligne droite avec la cuisse. Un jeu de rotation y est encore signalé, mais il n'a lieu que lorsque la jambe est à moitié fléchie, et il est si borné, qu'il mérite à peine qu'on le mentionne.

Les deux condyles de l'extrémité inférieure du fémur, les deux cavités superficielles du bout supérieur du tibia, et la face postérieure de la rotule sont les parties constituantes essentielles de l'articulation du genou. Leurs rapports respectifs nous sont déjà connus. Une lame cartilagineuse très-épaisse les recouvre et fait corps avec elles, une synoviale des plus amples les tapisse ; des paquets de tissu adipeux disséminés sur divers points, dans l'échancrure inter-condylienne, autour des ligamens croisés, en arrière et sur les côtés du ligament rotulien, remplissent à leur égard, comme la synoviale, l'office de corps lubréfiants. Voilà pour les moyens de glissement. Ceux d'union sont nombreux et des plus remarquables. Ils consistent : 1° en *deux cartilages interarticulaires*, placés de chaque côté de l'épine du tibia, sur la surface articulaire à laquelle ils adhèrent, et dont ils augmentent la profondeur attendu qu'ils sont épais et convexes en dehors, très-minces et tranchans au contraire à leur circonférence interne ; 2° en un *ligament antérieur* ou *rotulien*, très-large et très-épais, joignant le bord inférieur de la rotule à la tubérosité antérieure du tibia, et

sur la moitié antérieure de la lèvre externe de la crête iliaque, pour s'y insérer; les moyennes obliques, en bas et en avant, aboutissent à une toile aponévrotique qui semble continuer le muscle et qui mérite, par sa grande étendue, une description spéciale. Née successivement de bas en haut de l'épine iliaque antérieure et supérieure, du muscle grand oblique et du grand pectoral, elle forme le feuillet superficiel de l'aponévrose abdominale antérieure, et elle vient s'unir sur la ligne médiane du ventre, au moyen d'un entrecroisement de fibres, avec son analogue du côté opposé, constituant ainsi une espèce de suture, à laquelle on a donné le nom de *ligne blanche.* Cette aponévrose montre, en bas, au niveau de l'aîne, sa plus grande

---

PLANCHE CXIX.

Muscles intercostaux, angulaire de l'omoplate, grand dentelé et sous-scapulaire.

N° 1, 1, 1. Muscles intercostaux externes. — 2, 2, 2. leurs insertions à la lèvre externe costale par des fibres charnues et aponévrotiques. — 3, 3. muscles intercostaux internes. — 4, 4. leurs insertions à la lèvre interne costale.

5. M. angulaire de l'omoplate. — 6, 6, 6, 6. tendons d'origine fixés aux apophyses transverses des quatre premières vertèbres cervicales. — 7. son aponévrose de terminaison à l'angle supérieur de l'omoplate.

8. M. grand dentelé. — 9. sa première digitation fixée aux deux premières côtes. — 10, 10, 10... ses neuf autres digitations fixées à la face externe des neuf côtes qui suivent la première. — 11. terminaison de la première digitation à l'angle postérieur et supérieur de l'omoplate. — 12, 13. terminaison des digitations suivantes au bord spinal et à l'angle inférieur de l'omoplate. — 14. m. sous-scapulaire.

devant être considéré comme un prolongement du tendon des muscles extenseurs de la jambe; 3° en *deux ligamens latéraux*, l'un *externe* arrondi comme un tendon, fixé, en haut, à la tubérosité externe du fémur, et en bas à la tête du péroné, l'autre *interne*, large et aplati, s'étendant de la tubérosité interne du fémur à la partie supérieure et interne du tibia; 4° en un *ligament postérieur*, espèce de membrane occupant toute la largeur du creux du jarret, et composée de divers ordres de fibres qui s'entrecroisent en plusieurs sens et dont les principales sont fournies par le tendon du muscle demi-membraneux; 5° enfin en *deux ligamens interosseux* ou *croisés* situés un peu en arrière du centre de l'articulation et distingués en *antérieur* et *postérieur*, le premier descendant du condyle externe du fémur au bord antérieur de l'épine du tibia, le second du condyle interne au bord postérieur de la même épine.

Rien n'est simple à saisir comme le mécanisme de cette articulation. Au premier aperçu de la vaste surface que déploient les condyles du fémur en se recourbant en arrière et en haut, on préjuge de suite que les limites de la flexion de la jambe doivent être fort reculées. La jambe peut en effet se mettre en contact avec la face postérieure de la cuisse. Les ligamens, quelque multiples et vigoureux qu'ils soient, n'y portent point obstacle. Par cela seul qu'ils sont plus rapprochés du plan postérieur que de l'antérieur, ils se relâchent dans ce mouvement. Le seul ligament rotulien, par sa situation et son volume énorme, exercerait une opposition invincible s'il n'était lâche et susceptible d'un grand allongement : il suit l'inclinaison en arrière du tibia, et la rotule qu'il entraîne s'applique fortement sur la face antérieure de l'articulation de manière à y perdre toute sa mobilité.

PLANCHE 119

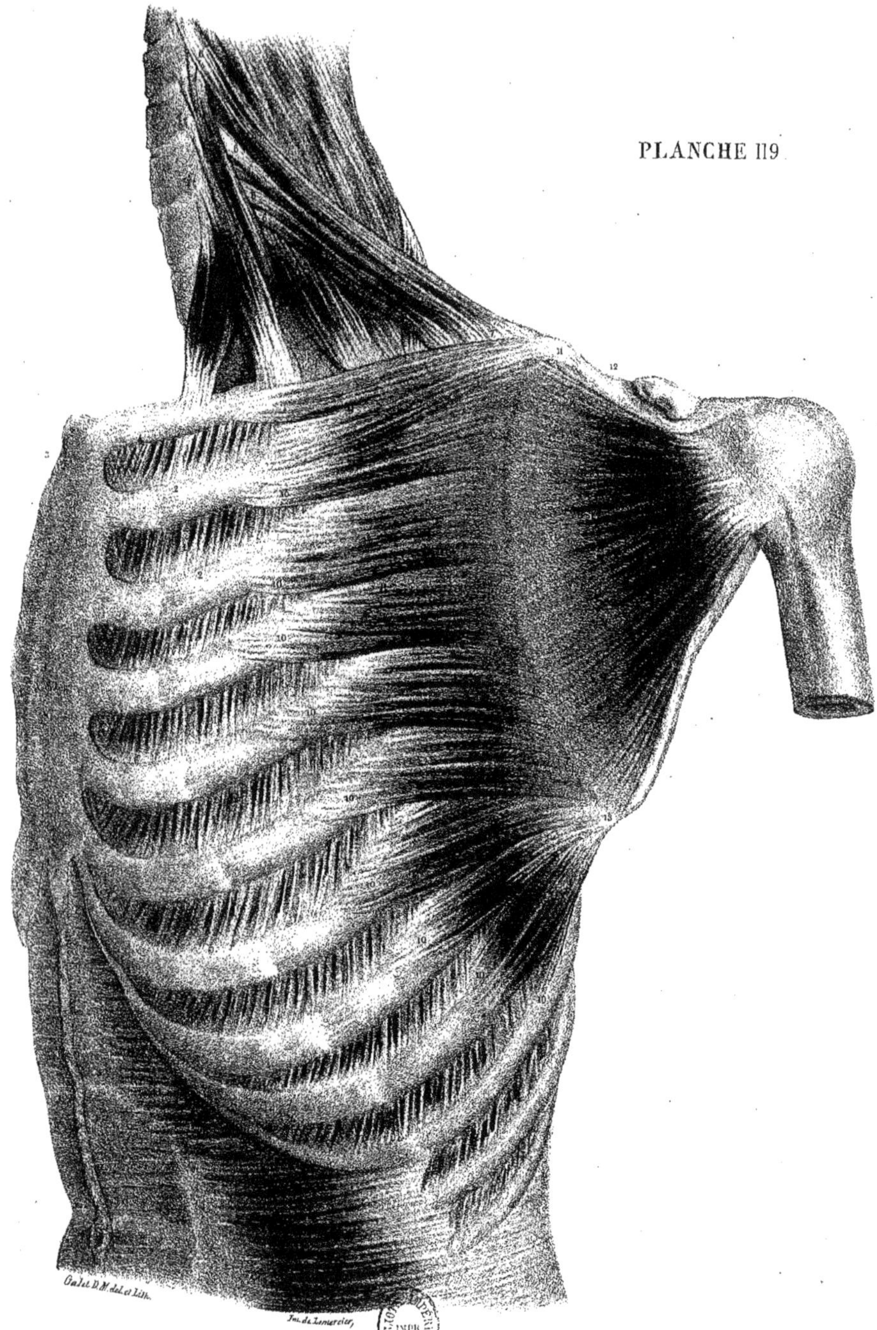

Galet D.M. del. et Lith.

Imp. de Lemercier,

largeur. Elle y mesure toute la distance qui sépare l'épine iliaque antérieure et supérieure de la symphyse du pubis, en formant un repli très-épais qu'on appelle *ligament de Poupart* ou *arcade crurale*. A son insertion au pubis elle se divise en deux bandelettes dont l'une postérieure, profonde, repliée en arrière va composer le *ligament de Gimbernat*, l'autre antérieure, superficielle, se subdivise en *deux piliers* et laisse voir dans cet écartement l'orifice extérieur de l'*anneau inguinal*.

Le grand oblique est sous-cutané. Il recouvre la face externe des huit dernières côtes, les cartilages et les muscles intercostaux correspondants, le petit oblique et le droit.

2. Le *petit oblique*, large et quadrilatère comme le précédent, et situé immédiatement derrière lui, prend naissance aux apophyses épineuses des vertèbres lombaires, aux trois-quarts antérieurs de l'interstice de la crête iliaque et à la face postérieure de l'arcade crurale. C'est au moyen de fibres aponévrotiques que se font ces attaches. Les fibres charnues qui succèdent ont une direction opposée à celle des fibres du grand oblique.

Elles se rendent les unes au bord inférieur des cartilages des quatre ou cinq dernières côtes, les autres au feuillet moyen de l'aponévrose abdominale antérieure, certains, enfin, ou les plus inférieurs qui émanent de l'arcade crurale, vont se perdre sur le pubis ou passer dans l'anneau inguinal, chez l'homme, pour y former un petit muscle qui, sous

Lorsque la jambe est ramenée en ligne droite avec la cuisse, tous les ligamens se tendent au contraire, à l'exception du rotulien, et pour que l'extension put dépasser les limites de cette ligne, il ne faudrait rien moins que leur rupture complète. Il est même douteux, cette rupture étant admise, que l'extension forcée de la jambe put avoir lieu, à cause de la configuration et de l'étroitesse des surfaces articulaires antérieures du fémur, lesquelles sont façonnées pour correspondre avec la rotule et non point avec les cavités glénoïdes du tibia.

Il y a huit muscles destinés à faire mouvoir la jambe sur la cuisse ou celle-ci sur la jambe. Ils prennent tous naissance au bassin ou au fémur, et se terminent sur le tibia, immédiatement au-dessous du genou. Ils forment donc une grande partie de la masse charnue de la cuisse, et leur influence sur la station et sur la progression est des plus prononcées. Six d'entr'eux sont consacrés au seul mouvement de flexion. Ce sont, le couturier, le droit interne, le demi-tendineux, le demi-membraneux, le biceps et le poplité. Les deux autres, le droit antérieur et le triceps crural, produisent l'extension. Malgré cette grande disproportion numérique entre les fléchisseurs et les extenseurs, on peut dire que ces derniers ont assez de puissance pour balancer l'action de leurs antagonistes. Ils doivent cet avantage à l'énormité de leur masse, à la multiplicité de leurs fibres, aussi bien qu'à la vaste surface qu'ils embrassent dans leurs insertions. Au surplus, l'obliquité communiquée par la rotule au tendon inférieur des muscles extenseurs, élargit l'angle d'insertion de ces muscles et donne ainsi plus d'efficacité à leur contraction.

4. Des deux os qui composent la jambe et qui prêtent tant de solidité à cette fraction du squelette, un seul concourt à former l'articulation du genou et sert de conducteur au

le nom de *crémaster*, s'épanouit sur le cordon testiculaire.

3. Le *transverse*, qui emprunte son nom à la direction transversale de ses fibres, se découvre derrière le précédent dont il imite la forme. Il s'insère, en arrière et en bas, aux apophyses épineuses et transverses des vertèbres lombaires, et à la lèvre interne des trois quarts antérieurs de la crête iliaque; en avant et en haut, à l'aponévrose abdominale antérieure et à la face interne des six dernières côtes où il présente des digitations qui s'entrecroisent avec celles du diaphragme.

Le transverse constitue le dernier plan charnu de la paroi abdominale, poids de tout l'édifice. Mais ils contribuent l'un et l'autre à l'articulation du coude-pied. Le tibia et le péroné contigus à leurs extrémités et unis au milieu par une aponévrose dont l'unique destination est d'étendre le champ des attaches musculaires, le tibia et le péroné, par le renflement qu'ils présentent à leur bout inférieur, constituent une cavité oblongue dans laquelle le pied vient s'emboîter comme un tenon dans sa mortaise. À la première vue de cette cavité ouverte en avant et en arrière, mais fermée sur les côtés par les prolongemens osseux ou les *malléoles*, on doit juger que les mouvemens du pied sur la jambe ne peuvent s'exercer que d'avant en arrière et réciproquement, ou, en d'autres termes, se réduisent en ceux d'extension et de flexion.

La mortaise *péronéo-tibiale* et le tenon *astragalien* sont revêtus de cartilage, d'une membrane synoviale et d'un peu de tissu graisseux, conditions essentielles et les plus favorables à la facilité du glissement. Les moyens de jonction sont quatre ligamens dont l'un (*latéral interne*), très-considérable et composé de deux plans de fibres superposés, part de la malléole interne et s'irradie sur le calcanéum et sur l'astragale. Les trois autres (*latéraux externes*) partent tous du bout inférieur du péroné, et aboutissent l'*antérieur* au devant de la facette articulaire externe de l'astragale, le *postérieur* en arrière de cette même facette, le *moyen* au côté externe du calcanéum.

Ainsi se trouvent réunies dans cette articulation, dernier point aboutissant de tout le poids du corps, les conditions les plus sévères de la solidité. Les surfaces de contact sont très-larges; elles ont entr'elles les rapports d'une véritable charnière. Leurs ligamens sont courts, très-tenaces et assez étendus pour simuler presque une membrane. Aussi, le champ des mouvemens y est-il circonscrit

PLANCHE CXX.

Muscles trapèze, rhomboïde, petits dentelés supérieur et inférieur, et grand dorsal.

N. 1. Muscle trapèze. —2, 2, 2.... ses insertions aux apophyses épineuses dorsales. — 3. autre insertion à la dernière apophyse épineuse cervicale. — 4. autre insertion à la partie interne de la ligne courbe supérieure de l'occipital. — 5. aponévrose triangulaire de ce muscle. — 6, 7, 8. les diverses fibres de ce muscle allant se fixer, d'autre part, à la clavicule, à l'acromion et à l'épine de l'omoplate.

9. M. rhomboïde. — 10, 11, 12. ses insertions au ligament cervical postérieur, à la dernière apophyse épineuse cervicale et aux cinq premières apophyses épineuses dorsales. — 13. son insertion au bord postérieur de l'omoplate.

14. M. petit dentelé supérieur. — 15. petit dentelé inférieur.

16. M. grand dorsal. — 17. aponévrose triangulaire par laquelle ce muscle s'insère à la crête iliaque et aux apophyses épineuses sacrées et lombaires.

18. M. sous-épineux. — 19. m. grand rond. — 20. petit rond.

PLANCHE 120.

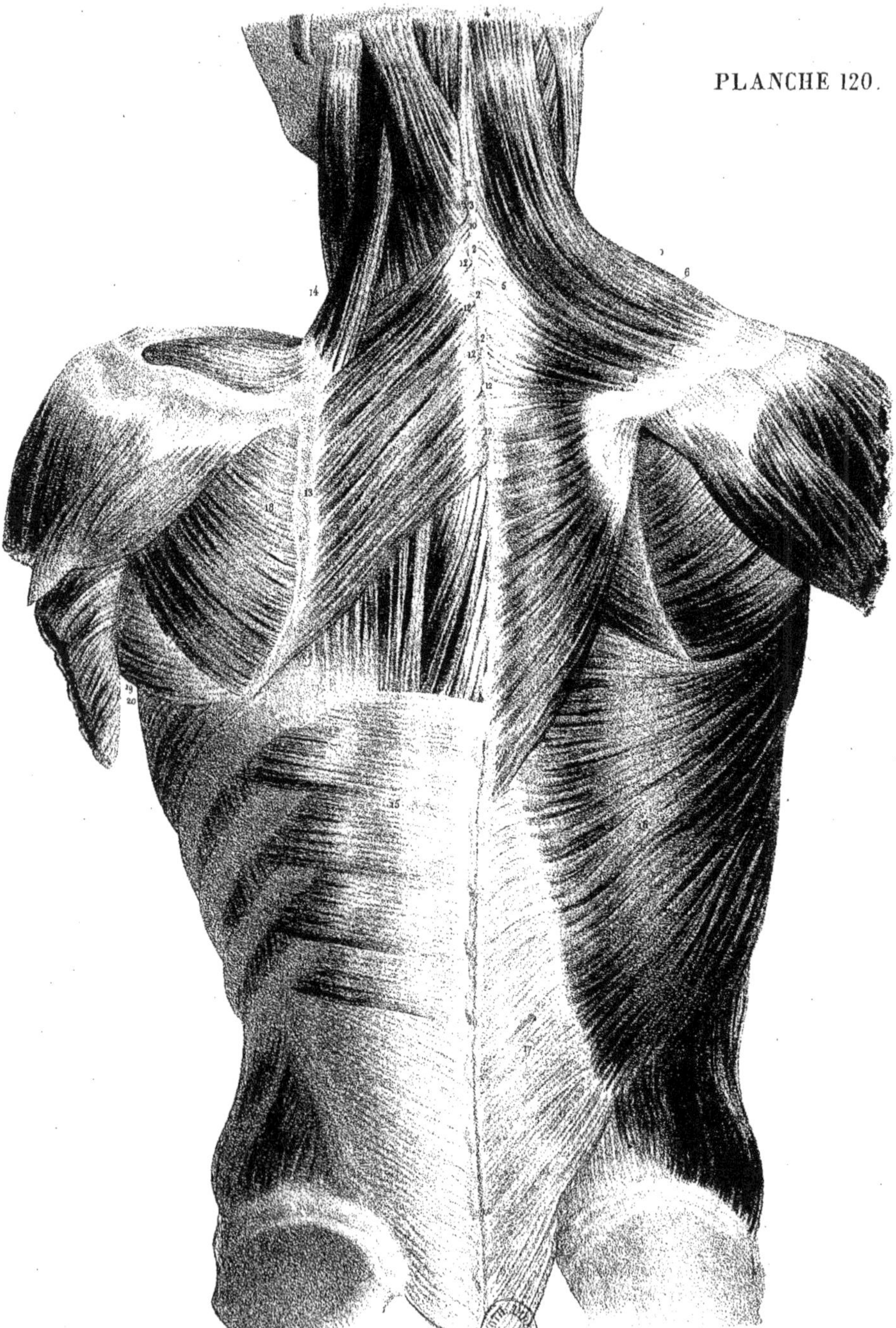

Galet D.M. del. et lith.

Imp. de Lemercier.

car il repose immédiatement sur le péritoine.

4. Le *grand droit* se présente sous des particularités fort remarquables. C'est une espèce de ruban situé verticalement de chaque côté de la ligne blanche, et mesurant toute la hauteur de l'abdomen depuis l'appendice xiphoïde, où se trouve sa plus grande largeur, jusqu'au pubis. Ses fibres, presque verticales et parallèles, n'ont pas, à beaucoup près, toute la longueur du muscle. Elles sont interrompues de distance en distance par des lignes aponévrotiques transversales qui font du muscle droit plusieurs petits muscles presque quadrilatères. Quoi qu'il en soit, l'insertion supérieure du grand droit se fait par une triple languette aponévrotique sur le ligament costo-xiphoïdien et sur les cartilages des sixième et cinquième côtes. L'insertion inférieure a lieu sur le bord supérieur du pubis entre la symphyse et l'épine.

Renfermé dans une gaîne de l'aponévrose abdominale antérieure, le grand droit est en quelque sorte isolé. Toutefois, comme le feuillet postérieur de cette gaîne manque à ses deux extrémités, le muscle est en rapport immédiat, en bas, avec le péritoine, en haut, avec les cartilages des vraies côtes et avec ceux des trois premières fausses.

Le *pyramidal*, qui manque quelquefois et que remplacent alors des fibres supplémentaires du grand droit, occupe les côtés de l'extrémité inférieure de la ligne blanche. Sa base adhère à la partie antérieure et supérieure du pubis, près de la symphyse pubienne, et son sommet se perd dans la ligne blanche presque au dans d'étroites limites, et il n'est rien de rare comme une luxation du pied.

En examinant les ressorts qui font mouvoir le pied sur la jambe, on est frappé du contraste existant entre les muscles fléchisseurs et les extenseurs. D'une part, s'offre le tibial antérieur, seul, et d'un volume qui n'a rien que de très-ordinaire ; de l'autre, sont d'énormes masses charnues, les jumeaux et le soléaire constituant le mollet, puis le tibial postérieur et les péroniers. Au développement considérable qu'ont obtenu, chez l'homme, ces muscles extenseurs du pied, se rapporte en grande partie la prérogative de la station bipède. Le saut, la course et tous les grands efforts qui ont pour but de détacher le corps de la surface terrestre, sont confiés à ces puissances dont l'énergie peut être bien appréciée, quand on sait que, par le seul effet de leur contraction, le vigoureux tendon qui les attache en bas sur le calcanéum peut se rompre dans toute son épaisseur.

Le grand nombre de petites pièces osseuses dont le pied se compose doit faire supposer autour de cette base du squelette une belle richesse de crampons ligamenteux. Mais les moyens de glissement s'y présenteront-ils dans une égale proportion? Le scaphoïde, l'astragale, le cuboïde, les cunéiformes subiront-ils dans leurs rapports respectifs des mutations quelque peu appréciables? L'idée de la solidité et celle de ces modifications s'excluent l'une l'autre. Le pied doit se mouvoir en totalité sur la jambe. S'il se passe quelques mouvemens dans ses divers fragmens constitutifs, ils n'ont pour résultat que de le plier aux inégalités du sol, ils sont obscurs et presque toujours sous l'influence du poids du corps. Aussi, les synoviales y manquent assez généralement ou ne s'y trouvent que dans un état rudimentaire : elles sont remplacées par une substance fi-

milieu de l'espace qui sépare l'ombilic de la symphyse. Caché derrière l'aponévrose abdominale, il recouvre le muscle droit.

§ 7. — *Muscles qui meuvent l'épaule.*

Ils se rapportent à l'*élévation* et à l'*abaissement de l'omoplate.* Dans le premier cadre se montrent le *trapèze* déjà décrit comme agent moteur de la tête sur le rachis, l'*angulaire* et le *rhomboïde*; dans le second, le *petit pectoral* et le *grand dentelé*.

1. Le muscle *angulaire* placé sur les parties latérale et postérieure du cou, s'étend de l'apophyse transverse des quatre premières vertèbres cervicales jusqu'à l'angle interne de l'omoplate et à une partie de la base de ce dernier os. Son insertion dans le premier sens se fait par quatre petits tendons bien distincts dont chacun embrasse le tubercule postérieur d'une des apophyses transverses désignées. L'insertion inférieure s'effectue par une succession non interrompue de fortes fibres aponévrotiques.

Ce muscle est recouvert par le trapèze, par le sterno-mastoïdien et par la peau. Il recouvre le petit dentelé supérieur, le transversaire, le splénius et le sacro-lombaire.

2. Le *rhomboïde* siége sur la partie supérieure du dos. Il est large, aplati et d'une forme véritablement rhomboïdale. Il naît de l'extrémité inférieure du ligament cervical postérieur et des apophyses épineuses des cinq premières vertèbres dorsales, par de courtes fibres aponévrotiques auxquelles succèdent les breuse intermédiaire; les ligamens y sont aussi larges que courts, très-serrés et dénués de laxité. Toutefois une exception doit être faite à l'égard des orteils dont le mode d'articulation représente en petit celui des grands os des membres : ils possèdent, en outre, des muscles distincts très-puissans qui leur impriment des mouvemens assez marqués.

Voici, du reste, en quoi consistent ces nombreuses articulations :

1. Le calcanéum et l'astragale s'unissent entr'eux par emboîtement. Ils possèdent un ligament interosseux extrêmement fort, une capsule synoviale et deux petits ligamens externes.

Le calcanéum et le cuboïde ont à peu près le même genre d'union, si ce n'est que les ligamens y sont beaucoup plus forts.

Les trois cunéiformes et le cuboïde rangés de front sur le plan antérieur du tarse manquent de synoviales. Ils sont joints de la manière la plus intime par trois ordres de ligamens, les *plantaires* ou *inférieurs*, les *dorsaux* ou *supérieurs*, étendus transversalement d'un os à l'autre, et les *interosseux* profondément cachés entre les facettes contigues.

Le scaphoïde, qui forme comme la clef de la voûte tarsienne, entretient des rapports avec tous les os qui l'entourent. Il est uni : 1° à l'astragale par un ligament supérieur (*astragalo-scaphoïdien*) et par un autre, inférieur, très-considérable (*ligament plantaire*) qui se rend, à la vérité, du calcanéum au scaphoïde, mais en jetant plusieurs adhérences sur l'astragale; 2° aux trois cunéiformes par des ligamens *dorsaux* et *plantaires*, étendus d'arrière en avant, et d'une forme rayonnée; 3° enfin, au cuboïde par un ligament *dorsal*, un *plantaire* et un troisième *interosseux*.

2. Le mode d'union des os du métatarse avec ceux du tarse ne se distingue nullement de celui que nous venons de reconnaître entre

fibres charnues qui se portent parallèlement en bas et en dehors pour se fixer à l'interstice du bord vertébral de l'omoplate.

Sa face postérieure est en rapport avec le trapèze et le grand dorsal, l'antérieure avec le dentelé supérieur, les spinaux et les côtes.

3. Le *petit pectoral*, de forme triangulaire, occupe la partie supérieure et antérieure de la poitrine, caché derrière le grand pectoral. Il naît par trois digitations à bords aponévrotiques de la face externe des troisième, quatrième et cinquième côtes, et il se porte en haut et en dehors, en s'épaississant et diminuant d'étendue, vers l'apophyse coracoïde de l'omoplate, au sommet de laquelle il se fixe par l'entremise d'un tendon.

Recouvert par le grand pectoral, il recouvre les côtes, les muscles intercostaux, le grand dentelé, les nerfs et les vaisseaux axillaires.

4. Le *grand dentelé*, remarquable par sa vaste étendue et par ses nombreuses digitations, recouvre toute la face latérale externe du thorax. Il naît des neuf ou dix premières côtes par autant de languettes dont le mode de disposition mérite un examen particulier. La première dentelure, plus large que les autres, embrasse les deux premières côtes. Le faisceau charnu qui en dérive, séparé du reste du muscle par une ligne celluleuse, se dirige en haut et en dehors, et se termine à l'angle supérieur et interne de l'omoplate. Les trois dentelures suivantes naissent de la deuxième, de la troisième et de la quatrième côtes, et

les cunéiformes et le scaphoïde. On y voit des ligamens *dorsaux*, des ligamens *plantaires* et des fibres interposées dans toutes les surfaces qui se correspondent. C'est à peine si quelques rudimens de toiles synoviales trouvent à occuper un peu d'espace abandonné par le tissu fibreux.

Un ligament *transverse commun* unit entr'elles les extrémités antérieures des cinq os métatarsiens et ne leur permet pas le moindre écartement.

3. L'extrémité postérieure des premières phalanges des orteils est creusée d'une cavité profonde dans laquelle pénètre l'extrémité antérieure des os métatarsiens arrondie en forme de tête. Les surfaces correspondantes sont encroûtées de cartilage et revêtues d'une membrane synoviale. Deux ligamens latéraux et un ligament inférieur fixés sur chacun des deux os assurent leurs rapports. Mêmes moyens d'assujettissement et de glissement pour les articulations des phalanges entre elles, dont les surfaces articulaires offrent pourtant cette particularité qu'elles sont taillées en poulie et non point en tête arrondie comme les précédentes.

De ce simple aperçu graphique on conclut aisément au mécanisme des diverses parties du pied. Les appendices ou les orteils peuvent seuls exécuter des mouvemens un peu prononcés. Ils tournent dans tous les sens sur la tête arrondie des os du métatarse. Ils s'étendent, ils se fléchissent dans une assez grande étendue. Ils ont des muscles spéciaux qui les entraînent dans ce jeu.

La flexion et l'extension se montrent encore dans les articulations des phalanges entre elles; mais ici la circumduction est rendue impossible par le seul fait de la forme en charnière des surfaces contigues.

Quant à ce qui concerne les osselets du tarse et ceux du métatarse, quelle mobilité peuvent-ils avoir avec leur enclavement réci-

constituent ensemble un second faisceau distinct qui se porte horizontalement en arrière sur le bord vertébral de l'omoplate. Enfin, les cinq ou six autres languettes, fixées sur les côtes correspondantes suivant une ligne oblique en haut et en arrière, et entrecroisées avec les languettes du grand oblique de l'abdomen, vont gagner, en formant à leur tour un faisceau collectif, l'angle inférieur de l'omoplate.

Les muscles pectoraux, sous-scapulaire, grand dorsal, les vaisseaux et les nerfs axillaires recouvrent la face externe du grand dentelé. Sa face interne est en rapport avec les côtes et les muscles intercostaux.

§ 8. — *Muscles qui meuvent le bras sur l'épaule.*

C'est du thorax ou de l'épaule que partent tous ces muscles, et tous aboutissent à l'humérus. D'une part, sont le *grand pectoral* et le *grand dorsal*; de l'autre, le *deltoïde*, le *sus-épineux*, le *coraco-brachial*, les *grand* et *petit ronds*, le *sous-épineux* et le *sous-scapulaire*. Parmi ces muscles, les uns élèvent le bras et le portent en dehors, d'autres l'abaissent et le dirigent en dedans; certains sont rotateurs externes; d'autres, enfin, rotateurs internes. C'est d'après ces dernières considérations que nous devons les passer en revue.

Muscles *élévateurs* et *abducteurs*. On en compte trois : le *deltoïde*, le *sus-épineux* et le *coraco-brachial*.

1. Le muscle *deltoïde*, d'un volume très-considérable et d'une forme trian-

proque, avec les faces anguleuses qu'ils se présentent, avec la brièveté, la largeur, la résistance de leurs ligamens? Ils ne peuvent réellement subir que des oscillations à peu près insensibles.

Ils sont d'ailleurs privés de muscles propres. Seulement, les puissances charnues qui ont pour objet la mobilité du pied tout entier sur la jambe, font chevaucher l'osselet sur lequel elles se fixent, contre les osselets adjacens. Tel est le jambier antérieur qui, tout en déterminant la flexion du pied, relève le côté interne de la voûte tarsienne en faisant tourner le premier cunéiforme où il s'insère, sur le second et sur le scaphoïde. Tels sont aussi les péroniers latéraux qui étendent le pied sur la jambe, mais dont l'un, le long péronier, fait chevaucher en dehors l'extrémité postérieure du premier os métatarsien, tandis que le court péronier imprime ce même mouvement au cinquième métatarsien.

Mouvemens des membres supérieurs.

Quelque saillante que soit l'analogie établie entre les membres abdominaux et les membres thoraciques, affectés les uns et les autres d'un même nombre de brisures, composés d'un nombre égal de pièces dont la forme et la disposition sont à peu près identiques, on remarque pourtant sur ces deux genres d'appendices, des conditions différentielles qui font bien ressortir la spécialité de leurs usages respectifs.

Tandis que les extrémités inférieures qui sont les supports de l'édifice, se distinguent par leur solidité, tout conspire, au contraire, dans les supérieures, à la mobilité la plus facile et la plus variée. La lourdeur du fémur et du tibia contraste avec la légèreté de l'humérus et du cubitus, la mobilité de l'épaule avec la fixité de l'enceinte pelvienne, la forme déliée de la main avec la pesanteur et

gulaire, constitue à lui seul le moignon de l'épaule. Par sa base, il embrasse le tiers externe du bord antérieur de la clavicule, le bord inférieur de l'acromion et le bord postérieur de l'épine scapulaire; par son sommet, qui est inférieur, il s'insère à l'empreinte deltoïdienne de l'humérus. C'est au moyen de fibres aponévrotiques plus ou moins longues, dont quelques-unes réunies plongent en forme de cloison dans l'épaisseur de la masse charnue, que se fait l'insertion de la base; celle du sommet s'effectue au moyen d'un très-fort tendon. Les fibres moyennes du deltoïde sont parfaitement verticales; les postérieures et les antérieures sont obliques, les unes d'arrière en avant, les autres en sens contraire.

Recouvert par le peaucier et par la peau, le deltoïde recouvre les muscles sus-épineux, sous-épineux, petit rond, triceps brachial et coraco-brachial, le tendon du grand pectoral, l'apophyse coracoïde et le tiers supérieur de la face externe de l'humérus.

2. Le *sus-épineux*, situé à la partie supérieure et postérieure de l'épaule, remplit la fosse sus-épineuse, enveloppé par une aponévrose très-forte. Il naît des deux tiers internes de la surface osseuse et de l'aponévrose d'enveloppe par des fascicules très-prononcées, dont plusieurs sont séparées par des cloisons aponévrotiques. De là il se rend, en convergeant, vers l'articulation scapulo-humérale, et, se contournant un peu sur la tête de l'humérus, il s'attache, au moyen d'un large tendon, à la fa-

l'épaisseur du pied. Que l'on rapproche ensuite de ces caractères différenciels ceux qui sont propres aux surfaces articulaires, ou aux moyens d'union et de glissement, ou, enfin, aux puissances motrices, et de cette comparaison découlera la conséquence que les extrémités thoraciques, chez l'homme, sont exclusivement des organes de préhension et d'appréciation, et non point, comme les inférieures, ni comme leurs analogues dans les autres classes animales, de simples instrumens de sustentation.

1. L'épaule constituée par l'omoplate jointe à la clavicule, ne forme pas avec son analogue du côté opposé, une enceinte continue immobile, à la manière des os des hanches. Elle appuie par une extrémité fort déliée sur le sternum, et par l'autre qui possède une grande largeur. pour donner insertion aux puissances qui la font agir, elle flotte au milieu des parties molles. A cette disposition remarquable vient se lier l'excessive mobilité du bras, laquelle se compose du jeu de l'humérus sur l'épaule et de celui de l'épaule sur le sternum. Le signalement du mode de connexion de l'épaule avec le tronc va nous donner la clef de ce mécanisme admirable.

L'angle supérieur du sternum est creusé d'une petite surface ovalaire doublée de cartilage dans laquelle est reçue l'extrémité interne de la clavicule qu'une couche de cartilage encroûte également. Une troisième lame cartilagineuse et deux capsules synoviales s'interposent entre ces deux surfaces à l'instar des corps de glissement que nous avons examinés plus haut dans l'articulation maxillaire.

Trois ligamens très-forts établissent la fixité de la clavicule. L'un est l'*orbiculaire*, espèce de capsule qui embrasse tout le pourtour de l'articulation; le second, l'*interarticulaire* qui s'étend de l'extrémité interne d'une clavicule à celle de l'autre en passant

cette supérieure de la grosse tubérosité humérale.

Sa face externe est en rapport avec les muscles deltoïde et trapèze et avec le ligament coraco-acromien ; l'interne avec la fosse sus-épineuse et l'articulation scapulo-humérale.

3. Le *coraco-brachial* fait partie de la masse charnue du bras. Il est très-mince, funiculaire, et il s'étend de l'apophyse coracoïde à la partie moyenne du plan et du bord internes de l'humérus. C'est par des tendons que ses attaches s'effectuent.

Il est recouvert par les deltoïde, biceps et grand pectoral, et il recouvre les sous-scapulaire, grand dorsal et grand rond, ainsi que les artères axillaire et brachiale et le nerf médian.

Muscles abaisseurs et adducteurs. Ils

PLANCHE CXXI.

Muscles grand oblique et droit antérieur de l'abdomen. — Grand pectoral.

N° 1. Muscle grand oblique abdominal.—2. sa portion charnue. — 3. sa portion aponévrotique. — 4, 4, 4, 4. ses digitations fixées sur la face externe des huit dernières côtes et engrénées avec celles du grand dentelé. — 5. ligne blanche. — 6. ligament de Poupart. — 7. orifice extérieur de l'anneau inguinal.—8, 9. piliers de cet anneau.

10. Muscle grand droit de l'abdomen. — 11. ses intersections transversales aponévrotiques.

12. Muscle grand pectoral. — 13, 14. ses insertions à la clavicule et au sternum. — 15. sa communication avec l'aponévrose du grand oblique abdominal. — 16. torsion de ses fibres près du sommet. — 17. sommet du grand pectoral fixé sur la lèvre antérieure de la coulisse bicipitale de l'humérus : le deltoïde a été coupé pour faire voir cette insertion. — 18. muscle pyramidal se dessinant derrière l'aponévrose abdominale.

---

au-dessus de la fourchette du sternum; le troisième est le *costo-claviculaire* qui, de la face inférieure de la clavicule, se porte obliquement en bas et en dedans sur le premier cartilage costal.

Par son extrémité externe la clavicule s'unit intimement à l'omoplate en rencontrant l'acromion et l'apophyse coracoïde. Une petite *capsule synoviale* et un ligament capsulaire un peu lâche servent l'articulation acromiale. La coracoïdienne offre une synoviale aussi et *deux faisceaux ligamenteux*, l'un antérieur, l'autre postérieur.

L'omoplate a donc son point d'appui sur le sternum par l'entremise de la clavicule. Que des puissances musculaires se montrent, saisissant le pourtour de cet os, et l'on verra l'épaule s'élever, s'abaisser, se porter en avant, en arrière, tourner dans tous les sens, car l'articulation sterno-claviculaire est assez avantageusement conçue pour qu'elle lui permette cette variété de mouvemens. Non pas que la clavicule parcoure un grand espace sur la facette sternale qui la supporte, car, au contraire, cet espace y est extrêmement borné, mais à raison de la longueur du levier que la clavicule représente, un déplacement à peine appréciable de l'extrémité sternale, détermine un grand mouvement au sommet opposé ou scapulaire. Au surplus, les connexions acromio et coraco-claviculaires ne sont ni assez dures ni assez serrées pour que, à leur tour, elles ne puissent permettre un glissement plus ou moins étendu à l'omoplate.

Six muscles sont spécialement chargés de communiquer à l'épaule les diverses situations que réclament les usages du bras. Ils prennent tous leur point fixe sur le tronc et ils agissent sur l'extrémité du levier claviculaire, représentée par l'omoplate. D'une part, c'est le *trapèze* dont les fibres supérieures élèvent directement l'épaule, tandis

PLANCHE 121.

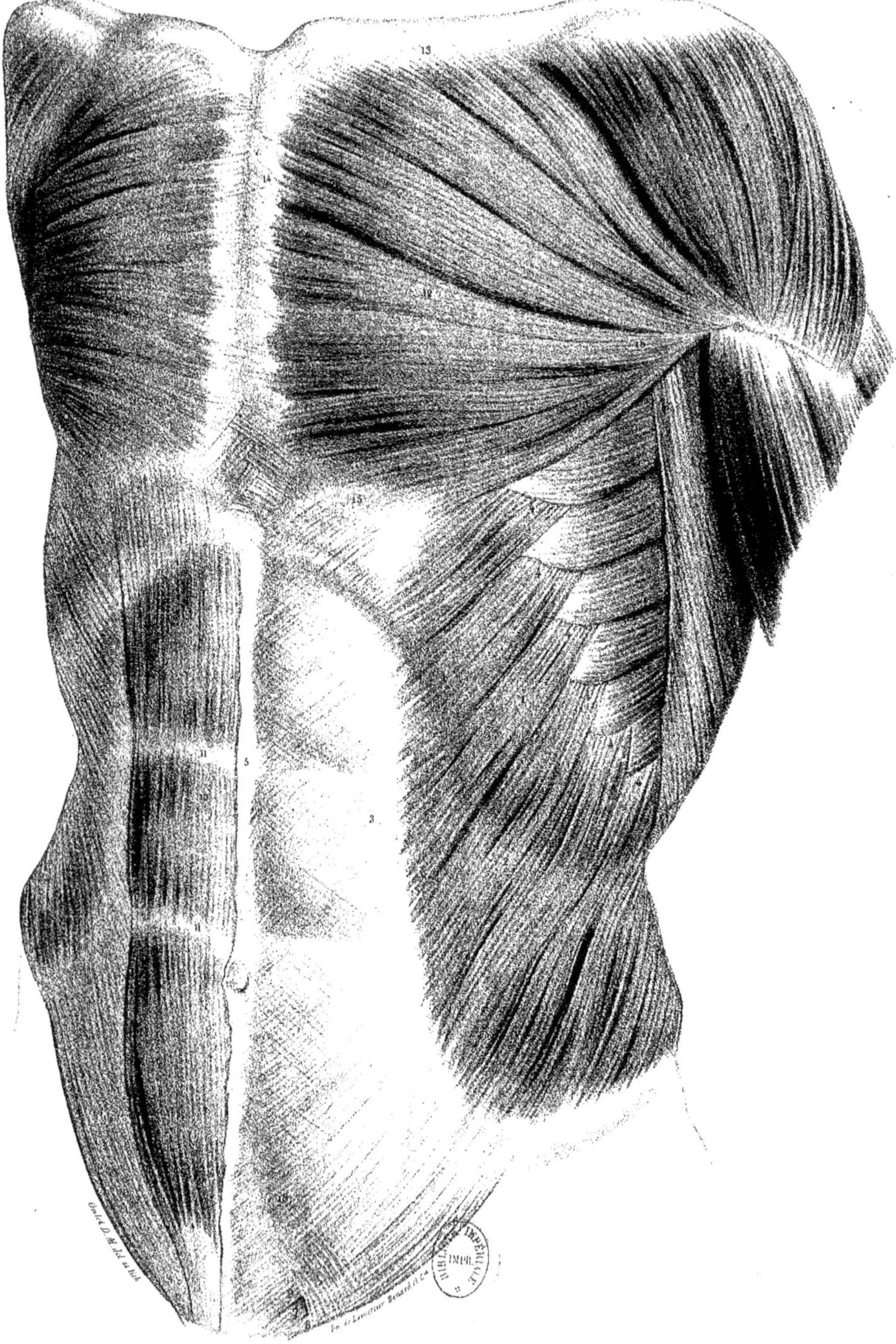

sont aussi au nombre de trois : le *grand pectoral*, le *grand dorsal* et le *grand rond*.

1. Le *muscle grand pectoral*, large masse aplatie et triangulaire, occupe la partie antérieure et supérieure de la poitrine et de l'aisselle. Il s'attache, par sa base qui est interne, à la clavicule, à la face antérieure du sternum et aux cartilages des six premières côtes ; par son sommet, sur la lèvre antérieure de la coulisse bicipitale de l'humérus. L'insertion de la base se fait par des fibres aponévrotiques qui, au sternum, s'entrecroisent avec celles du muscle opposé. L'attache du sommet se fait par un très-gros tendon formé de deux lames aponévrotiques superposées, et, auquel s'implantent les fibres charnues du muscle en s'entrecroisant, de manière à ce que les supérieures deviennent inférieures et réciproquement.

Le grand pectoral est immédiatement placé sous la peau et sous la mamelle. Il recouvre les côtes auxquelles il s'insère, les muscles intercostaux correspondans, le sous-clavier, le petit pectoral, le grand dentelé, et au creux de l'aisselle dont il forme la paroi antérieure, il protège les ganglions axillaires, les vaisseaux de même nom et le plexus nerveux brachial.

2. Le *grand dorsal* sous-cutané encore, triangulaire et d'une largeur considérable, tapisse toute la moitié inférieure du dos et les régions lombaire et sacro-coccygienne. Il forme aussi la paroi postérieure du creux de l'aisselle. Sa base est fixée aux apophyses épineuses des six ou sept dernières vertèbres du

que les moyennes et les inférieures la portent en arrière et l'élèvent en même temps en faisant basculer l'angle postérieur de l'omoplate. C'est aussi l'*angulaire* dont l'effet est le même que celui des fibres supérieures du trapèze ; le *rhomboïde* enfin, congénère des fibres moyennes du trapèze, parce qu'il entraîne l'épaule en arrière. D'autre part, ce sont les muscles *sous-clavier*, *grand dentelé* et *petit pectoral* qui attirent l'épaule en avant, mais dont le but principal est de l'abaisser. L'on voit par là que lorsqu'une succession de travail vient atteindre ces différens muscles, l'épaule doit exécuter une véritable circumduction, circonstance éminemment favorable puisqu'elle répartit entre l'épaule et le bras la mobilité dont celui-ci perçoit tous les profits.

2. Lorsque sur un squelette dépouillé de ses ligamens, réduit à l'état sec, on considère les rapports de la tête humérale avec la cavité glénoïde de l'omoplate, on se demande par quel merveilleux procédé le bras peut se livrer aux grandes évolutions qu'on lui connaît, sans que les luxations soient pour lui de tous les instans ; comment il peut se faire qu'une tête osseuse très-forte, presque demi sphérique, qui effleure à peine une cavité moitié plus étroite qu'elle, et à peu près superficielle, ne franchisse pas plus souvent ses limites lorsque le bras se porte en dehors du tronc dans plusieurs sens et à de grandes distances. Tout le secret de ce phénomène repose sur la structure de l'articulation scapulo-humérale. Que l'on rétablisse, en effet, l'appareil ligamenteux imaginé par la nature pour maintenir les rapports des deux os, et l'on verra si ce problème si scabreux, combiner les conditions physiques de la mobilité la plus grande possible avec celles de la

dos, et à celles de toutes les vertèbres des lombes et du sacrum, à la moitié interne de la crête iliaque et aux quatre dernières côtes. Une vaste aponévrose triangulaire établit toutes ces insertions. Les fibres charnues qui en émanent se groupent en de nombreux faisceaux qui se portent en dehors, en convergeant sur un énorme tendon aplati, lequel constitue le sommet du muscle, et se fixe sur la lèvre postérieure de la coulisse bicipitale de l'humérus.

Le grand dorsal est appliqué sur une portion des muscles obliques de l'abdomen, sur tous les dentelés, les spinaux postérieurs, les intercostaux externes, le rhomboïde et le grand rond.

3. Le *grand rond*, que l'on pourrait considérer comme un large faisceau du précédent, est placé en arrière du creux de l'aisselle. De la fosse sous-épineuse où il s'attache près de l'angle inférieur

PLANCHE CXXII.

Muscles petit oblique et transverse de l'abdomen. — Petit pectoral.

N° 1. Muscle grand oblique coupé. — 2. petit m. oblique. — 3. portion charnue. — 4. portion aponévrotique. — 5. son insertion à l'interstice de la crête iliaque. — 6. ligament de Poupart. — 7. division de la couche aponévrotique dans laquelle est contenu le muscle droit 8.

9. M. tranverse abdominal. — 10 portion charnue. — 11. portion aponévrotique. — 12. insertion à la lèvre interne de la crête iliaque. — 13. insertion à la face interne des six dernières côtes. — 14. son bord inférieur derrière lequel passe le cordon testiculaire.

15. M. petit pectoral. — 16. son origine des 3e, 4e, et 5e côtes. — 16. sa terminaison sur l'apophyse coracoïde de l'omoplate.

plus grande solidité, n'a point reçu une complète solution.

L'on soupçonne d'avance que la tête de l'humérus et la cavité glénoïde sont encroûtées d'une couche cartilagineuse, et qu'une capsule synoviale fait pleuvoir sur cette double surface une abondante quantité d'humeur lubréfiante; mais les cartilages d'encroûtement ont ceci de particulier, que celui de la tête humérale est plus épais au centre qu'à la circonférence, tandis que celui de la cavité glénoïde se trouve accidenté d'une manière tout inverse. Les avantages de cette disposition se font apprécier sans difficulté. De plus, un bourrelet fibreux dit *glénoïdien*, couronne la circonférence de la cavité glénoïde et ajoute à la profondeur de cette cavité. Ce n'est pas tout encore. Les deux grosses tubérosités qui dominent l'omoplate, les apophyses *acromion* et *coracoïde*, constituent une grande voûte qui élargit considérablement le champ de réception de la tête humérale, ou plutôt, qui remédie à l'inconvénient de l'étroitesse de la cavité glénoïde.

Maintenant, quels sont les moyens qui assurent les rapports des deux os? Ils sont nombreux si l'on met en ligne de compte le bourrelet fibreux qui circonscrit la cavité glénoïde, un ligament très-large qui complète la voûte acromio-coracoïdienne en s'étendant d'une apophyse à l'autre; puis le tendon de la longue portion du biceps qui est comme l'analogue du ligament inter-articulaire coxo-fémoral, bien qu'il n'occupe point le centre de l'articulation. Mais ces moyens ont un rôle purement accessoire, et nous ne devons considérer comme ligament propre de la tête humérale qu'une grande poche fibreuse du nom de *ligament capsulaire*. Ce ligament adhère, d'une part, au col de l'humérus, de l'autre, à la circonférence de la cavité glénoïde. Sa longueur

PLANCHE 122.

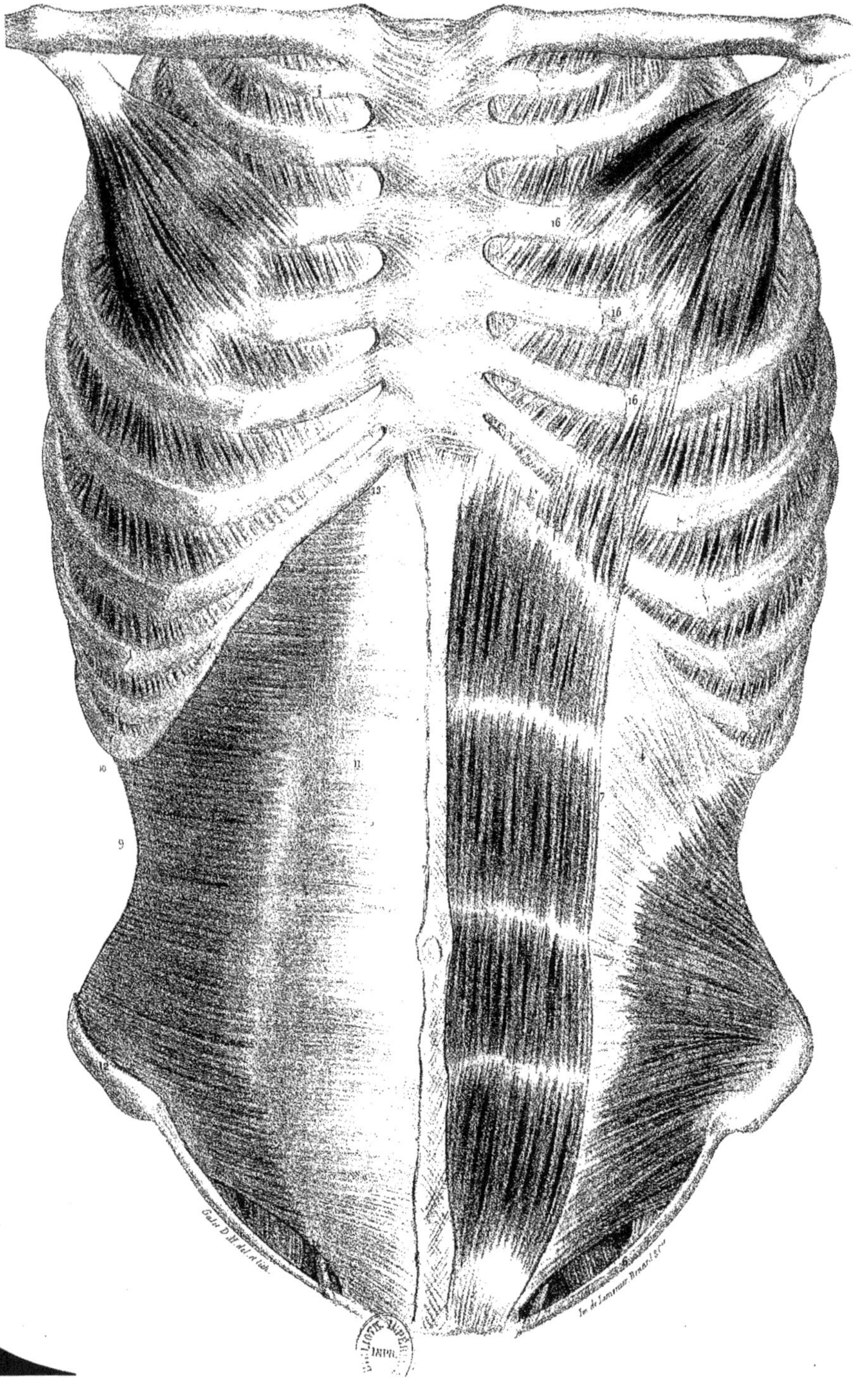

de l'omoplate, il se dirige obliquement en dehors et en haut, et se convertit en un large tendon qui, s'adossant contre celui du grand dorsal, se termine comme celui-ci sur la lèvre interne et postérieure de la coulisse bicipitale.

Muscles rotateurs en dehors. On n'en compte que deux : le *sous-épineux*, et le *petit rond.*

1. Le *muscle sous-épineux*, triangulaire et très-épais, remplit presque toute la fosse sous-épineuse. Il naît des deux tiers internes de cette fosse par des fibres aponévrotiques très-fortes et d'une longueur variable auxquelles succèdent les fascicules charnues. Celles-ci convergent vers un tendon commun, aplati, qui va s'insérer sur la facette moyenne de la grosse tubérosité humérale.

Recouvert par le deltoïde, le trapèze et le grand dorsal, il recouvre la fosse sous-épineuse et la capsule fibreuse scapulo-humérale.

2. Le *petit rond* semble n'être qu'une dépendance du précédent. C'est un faisceau fusiforme, intermédiaire au sous-épineux et au grand rond, fixé, d'une part, à la partie inférieure de la fosse sous-épineuse ; de l'autre, à la facette inférieure de la grosse tubérosité humérale.

Sa face postérieure est en rapport avec le deltoïde et la peau ; l'antérieure avec la longue portion du triceps brachial et la capsule scapulo-humérale.

Muscle rotateur en dedans. C'est le *sous-scapulaire.* Large, triangulaire et très-épais, il matelasse toute la fosse sous-scapulaire. Il s'insère par sa base, et à la faveur de lames aponévrotiques, dépasse de beaucoup la distance comprise entre ses insertions, ce qui donne à la tête humérale une liberté de mouvemens sans pareille dans l'économie, et sa résistance est considérable, attendu qu'elle est fortifiée par une lame fibreuse provenant de l'apophyse coracoïde, et par les tendons de tous les muscles qui s'insèrent autour de l'articulation.

Ce genre de connexion si simple en apparence et si ingénieux, permet à l'humérus, tout en lui assurant une grande solidité, de se mouvoir dans tous les sens sur un très-long rayon. Son adduction seule est bornée par la présence du thorax et sa rotation a moins de liberté que celle du fémur par la raison que l'axe de son col est presque parallèle à celui de son corps. Mais tous ses autres mouvemens possèdent la plus grande étendue possible.

C'est sur l'épaule ou sur le thorax que les cordes motrices du bras prennent leur fixité ; par leur extrémité opposée, elles s'insèrent sur tous les points de la circonférence de la moitié supérieure de l'humérus. Parmi ces nombreuses puissances, il n'en est pas de plus énergique que le muscle *deltoïde* ; son épaisseur, son étendue, ses fascicules nettement et profondément dessinées, feraient seuls supposer cette supériorité, si l'on ne savait déjà quels poids énormes les membres thoraciques sont capables de soulever. Car c'est au deltoïde qu'est dévolue l'élévation de ces membres, laquelle s'effectue verticalement lorsque le muscle agit dans son ensemble, et obliquement en devant et en arrière quand il ne se contracte que dans ses fibres latérales. Toutefois, il nous faut reconnaître qu'à beaucoup près l'énergie prodigieuse déployée par ce muscle ne profite pas tout entière au mouvement du bras. Sa direction parallèle au levier qu'il soulève lui en soustrait

sur presque toute la fosse osseuse qu'il remplit. De là ses fibres charnues se portent en dehors dans des directions différentes, car elles convergent sur un tendon unique et très-épais, lequel va se fixer sur la petite tubérosité de l'humérus.

Nous n'avons à indiquer pour ce muscle que les rapports de sa face interne. Ils ont lieu avec le grand dentelé, le coraco-brachial, le biceps et le deltoïde ainsi qu'avec les nerfs et les vaisseaux axillaires.

§ 9. — *Muscles qui meuvent l'avant-bras sur le bras.*

Quoique les mouvemens propres de l'avant-bras sur le bras se réduisent à la flexion et à l'extension, rien n'empêche qu'on ne considère la rotation du radius soit en dedans, soit en dehors comme une appartenance de cette catégorie, du point de vue du jeu que la tête radiale exécute sur la partie externe de l'articulation du coude. Nous reconnaissons donc ici des muscles *fléchisseurs*, des *extenseurs*, des *pronateurs* et des *supinateurs*.

Muscles fléchisseurs. Ce sont le *biceps brachial* et le *brachial antérieur*.

1. Le *biceps brachial* forme la couche superficielle de la masse charnue. Long, fusiforme et divisé en deux portions dans sa moitié supérieure, il s'étend de l'apophyse coracoïde et du rebord supérieur de la cavité glénoïde de l'omoplate à la tubérosité bicipitale du radius.

La portion qui procède de l'apophyse coracoïde, porte le nom de *courte portion* une portion considérable, et c'est peut-être dans cette particularité, dans ce désavantage de la direction du deltoïde que les muscles *sus-épineux* et *coraco-brachial* trouvent la raison de leur existence : car eux aussi ont reçu pour mission d'élever l'humérus, quoique le premier, le sus-épineux, paraisse plus particulièrement destiné, dans l'opinion de M. Cruveilhier, à soutenir en haut l'articulation scapulo-humérale en lui formant une sorte de voûte active dont la résistance est proportionnelle à la puissance qui tend à repousser l'humérus en haut contre la voûte osseuse et fibreuse acromio-coracoïdienne.

Lorsque le bras est élevé, les muscles grand pectoral et grand dorsal ajoutent leur action à celle du poids du membre pour l'abaisser, et, en même temps, ils l'appliquent contre le côté du tronc. Mais si, dans cette circonstance, l'action de ces deux muscles concourt au même résultat, il n'en est pas de même quand elle est successive. Le premier, en effet, le grand pectoral, porte le bras en avant, il agit dans le croisement des avant-bras sur le devant de la poitrine, tandis que le grand dorsal le dirige en arrière en le rapprochant de l'épine rachidienne.

Il est aisé de concevoir que s'il se développe une succession régulière de mouvement dans la série de ces différens muscles, le jeu du bras de simple qu'il était d'abord deviendra combiné, c'est-à-dire que le bras passera graduellement d'une direction dans une autre et qu'il tournera sur son axe comme une roue sur son essieu. C'est donc aux mêmes muscles qui produisent l'élévation du bras et son abaissement, son adduction et son abduction qu'il nous faut rapporter le mouvement en fronde que ce membre exécute avec tant de facilité. Mais il est quelques autres puis-

du biceps. Son insertion se fait au moyen d'un tendon large et aplati qui lui est commun avec le muscle coraco-brachial. La *longue portion* ou celle qui dérive du rebord glénoïdien offre aussi un tendon à son origine, mais celui-ci est beaucoup plus long, il contourne la tête de l'humérus, glisse dans la coulisse bicipitale entre les deux tubérosités, et, au-dessous du col, il s'épanouit en une espèce d'aponévrose dont la face postérieure donne naissance aux fibres charnues. Vers le milieu du bras les deux portions du muscle s'unissent au moyen d'une couche de tissu cellulaire. Plus bas elles se confondent en un faisceau unique très-serré qui se convertit insensiblement en un tendon de terminaison. Celui-ci, large d'abord et aplati, se rétrécit de plus en plus en s'épaississant, et, après avoir fourni par son bord interne une expansion de renfort à l'aponévrose anti-brachiale, il s'implante sur le bord inférieur de la tubérosité bicipitale du radius.

Le biceps brachial est recouvert par l'aponévrose brachiale et par les muscles deltoïde et grand pectoral. Il recouvre l'humérus, les muscles coraco-brachial et brachial antérieur et le nerf musculo-cutané.

2. Le *brachial antérieur*, large, très-épais et placé derrière le précédent, siége en avant de la moitié inférieure de l'humérus. Il s'étend de l'empreinte deltoïdienne à l'apophyse coronoïde du cubitus. Son origine à cette empreinte est marquée par deux languettes pointues non tendineuses entre lesquelles se voit l'implantation du sommet du deltoïde.

sances dont l'objet spécial est de faire pivoter l'humérus sur son axe. Ce sont le *sous-épineux*, le *petit-rond* et le *sous-scapulaire*, lesquels demeurent étrangers au mouvement circulaire du bras, mais qui déterminent sa rotation. Ainsi, lorsque le bras est pendant sur le tronc, le sous-scapulaire, en tirant sur la petite tubérosité de l'humérus, amène en avant la grosse tubérosité qui était externe, et le levier tourne sur son axe, de telle sorte que le coude vient s'offrir sur le plan antérieur, et que l'avant-bras s'incline dans la pronation. Les muscles sous-épineux et petit rond agissent par antagonisme à l'égard du précédent. En exerçant leur traction sur la grosse tubérosité humérale, ils font pivoter l'humérus en dehors et mettent l'avant-bras en supination.

3. En exposant plus haut, pages 44 et suivantes, la concordance des conditions physiques des os de l'avant-bras avec la variété des usages de ces leviers osseux, nous faisions remarquer, à côté de l'analogie existante entre l'avant-bras et la jambe, les grandes différences qui distinguent ces deux parties. Nous ne reviendrons point sur ce sujet que nous avons amplement développé. Nous rappellerons seulement que l'avant-bras se fléchit et s'étend sur le bras, comme le fait la jambe sur la cuisse, mais que de plus il exécute des mouvemens de pronation et de supination qui ont pour but de faire tourner la main.

Pour ce double objet, deux genres d'articulations étaient nécessaires au coude, et il devait s'offrir pour mouvoir l'avant-bras, des puissances musculaires qui n'eussent point d'analogues à la jambe. Voici ce qui caractérise toute cette organisation.

L'articulation du coude est, intérieurement, moins compliquée que celle du genou. On n'y trouve que la capsule synoviale

rieure du cubitus, de l'autre, à la face antérieure et au bord externe du radius.

Il recouvre ces deux os, les artères cubitale et radiale et le ligament interosseux. Il est recouvert par les muscles fléchisseur profond des doigts, grand fléchisseur du pouce, grand palmaire, et cubital antérieur.

Muscles supinateurs. Ils sont aussi au nombre de deux distingués en *long* et en *court*, et placés en arrière du bras et de l'avant-bras.

1. Le *long supinateur* occupe à son origine la face postérieure du bras, car il s'insère au quart inférieur du bord externe de l'humérus; mais, à sa ter-

---

PLANCHE CXXIII.

Muscles du membre thoracique.

Fig. 1. Plan antérieur et superficiel. — A. clavicule. — B. humérus.

N° 1. Muscle deltoïde coupé en partie et renversé en dehors. — 2. grand pectoral coupé et renversé aussi en dehors. — 3. petit pectoral coupé. — 4. biceps brachial. — 5. sa longue portion. — 6. sa courte portion. — 7. coraco-brachial. — 8. brachial antérieur. — 9. rond pronateur. — 10. radial antérieur ou grand palmaire. — 11. petit palmaire. — 12. long supinateur. — 13. cubital antérieur. — 14. fléchisseur superficiel des doigts. — 15. opposant du pouce. — 16. court abducteur du pouce. — 17. court fléchisseur du pouce. — 18. adducteur du pouce. — 19. palmaire cutané. — 20. adducteur du petit doigt. — 21, 21, 21. lombricaux.

Fig. 2. Plan antérieur et profond.

N° 1. Brachial antérieur. — 2. triceps brachial. — 3. premier radial externe dont le tendon est un peu tiraillé en dehors pour laisser voir en 4 le second radial externe. — 5. fléchisseur superficiel des doigts. — 6. fléchisseur profond. — 7, 7, 7, 7. bifurcation des tendons fléchisseurs superficiels pour le passage des tendons fléchisseurs profonds 8, 8, 8, 8. — 9. long fléchisseur du pouce. — 10 carré pronateur. — 11. court fléchisseur du petit doigt.

---

logue au précédent, et un troisième dit *triangulaire*, très-fort, très-épais, de nature cartilagineuse, fixé, d'une part, à l'apophyse styloïde du cubitus, de l'autre, au bord inférieur de l'excavation radiale.

Enfin, au milieu, les deux os de l'avant-bras sont unis par un ligament interosseux, ou plutôt par une aponévrose qui remplit presque tout l'espace que ces leviers laissent entr'eux. On y remarque aussi un petit faisceau fibreux qualifié du nom de *ligament rond*, mais qui n'est qu'une dépendance de la membrane interosseuse.

Avec cet appareil et une capsule synoviale qui revêt chaque point de contact, le radius roule en avant et en arrière sur le cubitus, et détermine ainsi la pronation et la supination de l'avant-bras. Mais cette rotation s'exerce tout entière sur la partie supérieure. En bas, la coupe des surfaces articulaires et la disposition des corps ligamenteux ne peuvent rigoureusement permettre qu'un jeu de glissement, soit en avant, soit en arrière : et les deux os, dans leur ensemble, s'y meuvent en circumduction. A l'extrémité supérieure, au contraire, où l'anneau ligamenteux ne fait qu'embrasser le radius sans contracter sur lui la moindre adhérence, la rotation est parfaitement libre. Le radius qui l'exécute à lui tout seul peut aller presque jusqu'à décrire sur son axe les deux tiers d'une demi-circonférence, mais il ne saurait franchir cette limite, attendu que dans la pronation, à mesure qu'il croise la face antérieure du cubitus, il comprime la masse charnue du plan antérieur de l'avant-bras, laquelle finit par lui opposer une résistance invincible, et que, dans la supination, lors de son retour à l'état de parallélisme avec le cubitus, il rencontre un pareil obstacle dans la masse charnue postérieure de l'avant-bras. Au surplus, les faisceaux ligamenteux et les saillies osseuses de l'articu-

PLANCHE 123.

F. 1.

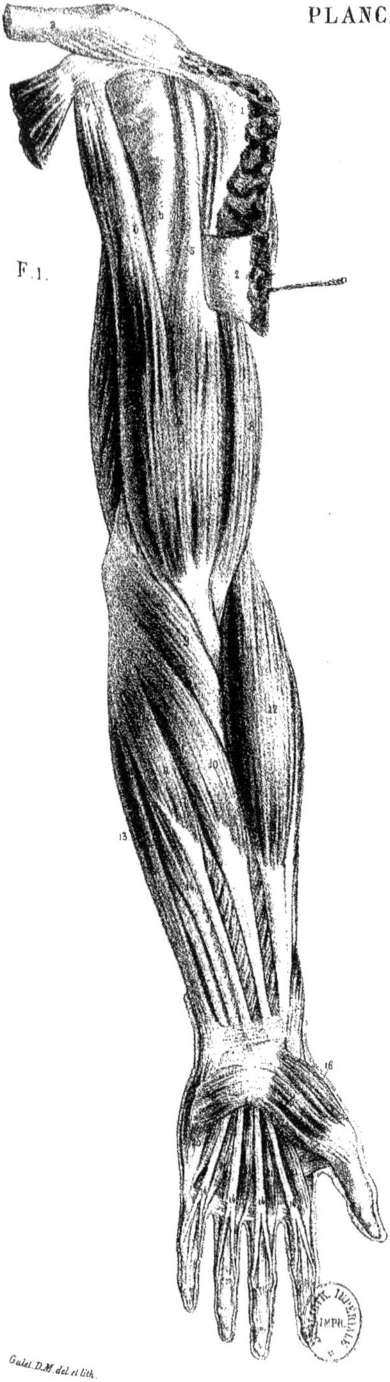

F. 2.

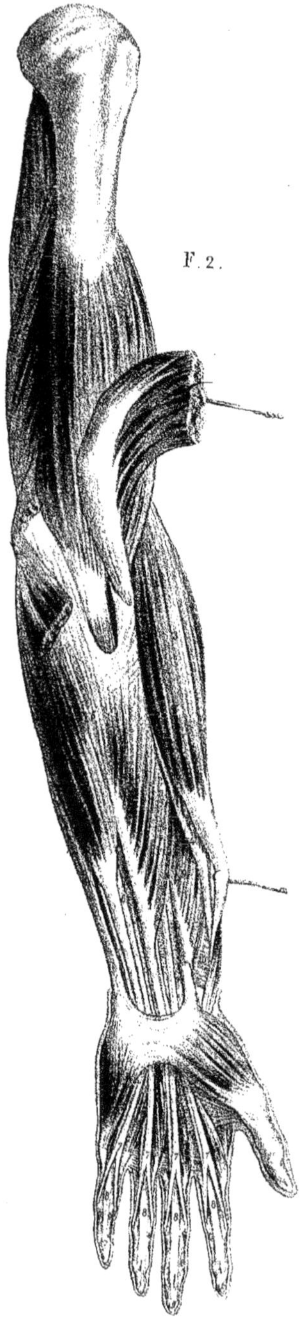

Galet D.M. del. et lith.

Imp. de Lemercier, Benard et Cie

minaison, il est situé sur le plan antérieur de l'avant-bras, car il contourne la face externe de l'articulation huméro-cubitale, pour se fixer en bas sur l'apophyse styloïde du radius.

Recouvert seulement par la peau d'où le sépare l'aponévrose brachiale, il recouvre le court supinateur, le premier radial externe, le rond pronateur, le fléchisseur superficiel des doigts, le grand fléchisseur du pouce, l'artère radiale et le nerf radial.

2. Le *court supinateur*, large et incurvé sur lui-même, forme la couche profonde de la région externe anti-brachiale. Il procède de la tubérosité externe de l'humérus ainsi que du ligament annulaire du radius, il enroule le tiers supérieur de ce dernier os, et se termine par un double faisceau qui embrasse la tubérosité bicipitale et le tendon terminal du biceps.

Sa face externe est recouverte par le rond pronateur, le long supinateur, les radiaux externes, les extenseurs des doigts, le cubital postérieur, l'anconé, et par les nerfs et vaisseaux radiaux. L'interne recouvre la face externe du coude et le tiers supérieur du radius.

§ 10. — *Muscles qui meuvent la main sur l'avant-bras.*

Ils se rapportent principalement à la *flexion* et à l'*extension*. Ce sont, pour le premier de ces mouvemens, le *radial antérieur*, le *palmaire grêle* et le *cubital antérieur* qui forment la couche superficielle du plan antérieur de l'avant-bras; lation inférieure ne laissent pas que de borner aussi la rotation du radius.

Deux groupes de puissances se partagent la mise à exécution de ce jeu. Ce sont : les rond et carré pronateurs en devant, les long et court supinateurs en arrière. La dénomination de ces muscles exprime la spécialité de leur action.

4. La main, dans sa totalité, ne se borne pas à tourner en dedans et en dehors, entraînée qu'elle est par le jeu de pronation et de supination de l'avant-bras; mais encore elle se fléchit, elle s'étend, elle se porte dans l'adduction et dans l'abduction, grâce au mode de structure de l'articulation du poignet. Ici, en effet, la disposition est telle que la main suit la direction de l'avant-bras au lieu de faire un angle droit avec celui-ci, comme le fait le pied sur l'axe de la jambe; de plus, l'articulation radio-carpienne est de l'ordre des condyliennes au lieu d'être ginglymoïdale comme celle du pied. De là résulte pour la main la possibilité d'exécuter des inclinaisons latérales, ce que le pied ne peut pas faire.

Le scaphoïde, le semi-lunaire et le pyramidal constituent une surface convexe encroûtée de cartilage, qui est reçue dans une cavité oblongue transversale, formée par le radius et le cubitus et cartilagineuse aussi. Une capsule synoviale, très-forte, presque fibreuse à l'extérieur, s'interpose entre ces deux surfaces dont les rapports sont maintenus par quatre ligamens, un *antérieur*, un *postérieur*, deux autres *latéraux*. Ces ligamens sont larges, très-épais, l'antérieur surtout, et tellement résistants, qu'en chirurgie on met encore en doute la possibilité d'une luxation radio-carpienne. Les deux *premiers* joignent les bords antérieur et postérieur de l'extrémité inférieure du radius à tous les os de la première rangée du carpe. Le *latéral interne* s'étend de l'apophyse

pour le second, le *cubital postérieur* et les deux *radiaux externes*.

1. Le *radial antérieur* ou *grand palmaire*, situé superficiellement au milieu de la face antérieure de l'avant-bras, au-dessous et en dedans du rond pronateur, est épais et charnu dans sa moitié supérieure qui s'insère à la tubérosité interne de l'humérus, très-effilé et tendineux dans l'autre moitié qui se fixe sur la face palmaire du second os métacarpien. L'insertion supérieure s'opère à la faveur d'une courte aponévrose qui lui est commune avec le rond pronateur, le palmaire grêle et le cubital antérieur, et de laquelle naît le corps charnu qui, grossissant d'abord et puis diminuant, finit par se perdre à l'entour du tendon terminal. Celui-ci continue la direction

PLANCHE CXXIV.

Muscles du membre thoracique.

Fig. 1. Plan postérieur et superficiel. — A. épine de l'omoplate. — B. tête de l'humérus. — C. apophyse olécrâne.

N° 1. Muscle deltoïde coupé. — 2. fosse sus-épineuse. — 3. fosse sous-épineuse. — 4. triceps brachial. — 5. portion moyenne. — 6. portion interne. — 7. portion externe. — 8. aponévrose terminale. — 9. anconé. — 10. cubital postérieur. — 11. extenseur propre du petit doigt. — 12. extenseur commun des doigts. — 13. cubital antérieur. — 14. long abducteur du pouce. — 15. court extenseur du pouce. — 16. long extenseur du pouce. — 17, 17, 17, 17. interosseux.

Fig. 2. Plan postérieur et profond. — A. radius. — B. cubitus. — C. espace interosseux.

N° 1. Triceps brachial. — 2. anconé. — 3. court supinateur. — 4. second radial externe. — 5. premier radial externe. — 6. extenseur propre de l'indicateur. — 7. long extenseur du pouce. — 8. court extenseur du pouce. — 9. long abducteur du pouce. — 10. cubital antérieur. — 11, 11, 11, 11. interosseux.

styloïde du cubitus au pisiforme et au pyramidal; le *latéral externe* de l'apophyse styloïde du radius au scaphoïde.

De cette pénétration d'une tête condylienne dans une cavité peu profonde, de cet emboîtement superficiel qui est la condition la plus favorable à la mobilité, et de la disposition elle-même des moyens contentifs, il résulte que la main peut exécuter le mouvement circulaire composé des quatre mouvemens directs, la flexion, l'extension, l'adduction et l'abduction.

Six cordes musculaires suffisent pour produire ces différens jeux. Il en est trois pour la flexion du poignet, le cubital antérieur, le palmaire grêle et le radial antérieur, et trois autres pour l'extension, les deux radiaux externes et le cubital postérieur.

Le mouvement d'adduction s'opère au moyen des cubitaux antérieur et postérieur, lesquels, par leur insertion, le premier sur l'os pisiforme et le second sur le bout supérieur du cinquième os métacarpien, inclinent le poignet sur le bord cubital de l'avant-bras.

Le mouvement d'abduction est confié aux trois radiaux.

A quoi servirait maintenant une analyse détaillée des moyens contentifs qui embrassent les nombreuses pièces osseuses de la main? Pour qui connaît les caractères physiques de ces pièces et leurs rapports à l'état sec, il est aisé de déterminer le genre de connexion que devait leur imposer la nature. Il existe d'ailleurs une analogie manifeste entre cette charpente et celle du pied : la connaissance de l'une amène rigoureusement à celle de l'autre. Qu'il nous suffise de dire un mot des puissances charnues qui la font agir.

Toutes ces puissances ont pour objet le seul mouvement des doigts. Il en est de communes à plusieurs de ces appendices et de particulières à quelques-uns. Le pouce,

PLANCHE 124.

F.1.

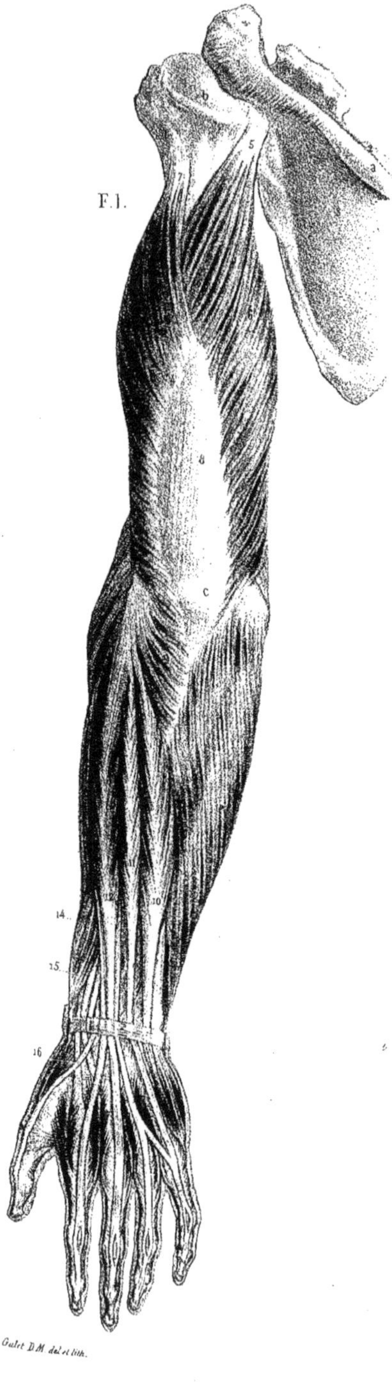

F.2.

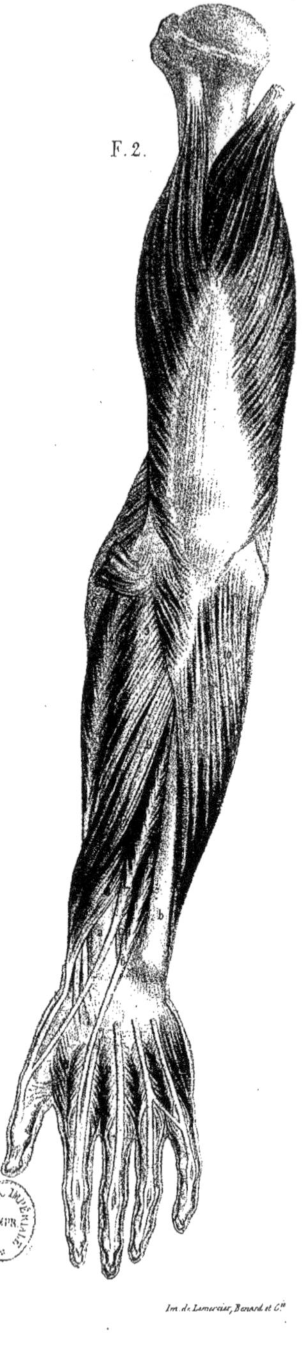

Galet D.M. del et lith.

Im. de Lemercier, Benard et Cie

du muscle oblique en bas et en dehors, glisse dans une gouttière offerte par le scaphoïde et le trapèze, et s'implante en s'élargissant sur le second os métacarpien.

Recouvert par l'aponévrose anti-brachiale, il recouvre le fléchisseur superficiel, le fléchisseur propre du pouce et l'articulation de la main.

2. Le *palmaire grêle*, dont l'existence n'est pas constante, est un petit muscle funiculaire, parallèle au précédent en dedans duquel il est situé, et comme lui mi-charnu et tendineux. Il procède de la tubérosité interne de l'humérus par l'aponévrose commune que nous avons signalée et se termine en bas par un épanouissement de son tendon sur le ligament annulaire antérieur du carpe et dans l'aponévrose palmaire. Ses rapports sont les mêmes que ceux du radial antérieur.

3. Le *cubital antérieur* limite en dedans la face antérieure de l'avant-bras. Il procède, comme les deux muscles précédens, de la tubérosité interne de l'humérus, et se termine en bas à l'os pisiforme.

Recouvert par l'aponévrose anti-brachiale, il recouvre les fléchisseurs superficiel et profond, le carré pronateur, ainsi que l'artère et le nerf cubitaux.

4. Le *cubital postérieur*, allongé, fusiforme, et situé superficiellement à la face postérieure de l'avant-bras, s'étend de la tubérosité externe de l'humérus à l'extrémité supérieure du cinquième os métacarpien. Ses insertions supérieures établies par de courtes fibres aponévrotiques ne se bornent pas à la tubérosité

par exemple, a des fléchisseurs et des extenseurs particuliers; il a aussi des adducteurs et des abducteurs, en sorte que ce doigt qui diffère de son analogue au pied par l'isolement de son os métacarpien, peut aller à la rencontre de tous les autres doigts, se mettre en contact avec eux par la face palmaire et se porter dans la circumduction. A cet effet, son articulation carpo-métacarpienne est munie d'une capsule fibreuse du genre de celles qui fixent l'humérus à l'omoplate ou le fémur à l'iléon.

Le petit doigt possède également des muscles particuliers qui lui procurent les mêmes mouvemens dont jouit le pouce, quoique dans des limites un peu plus restreintes. Enfin, les trois autres doigts, l'indicateur, le médius et l'annulaire, ont aussi des muscles propres qui les portent dans l'adduction et dans l'abduction : ce sont les interosseux. Mais ces muscles, d'un très-petit volume, n'ont que peu d'efficacité, d'autant plus que leur action se trouve presque annulée par la disposition même, l'enclavement des os métacarpiens sur lesquels ils l'exercent.

Les muscles communs des doigts ne se rapportent qu'à la flexion et à l'extension. Ils appartiennent à tous les doigts, le pouce excepté. Il y a deux fléchisseurs communs, l'un superficiel, l'autre profond, et un seul extenseur. La troisième phalange des doigts, qui reçoit l'insertion terminale du fléchisseur profond, se fléchit sur la deuxième; celle-ci se fléchit sur la première par l'action du fléchisseur superficiel, lequel, au moyen des expansions charnues (muscles lombricaux) qu'il envoie sur les premières phalanges, fléchit ces dernières sur les os métacarpiens. C'est par la contraction successive ou simultanée de ces trois puissances que la main saisit les objets et exerce sur eux sa pression.

Le muscle extenseur commun, en se fixant

humérale ; elles se font aussi sur les deux tiers supérieurs de la face postérieure du cubitus. Les fibres charnues qui émanent de ces divers points se rendent, comme les barbes d'une plume, sur un tendon moyen qui se dégage insensiblement et finit par régner seul au niveau du ligament annulaire postérieur du carpe, sous lequel il s'engage pour aller s'insérer au cinquième métacarpien.

Ce muscle n'est recouvert que par l'aponévrose anti-brachiale. Il recouvre le court supinateur, l'abducteur et l'extenseur du pouce, l'extenseur de l'index et le cubitus.

5. Le *premier radial externe*, situé sur le plan externe de l'avant-bras, charnu dans son tiers supérieur, et tendineux dans ses deux autres tiers, prend naissance au bord et à la tubérosité externes de l'humérus, au-dessous du long supinateur. De là il se contourne sur la face externe de l'articulation huméro-cubitale, longe le bord radial de l'avant-bras, et se termine en haut et en arrière du second os métacarpien.

Ce muscle est recouvert par le long supinateur, le long abducteur et le court extenseur du pouce. Il recouvre les articulations du coude et du poignet, le court supinateur et le second radial.

6. Le *second radial externe* sous-jacent au précédent, plus court, mais plus épais que lui, s'étend de la tubérosité externe de l'humérus où son attache tendineuse lui est commune avec celle des extenseurs des doigts, à l'extrémité supérieure du troisième os métacarpien.

Recouvert par le premier radial, le par ses tendons inférieurs à la fois aux troisièmes et aux secondes phalanges, remplit à lui seul, en arrière, les fonctions que les deux fléchisseurs exerçent en devant. Il étend la première phalange sur la seconde, celle-ci sur la troisième, et les doigts en entier vers la face dorsale du métacarpe. Mais l'extension des doigts, à l'instar de tout mouvement de ce genre dans l'organisme, est excessivement bornée. Elle se réduit à amener les doigts en ligne droite avec l'avant-bras, pendant que ces appendices sont dans l'état de flexion.

Nous venons d'exposer avec soin le degré de motilité des diverses parties du corps, toutes les circonstances physiques, toutes les modifications de jeu appartenant à chacune de ces parties. Il nous faut expliquer maintenant le mécanisme des mouvemens généraux qui sont la fin de ces savantes combinaisons, car c'est à leur faveur que l'homme impose à tout ce qui l'entoure sa souveraineté absolue.

Ces mouvemens généraux comprennent la *station*, la *marche*, le *saut*, la *course*, la *natation* et la *préhension*. Nous terminerons par leur analyse tout ce que nous avions à dire sur la fonction locomotrice.

Station.

Ce mot semble impliquer contradiction avec l'idée du mouvement. Lorsqu'on voit l'homme posé dans cette attitude, immobile sur ses deux jambes et simulant une colonne plantée en terre, on ne réfléchit pas d'abord à l'immense développement de forces que le système musculaire déploie sur la charpente osseuse, afin de maintenir toutes les pièces de l'édifice dans cette réciprocité de rapports qui constitue l'équilibre. Et pourtant comment des cylindres adaptés bout à bout, polis et très-glissans dans leurs points de contact et inégalement pesans dans leur circon-

long supinateur, le grand abducteur, les long et court extenseurs du pouce, il couvre la face externe du radius, le court supinateur, le rond pronateur et l'articulation radio-carpienne.

§ 11.—*Muscles qui meuvent les doigts.*

Distribués en nombre considérable sur l'avant-bras et autour de la main, ils se rapportent à la *flexion*, à l'*extension*, à l'*adduction* et à l'*abduction*. Mais les uns sont communs à tous les doigts, les autres sont particuliers à certains d'entr'eux. La dénomination qu'ils portent exprimant elle-même la catégorie à laquelle ils appartiennent, nous les décrirons successivement sans les grouper dans des cadres distincts.

1. *Fléchisseur superficiel des doigts.* Situé sur le plan antérieur de l'avant-bras et de la main, large et charnu en haut, tendineux et quadrifide en bas, il prend naissance, au moyen de fibres tendineuses et aponévrotiques, à la tubérosité interne de l'humérus, à l'apophyse coronoïde du cubitus et à la tubérosité bicipitale du radius. Quatre faisceaux charnus unis entr'eux procèdent de ces attaches, et, à leur suite, quatre tendons bien distincts qui s'engagent derrière le ligament annulaire antérieur du carpe, pénètrent dans la paume de la main, se bifurquent au niveau de la partie moyenne de la première phalange, pour laisser passer le tendon correspondant du fléchisseur profond, et s'insèrent sur les côtés des secondes phalanges des quatre derniers doigts.

férence, garderaient-ils la ligne verticale; comment la tête se tiendrait-elle en équilibre sur le rachis, celui-ci sur les fémurs et successivement les fémurs sur les tibias, ceux-ci sur l'astragale; comment, enfin, le corps entier resterait-il debout sur le sol, s'il n'existait un balancement entre le poids qui entraîne les pièces inertes d'un côté, et les puissances qui les tirent de l'autre? La station n'est donc point un état d'inertie de l'économie humaine. Elle est, au contraire, éminemment active, elle met en scène et soumet à des contractions énergiques la majeure partie des agens musculaires.

Deux conditions capitales ont sous leur dépendance l'exercice de la station debout. Il faut d'abord que les diverses fractions du corps soient soutenues les unes par les autres sur une seule ligne verticale; il faut aussi que la base de sustentation constituée par les pieds, reçoive sur un point quelconque de sa surface la ligne de gravité du corps. Apprécier l'accomplissement de ces conditions, c'est s'expliquer le mécanisme de la station.

Le pied fixé au sol par son plan inférieur sert d'appui à la jambe par sa face opposée. La jambe repose perpendiculairement sur ce support, et ce qui la maintient dans cette situation difficile, ce sont les muscles du mollet. Il s'agissait ici de faire résistance à tout le poids du corps dont la tendance est de s'incliner en avant, et sans l'action énergique des gastrocnémiens, masse charnue des plus épaisses qui, s'appuyant en bas sur le calcanéum, tire en arrière l'extrémité supérieure de la jambe, jamais celle-ci ne se serait tenue en équilibre sur la surface étroite et très-glissante de l'astragale. Remarquez, cependant, que ces muscles agissent sur un levier du troisième genre, c'est-à-dire sur un point intermédiaire entre la résistance et l'appui, et que leur direction est parallèle à

Ce muscle répond, en avant, au rond pronateur, aux deux palmaires et aux aponévroses anti-brachiale et palmaire; en arrière, au fléchisseur profond du pouce et aux lombricaux.

2. *Fléchisseur profond des doigts.* Il siége derrière le précédent qu'il surpasse en épaisseur, et qu'il imite dans la forme et dans la structure. Fixé, en haut, par sa portion charnue, sur l'apophyse coronoïde du cubitus et au côté interne de l'olécrâne, il traverse, en bas, au niveau des premières phalanges, la bifurcation des tendons superficiels, et va s'insérer sur la partie antérieure et supérieure des phalanges unguéales des quatre derniers doigts.

Sa face antérieure est en rapport avec le fléchisseur superficiel, le cubital antérieur, l'artère et le nerf cubitaux; la postérieure avec le cubitus, le ligament interosseux et les muscles carré pronateur, adducteur et court fléchisseur du pouce.

3. *Long fléchisseur du pouce.* Ce muscle est penniforme et couché sur le même plan que le précédent. Il s'insère, en haut, sous la tubérosité bicipitale du radius; en bas, il s'implante sur le bout supérieur de la dernière phalange du pouce.

Recouvert par le fléchisseur superficiel, le radial antérieur, le long supinateur et par l'artère radiale, il recouvre le radius et le ligament interosseux, le carré pronateur et la première phalange du pouce.

4. *Court fléchisseur*, *court abducteur* et *opposant du pouce.* Ces trois muscles circonscrivent en haut et en dehors la

celle du levier. Mais qu'importe si, par leur volume, ils peuvent déployer assez de puissance pour contre-balancer à la fois et ces désavantages et toute la pesanteur du corps!

A son tour, la jambe sert de base à la cuisse, et à son tour aussi elle donne un point fixe aux muscles qui doivent maintenir le fémur en équilibre sur le tibia. Le mouvement le plus facile de la cuisse est celui de flexion. En supposant cette fraction du membre n'obéissant qu'à la seule pression du bassin, elle s'inclinerait en arrière. Mais la rotule met un premier obstacle à ce renversement, et les muscles triceps crural et droit antérieur le préviennent complètement, car ils déploient en avant sur la cuisse presque autant de puissance que les gastrocnémiens en exerçent sur la jambe en arrière. Les muscles ont leur appui sur le tibia, leur puissance est appliquée sur le fémur, la résistance qu'ils combattent est répartie sur le tronc tout entier. C'est donc encore à un levier du troisième genre que la nature s'est adressée ici, comme étant celui qui s'accommode le mieux à la finesse des formes et à la promptitude des mouvemens.

Plus haut, la cuisse supporte le bassin et la disproportion est en ce lieu si considérable entre les dimensions du chapiteau figuré par le tronc et celles de la base circonscrite dans la limite étroite du bout supérieur du fémur, que l'on conçoit difficilement la possibilité de l'équilibre entre ces deux parties.

La tête, entraînée en avant par le poids de la face, se trouve maintenue par les muscles postérieurs du cou, dont la traction sur l'occiput est des plus efficaces parce qu'elle s'exerce perpendiculairement. La tige vertébrale, à son tour, que le poids des viscères abdominaux et thoraciques, celui de la cage thoracique et des membres que celle-ci supporte attirent en avant, résiste à cet entraînement par l'action des muscles vertébraux,

paume de la main, et constituent cette masse charnue de la base du pouce désignée sous le nom d'*éminence thénar*. Très-étroits et très-courts, intimement unis entr'eux, ils s'étendent seulement du grand os et du bord inférieur du ligament annulaire, au côté externe de la première phalange du pouce.

Leur face antérieure est recouverte par l'aponévrose palmaire; la postérieure est en rapport avec le premier os métacarpien, avec le tendon du grand palmaire et un des bords de l'adducteur du pouce.

5. *Court fléchisseur*, *adducteur* et *opposant du petit doigt*. Moins volumineux encore que les précédens dont ils sont la répétition, unis entr'eux et situés au bord interne de la paume de la main, ces trois muscles composent l'*éminence hypo-thénar*. Ils naissent du ligament annulaire du carpe, de l'os crochu et du pisiforme, et se terminent au bord interne de la première phalange du petit doigt.

Recouverts par l'aponévrose palmaire, et par le muscle palmaire cutané, ils recouvrent le cinquième os métacarpien.

6. *Extenseur commun des doigts*. Il occupe la région dorsale de l'avant-bras et de la main. Il est, comme les grands fléchisseurs, simple supérieurement et quadrifide en bas. Son origine sur la tubérosité externe de l'humérus lui est commune avec l'extenseur propre du petit doigt et le cubital postérieur, et elle est signalée par une sorte de petite toile tendineuse d'où émane le faisceau charnu. Celui-ci, fusiforme, se divise vers le tiers inférieur de l'avant-bras en

dont le nombre et le mode d'insertion à angle presque droit sur les apophyses leur assurent une immense puissance. Ainsi, la tête et le tronc réunis pèsent de tout leur poids comme une seule pièce sur le bassin. Mais celui-ci, obliquement dirigé en bas et en avant, basculerait nécessairement dans ce dernier sens s'il était abandonné à lui-même. Quels sont donc les agens destinés à lutter contre une puissance si énergique, le poids de tout le tronc? Quels muscles assez forts ont été appelés à contre-balancer une tendance si prononcée? Ces muscles sont les trois fessiers qui, prenant leur point fixe sur le fémur, tirent le bassin en arrière, et qui triomphent non-seulement du poids du tronc, mais encore du désavantage de leur situation, car eux aussi agissent sur un levier du troisième genre, tout près du point d'appui et dans un sens parallèle à ce levier. Le déploiement de cette prodigieuse puissance, ils le doivent à l'exagération de leur volume, et si l'homme, entre tous les animaux, est celui qui possède les fessiers les plus forts, c'est que seul, entre tous, il a été créé *bipède*.

Ainsi donc le poids de tout le corps, dans la station verticale, vient aboutir aux pieds, car le rachis transmet aux fémurs son propre poids et celui de la tête qu'il supporte, les fémurs, à leur tour, portent sur les tibias, ceux-ci sur l'astragale et le calcanéum.

Le corps ne pourrait pas se tenir en équilibre si la ligne perpendiculaire tirée de son centre de gravité ne tombait sur un des points de cette base de sustentation. En comparant l'étroitesse de la surface des pieds à la largeur considérable du tronc, on serait tenté de taxer la nature d'imprévoyance. Mais l'homme ne se tient pas debout les pieds joints. La courbure des fémurs et notamment la distance à laquelle se trouvent l'une de l'autre les cavités cotyloïdes du bassin, décident un écartement des pieds assez considérable; ce

quatre tendons qui passent sous le ligament annulaire dorsal du carpe et vont gagner les quatre derniers doigts. A cet effet, et après qu'ils ont traversé des gaînes synoviales cachées sous le ligament annulaire, ces tendons, d'abord unis, divergent entr'eux, ils longent la face dorsale de l'os métacarpien correspondant où ils se renforcent des expansions tendineuses des muscles lombricaux et interosseux, et, continuant leur parcours sur la face dorsale des phalanges, ils viennent s'insérer aux extrémités digitales près de l'origine des ongles. Les tendons extenseurs du petit doigt et de l'annulaire, ceux du doigt médius et de l'indicateur communiquent assez souvent entr'eux par une bride tendineuse, et chacun, au niveau de l'articulation de la première phalange avec la seconde, se divise en deux portions qui se rejoignent immédiatement après, sans doute pour permettre la plus grande liberté possible à la flexion de cette articulation.

L'extenseur commun des doigts est recouvert par l'aponévrose dorsale de l'avant-bras et de la main, par le ligament annulaire du carpe et par la peau des doigts. Il recouvre les muscles court supinateur, grand abducteur et extenseurs du pouce, ainsi que la face postérieure du carpe, du métacarpe et des doigts.

7. *Extenseur propre du petit doigt.* Ce muscle est comme un appendice du précédent. Il est placé en dedans de lui sur le plan dorsal superficiel de l'avant-bras et de la main, et, comme lui, il est mi-

qui fait que, dans la base de sustentation, se trouve aussi compris l'espace renfermé entre les deux pieds. Remarquez, en outre, qu'en raison de la proéminence en avant qu'ont toutes les parties du tronc, les pieds ont dans ce sens aussi un allongement bien caractéristique. Si nous n'avions prouvé dans une autre circonstance, par des argumens sans réplique, la nature bipède de l'homme, nous ferions ressortir ici cet allongement des pieds en devant. Il résulte de cette conformation que le corps, dans la station verticale, repose sur un quadrilatère presque parfait dont chaque côté a un pied de longueur. Cet espace peut être agrandi successivement dans tous les sens selon les besoins. Les mouvemens très-prononcés, tels que ceux de la lutte, de l'escrime, de la danse, exigent que les pieds s'écartent d'une manière alternative, ou transversalement, ou d'avant en arrière ou sur des lignes obliques intermédiaires à ces deux premiers sens. La direction que prend alors la ligne de gravité du corps décide celle de l'écartement des pieds. En général, la réflexion, aucun effort mental n'entre pour rien dans le choix de ces attitudes diverses; c'est instinctivement que nous agrandissons la base de sustentation dans le sens où l'équilibre menace de se rompre.

Qu'est-il besoin de dire maintenant que si les pieds doivent mesurer un certain espace pour que l'édifice humain se tienne facilement debout, il est également nécessaire que le sol où le corps sur lequel appuyent les pieds ait une certaine étendue? Tout le monde sait les grands efforts de contraction musculaire que nécessite chez les funambules la station sur la corde. Malgré leur savoir faire, ces gens-là ne réussirait point à se tenir quelques instans d'aplomb sur une base d'appui si étroite, s'ils n'apportaient une attention soutenue sur le balancier dont ils arment leurs mains et qui leur

partie charnu et tendineux. Il commence à la tubérosité externe de l'humérus, passe sous le ligament semi-annulaire postérieur du carpe, s'unit au quatrième tendon de l'extenseur commun et se termine sur la phalange unguéale du petit doigt. Ses rapports ne diffèrent pas de ceux de l'extenseur commun.

8. *Extenseur propre de l'indicateur.* Il est profondément situé au bas du plan dorsal de l'avant-bras, entre le cubitus et le radius. Il naît du tiers inférieur de la face externe du cubitus et du ligament interosseux, il croise l'articulation radio-carpienne et se convertit en un tendon qui s'accole à celui de l'extenseur commun, et se termine sur les deux dernières phalanges de l'index.

9. *Long extenseur du pouce.* Il prend naissance au-dessus du précédent sur le cubitus et sur la toile ligamenteuse qui remplit l'espace interosseux. De là, il descend verticalement sur cette même toile, et, au niveau du carpe, alors qu'il se convertit en tendon, on le voit se dévier en dehors, croiser obliquement l'extrémité terminale des deux radiaux externes, parcourir la face dorsale du premier os métacarpien et de la première phalange du pouce, se terminer enfin sur la phalange unguéale.

10. *Court extenseur du pouce.* Situé, à son origine, sur le ligament interosseux auquel il s'insère aussi bien qu'à la face postérieure du radius, ce muscle contourne en arrière le radius, en se dirigeant vers le pouce, croise la direction des muscles radiaux externes, glisse dans la coulisse externe du bout inférieur du radius en se convertissant en indique en quel sens ils doivent diriger leurs actions musculaires.

La station verticale n'est pas la seule que l'homme puisse prendre. Il en est quelques autres que nous nous bornerons à énoncer parce qu'il est aisé, par tout ce qui précède, d'en deviner le mécanisme. Telle est, par exemple, la ***station sur un seul pied***, laquelle doit être vacillante et fort pénible, par l'excessive réduction de la base sustentatrice et par la contraction musculaire très-vigoureuse que nécessite le maintien de l'équilibre du bassin sur un seul fémur. Telle est la ***station sur les genoux***, aussi laborieuse que la précédente, parce que, la base de sustentation ne se projetant pas en avant, les muscles extenseurs de la tête et du tronc doivent se livrer à de très-grands efforts pour prévenir la chute du corps dans ce sens : cette attitude est également douloureuse, car la rotule qui, seule, transmet au sol le poids du tronc, loin d'être, comme le pied, matelassée de graisse, est au contraire revêtue d'une peau excessivement mince qui doit souffrir d'une si forte compression. Telle est, enfin, la ***station assise*** aussi facile que solide, parce que l'édifice est réduit à la moitié de sa hauteur, et que la base de sustentation mesurée par le bassin et par les cuisses projetées horizontalement en avant, possède une immense étendue. Dans cette attitude de délassement, lorsque le dos est appuyé, il n'y a presque aucun effort produit : tout s'y borne à quelques contractions des muscles cervicaux pour l'équilibration de la tête.

Marche.

L'homme pourrait à la rigueur se déplacer et parcourir l'espace avec des membres abdominaux composés d'une seule pièce. Son corps tournerait alors comme la tête d'un compas sur les branches qu'elle surmonte.

tendon, et va se perdre en arrière de l'extrémité supérieure de la première phalange du pouce.

11. *Long abducteur du pouce.* Il siège en haut et en dehors du précédent qu'il surpasse en volume et en longueur, mais dont il imite exactement la direction. Il procède des plans postérieur du radius et interne du cubitus, ainsi que du ligament interosseux, contourne la face postérieure du radius accolé au court extenseur du pouce, et se termine par un tendon à l'extrémité supérieure du premier os métacarpien.

Ces quatre derniers muscles se confondent à peu de chose près dans les mêmes rapports. Ils constituent à eux seuls la couche charnue profonde du plan postérieur de l'avant-bras. Recouverts par les muscles superficiels, et, en bas, par l'aponévrose anti-brachiale et par le ligament semi-annulaire du carpe, ils recouvrent le ligament interosseux, les tendons des radiaux externes, le radius et l'articulation radio-carpienne.

12. *Lombricaux.* Au nombre de quatre, fusiformes, très-petits et situés dans le creux de la main, ils sont les accessoires des tendons des fléchisseurs profonds. Ils émanent de ces tendons au niveau du bord inférieur du ligament annulaire, ils longent leurs bords externes jusqu'aux articulations métacarpo-phalangiennes; mais alors ils se détournent en dehors et en arrière, et vont se terminer par une expansion tendineuse sur le bord des tendons extenseurs, au niveau de la partie moyenne des premières phalanges.

Mais ce mode de progression, rejeté par la nature comme privé de grâce et trop laborieux, devait être remplacé par un jeu alternatif de flexion et d'extension exécuté sur les diverses brisures des colonnes sustentatrices.

L'instant où l'homme va se mettre en marche est marqué par le rejet de tout le poids du corps sur un seul membre, lequel se consolide ainsi fortement sur le sol, pendant que l'autre membre se soulève, se raccourcit par la flexion simultanée de la cuisse sur le bassin et de la jambe sur la cuisse. L'objet essentiel de cette flexion est de porter en avant le genou du membre qui l'opère. Or, ce résultat obtenu, la colonne soulevée n'a qu'à retomber sur le sol, elle aura gagné sur l'autre un certain espace. A cet effet, ses muscles fléchisseurs se relâchent, les extenseurs agissent pour lui rendre sa première longueur, et le poids du corps qui s'incline et se transporte tout entier sur elle l'applique très-solidement sur le sol. Que la colonne abdominale primitivement fixe, imite, à son tour, le jeu de celle-ci, qu'elle passe par les mêmes phases d'action, et qu'une succession de fixité et de déplacement s'établisse entre l'une et l'autre colonne, et l'homme marchera, il franchira, par une série de ces mouvemens alternatifs, des distances énormes; il pourra, comme un compas mis en action, mesurer toute la partie solide du globe.

Il se passe dans l'exercice de la marche un phénomène bien digne de remarque : c'est l'impulsion en haut, de côté et en avant, que la jambe restée en arrière et qui commence à se fléchir imprime à tout le tronc pour en déverser le poids sur le membre opposé qui va lui servir de point fixe. Il en résulte que le tronc jeté alternativement à droite et à gauche se balance d'une manière très-ensible sur ses deux supports, et que le centre de gravité passe d'une jambe à l'autre en décrivant de

13. *Interosseux.* Ces muscles, au nombre de huit, se distinguent en deux ordres, *palmaires* ou *adducteurs*, *dorsaux* ou *abducteurs*. Ils sont petits, penniformes, et situés dans les intervalles des os métacarpiens. Ils s'attachent, dans presque toute leur étendue, aux deux os entre lesquels ils sont placés, mais en bas, au niveau des articulations métacarpo-phalangiennes, ils se perdent, convertis en un petit tendon, sur l'extrémité supérieure de la première phalange digitale qui leur correspond.

14. *Palmaire cutané* ou *peaucier de la main.* Ce muscle est comme membraneux, sous-cutané et étendu transversalement sur l'éminence hypo-thénar. Il émane du ligament annulaire antérieur du carpe, et se perd en dedans à la face interne de la peau.

§ 12. — *Muscles qui meuvent la cuisse sur le bassin.*

Distribués par diverses couches autour de l'os unique qu'ils doivent mouvoir, ces muscles se divisent en cinq groupes, savoir : en *fléchisseurs*, *extenseurs*, *adducteurs*, *rotateurs en dehors* et *rotateurs en dedans*.

Muscles fléchisseurs. Ce sont les *grand* et *petit psoas* et *l'iliaque*, situés tous les trois, comme un seul muscle, dans la profondeur de la cavité abdominale et n'appartenant à la cuisse que par leur extrémité inférieure.

11. Le *grand psoas*, long et volumineux, couché sur le côté de la tige vertébrale lombaire, et sur le bord interne de la fosse iliaque, s'étend du

véritables zig-zags. Cette ondulation bien marquée chez la femme dont la grande ampleur du bassin est un des signes caractéristiques de son sexe, cette ondulation est loin d'être uniforme, car les deux mouvemens latéraux qui la composent ne se ressemblent point. Le membre droit, généralement plus énergique que le gauche, imprime au torse une impulsion plus considérable, de telle sorte que le corps au lieu de progresser droit devant lui, tend sans cesse à dévier à gauche. Il est vrai que la vue nous vient toujours en aide en nous sollicitant à accroître l'effort de tel ou tel membre, selon la direction du but que nous voulons atteindre. Mais sans ce secours il nous serait absolument impossible de suivre exactement une ligne droite donnée d'une certaine étendue. On remarque surtout chez les boiteux cette difficulté de conserver dans la marche la rectitude de direction. Ils dévient toujours du côté de leur jambe raccourcie qui est la plus faible. « Toutes ces agitations, dit M. Richerand, qui rendent leur démarche si remarquable, tiennent au besoin qu'ils ont de travailler beaucoup et sans relâche pour empêcher le corps d'obéir à son poids et à la force de l'extrémité saine qui le pousse sur le côté malade ».

La nature du sol joue un rôle important dans le mécanisme de la marche. On s'explique sans peine comment un plan mobile, ou mou, ou bien lisse et poli, rend la marche difficile et laborieuse. Dans le premier cas, la ligne de gravité est à chaque instant exposée à tomber en dehors de la base de sustentation: on est alors forcé d'élargir cette base en écartant les pieds, et de donner aux bras qui sont nos balanciers naturels les situations les plus variées. Dans le second cas, le pied ne trouve pas une base suffisamment solide; dans le troisième, il ne peut pas se cramponner. Si le sol est en pente, la pro-

plan latéral de la dernière vertèbre dorsale à l'éminence du fémur qu'on appelle *petit trochanter*. L'insertion supérieure se fait par de courtes fibres aponévrotiques, desquelles émane le faisceau charnu qui se porte verticalement en bas, mais qui, à lui seul, ne constitue pas tout le muscle. De la base des apophyses transverses et du corps des cinq vertèbres lombaires, ainsi que des disques intervertébraux correspondans, partent d'autres faisceaux qui s'ajoutent au premier et quintuplent son volume. En descendant sur le rebord interne du bassin, le grand psoas s'effile et s'arrondit, il s'adosse au muscle iliaque pour franchir avec lui l'arcade fémorale, après quoi il se convertit en un épais tendon par lequel il se fixe au petit trochanter.

PLANCHE CXXV.

Muscles grand psoas, petit psoas et iliaque.

A. Angle sacro-vertébral. — B. cavité du bassin. — C. pubis. — D. bord supérieur du bassin. — E. arcade fémorale.

N° 1. Muscle grand psoas. — 2. son origine du corps de la dernière vertèbre dorsale. — 3, 3, 3, 3. ses autres insertions supérieures à la base des apophyses transverses lombaires. — 4. son trajet sur le bord interne du bassin. — 5. sa jonction au muscle iliaque sous l'arcade crurale.

6. Muscle petit psoas. — 7. sa terminaison sur l'éminence iléo-pectinée.

8. Muscle iliaque. — 9. son insertion à la crête iliaque interne. — 10. son passage sous l'arcade crurale. — 11. tendon commun au psoas et à l'iliaque se terminant en 12 sur le petit trochanter.

13. Muscle releveur de l'anus. — 14. premier adducteur. — 15. pectiné. — 16. droit antérieur. — 17. tenseur de l'aponévrose crurale.

gression n'est pas moins difficile, et son mécanisme varie selon qu'il s'agit de monter ou de descendre.

Pour marcher sur un plan ascendant, il faut que le membre qui se porte en avant éprouve une flexion plus considérable, et, à l'instant où il touche le sol et va servir de point d'appui, qu'il se cramponne avec plus d'énergie. Il faut ensuite que le membre postérieur, quand arrive son tour de déplacement, commence par subir une forte extension pour élever le tronc vers le membre antérieur, il faut enfin que ce membre antérieur s'étende lui aussi avec un grand effort pour attirer le centre de gravité et soutenir le poids de toute la machine. A la douleur que l'on ressent au genou et au mollet quand la montée est très-rapide, on peut juger de l'énergie extrême des contractions des muscles qui agissent sur la rotule et de ceux qui s'exercent sur le calcanéum.

Le mécanisme change lorsque la marche a lieu sur un plan descendant. Les efforts musculaires se concentrent alors dans la région des lombes, à l'effet d'attirer toujours en arrière le tronc qui, subissant la loi de la gravitation, a tendance à se précipiter en avant.

Saut.

Le mécanisme de ce mouvement ne saurait être mieux comparé qu'à celui d'un arc qui se détend. Il se compose d'un jeu préparatoire ou de *flexion* et d'un jeu effectif ou d'*extension*. La tête et le rachis commencent par s'incliner en avant, le bassin par se fléchir sur la cuisse, la cuisse sur la jambe, celle-ci sur le pied. Dans cet état de pelotonnement du corps comparable au rapprochement des deux extrémités de l'arc, les extenseurs se contractent brusquement, et brusquement éclate une détente générale qui détache le pied du sol, redresse la cuisse sur

PLANCHE 125.

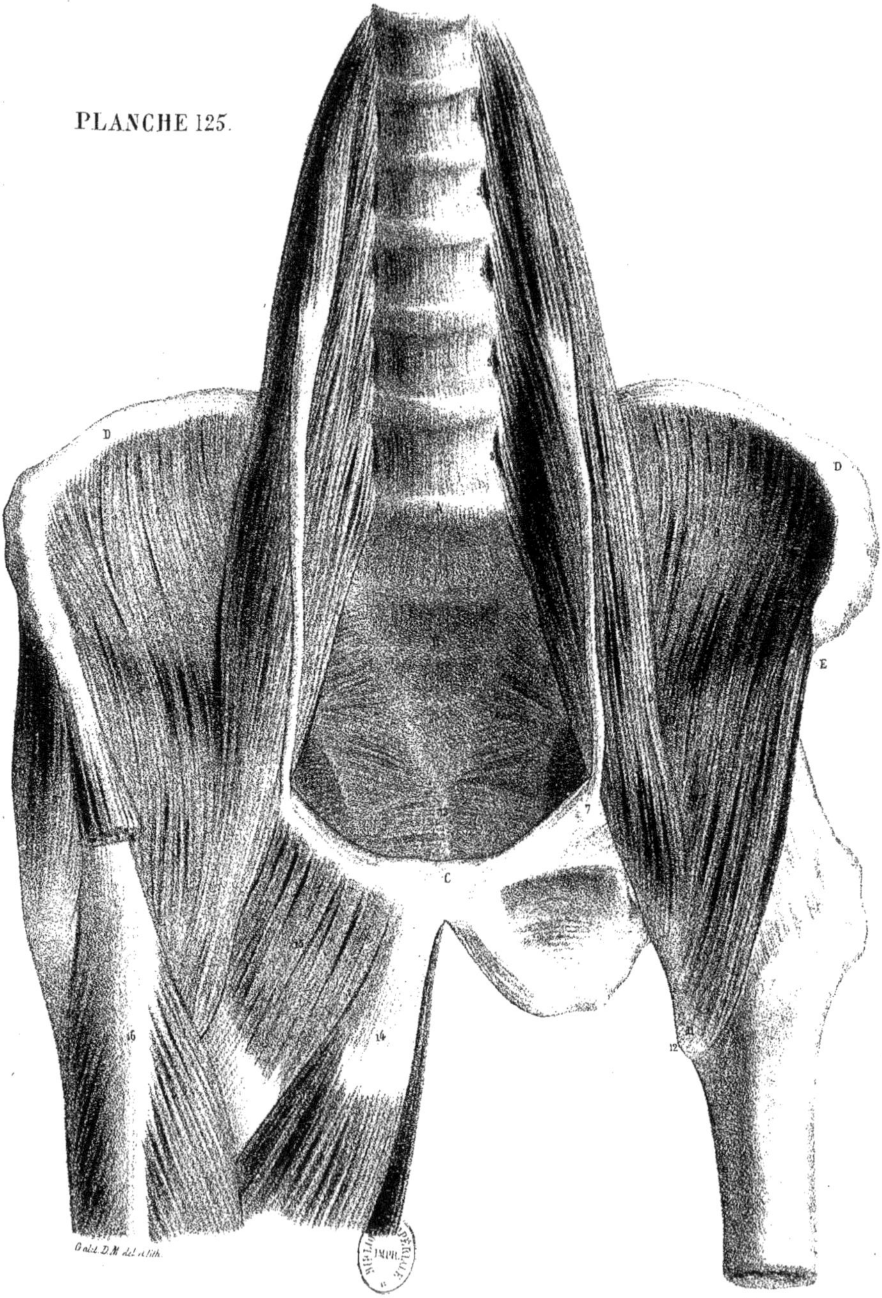

Galet D.M del. et lith.

Imp. de Lemercier, Bernard et Cie

2. Le *petit psoas*, dont l'existence n'est rien moins que constante, devrait être considéré comme une dépendance du grand psoas détachée de la face antérieure de ce muscle. C'est un petit faisceau mi-partie charnu et tendineux, fixé, en haut, à la dernière vertèbre dorsale, et, en bas, au détroit supérieur du bassin sur l'éminence iléo-pectinée.

3. L'*iliaque*, situé dans la fosse iliaque interne qu'il remplit tout entière, large, triangulaire et sous-jacent en partie aux psoas, émane de la crête de l'os des îles, des ligamens iléo-lombaire et sacro-iliaque, et successivement de tous les points de la fosse iliaque interne. De ces nombreuses insertions, dont l'ensemble représente la base du muscle, les fibres charnues descendent en convergeant vers l'arcade fémorale, s'adossent contre la face postérieure du psoas, contournent avec celui-ci cette gouttière du rebord du bassin comprise entre l'éminence iléo-pectinée et l'épine iliaque antérieure et inférieure, après quoi, s'épuisant insensiblement dans le tendon commun, elles s'insèrent par l'intermédiaire de celui-ci au sommet du petit trochanter.

Ces trois muscles fléchisseurs de la cuisse, que l'on pourrait décrire comme une seule masse à deux têtes occupant, l'une, la fosse iliaque, l'autre, la gouttière lombaire, recouvrent le plexus lombaire, le muscle carré des lombes, les apophyses transverses lombaires, la fosse iliaque et les ligamens qui en dépendent, le bord antérieur de l'os des îles et l'articulation coxo-fémorale; ils sont recouverts par le diaphragme, la jambe, le bassin sur la cuisse et le rachis sur le bassin.

Tel est le degré d'énergie que peuvent déployer alors les muscles extenseurs qu'on a vu quelquefois se rompre leurs tendons, même les os auxquels ils adhèrent. Il n'est donc pas étonnant que la projection qu'ils déterminent soit assez puissante pour vaincre à la fois et la force qui lutte contre le redressement du corps et celle qui s'oppose à son ascension.

La hauteur à laquelle le corps s'élève dans le saut, est proportionnelle au degré d'énergie déployée par les extenseurs. Mais il faut dire aussi que la direction dans laquelle le corps s'élance, et la nature même du sol qui le soutient exercent une grande influence sur cette opération.

Voyez avec quelle étonnante facilité les funambules exécutent leurs évolutions. Cela ne tient pas moins à l'élasticité du plan qui les supporte qu'à l'agilité de leurs membres, qu'à la souplesse de leurs articulations. Ici, la réaction de la corde se surajoute à la force des extenseurs, et le projectile est lancé à une hauteur plus considérable.

Un sol mou, au contraire, est le plus désavantageux possible à la réalisation du saut. La partie qui fait le plus de frais dans ce mouvement, c'est l'articulation du pied avec la jambe, car c'est sur elle que porte le poids total de l'édifice. Or si le point d'appui vient à faire défaut à la pression du pied, s'il fuit sous la colonne qui cherche à s'y consolider pour donner prise à l'action musculaire, la force de projection de la jambe s'éteindra dès l'instant même de son développement.

Pour ce qui est de la direction dans laquelle le saut s'exécute, on doit préjuger que le saut perpendiculaire est moins facile et a moins d'étendue que le saut oblique ou horizontal. L'élan que l'on se donne gé-

les reins, le péritoine, le gros intestin, les vaisseaux iliaques et cruraux, l'arcade crurale et le nerf crural.

Muscles extenseurs et abducteurs. Cette catégorie comprend *les trois fessiers* situés sur le plan postérieur et externe de l'enceinte pelvienne, et composant cette saillie charnue si considérable vulgairement désignée par le nom de *fesse.*

1. Le *grand fessier*, large, quadrilatère, très-épais et sous-cutané, s'étend de l'os iliaque et du sacrum à la partie supérieure du corps du fémur. Ses insertions supérieures sont établies par de courtes aponévroses sur l'extrémité postérieure de la lèvre externe de la crête iliaque, sur la partie de l'os iliaque comprise entre cette crête et la ligne courbe supérieure, sur les tubercules sacrés, les ligamens sacro-sciatiques et sur le bord du coccyx. Les fibres musculaires, issues de ces aponévroses, constituent d'épais fascicules, qui, séparés par des espèces de cloisons aponévrotiques, se dirigent parallèlement en bas et en dehors, et aboutissent à un tendon très-large et très-épais auquel est confiée l'insertion inférieure du muscle. Ce tendon qui se dégage insensiblement de l'épaisseur du corps charnu, commence à devenir bien appréciable au niveau du grand trochanter. On le voit contourner, sous forme de membrane, cette saillie osseuse, s'épaissir en s'arrondissant, et se fixer successivement sur toute la longueur de cette empreinte raboteuse étendue du grand trochanter à la ligne âpre du fémur.

Recouvert par une toile aponévrotique, par une grande quantité de tissu graisnéralement, par la course, pour sauter en avant, ajoute une grande force à l'impulsion qui détache le corps du sol. Au surplus, dans le saut horizontal en avant, il n'y a presque point d'antagonisme contre l'action des extenseurs; tout conspire à la projection en haut et en avant de la masse entière du corps. Dans le saut vertical, au contraire, les extenseurs du tronc tirent fortement en arrière la tête et le rachis, ceux de la cuisse et de la jambe projettent ces leviers en avant, une partie de leur force est détruite par ce fait même, et celle qui a pour objet de lancer le corps en haut n'est que la moitié de ce qu'elle pourrait être s'il n'y avait pas un effet à neutraliser.

Ajoutons maintenant que dès l'instant où la force d'impulsion est épuisée ou, du moins, contre-balancée par la force de gravitation, le sauteur retombe sur le sol sous l'influence de cette gravitation même, à la manière des corps inertes. Dans le saut vertical, la chute qui succède est perpendiculaire : elle se fait suivant une ligne parabolique dans le saut horizontal.

Course.

La course ne consiste point, comme on pourrait le croire, en une simple succession de pas précipités. Il est ici un moment saisissable, au milieu de l'exécution de chaque pas, où le centre de gravité du corps, en passant d'un membre abdominal à l'autre, demeure suspendu en l'air. Ce phénomène appartient exclusivement au saut. Le mécanisme de la course participe donc à la fois de celui de la marche et de celui du saut.

L'homme qui veut se mettre en course commence par fléchir ses membres abdominaux. Soudain il en détache un du sol et c'est presque toujours celui du côté droit. Par une impulsion violente, il le porte loin

seux et par la peau, ce muscle recouvre l'os des îles, le sacrum, le grand trochanter, les muscles moyen fessier, pyramidal, jumeaux, obturateur interne, carré crural, le nerf sciatique et l'attache supérieure des muscles biceps, demi-tendineux, grand adducteur et triceps crural.

2. Le *moyen fessier*, caché presque en entier par le précédent, remplit la fosse iliaque externe. Epais, triangulaire, il s'implante en haut, par sa base, aux trois quarts antérieurs de la crête externe iliaque et sur le plan osseux compris entre cette crête et la ligne courbe inférieure ; en bas, par son sommet, au moyen d'un large tendon, à la face externe du grand trochanter.

Recouvert par l'aponévrose crurale et par le grand fessier, il recouvre l'os iliaque et le petit fessier.

3. Le *petit fessier*, semblable au précédent, au-dessous duquel il est situé, émane, par sa base, de la ligne courbe inférieure, et de toute la surface de l'os des îles comprise entre cette ligne et le rebord de la cavité cotyloïde. Par son sommet, qui est tendineux et applati, il s'implante sur le bord antérieur du grand trochanter.

Recouvert par le petit fessier, il couvre la fosse iliaque externe et la capsule fibreuse de l'articulation iléo-fémorale.

Muscles adducteurs. Ils comprennent le *pectiné* et les *trois adducteurs*, et ils occupent la région interne de la cuisse.

1. Le *pectiné*, le plus court des adducteurs et le plus supérieurement situé, aplati et quadrilatère, émane, directement par des fibres charnues, de la devant lui, et, avant qu'il ne le réapplique à terre, il étend fortement le membre gauche, lequel imprimant au tronc un mouvement de projection, fait passer le centre de gravité sur le membre droit encore en suspension. Affaissé sous ce poids, celui-ci tombe alors sur un plan de beaucoup antérieur à celui qu'il occupait d'abord ; mais aussitôt il se relève, il rejette sur le membre gauche qui déjà l'a dévancé en imitant son mécanisme, le centre de gravité du corps, et, par une succession de ces mouvemens qui, à ce que l'on voit, tiennent à la fois du saut et de la marche, la course s'exécute.

Il est peu d'animaux qui, comme l'homme, parcourent l'espace avec presque la rapidité de l'éclair. Ce n'est pas dans nos contrées civilisées que l'on peut bien apprécier tout ce que l'homme peut fournir de vélocité dans la course. En ceci, comme en toutes choses, l'exercice double les effets. Or, dans les pays sauvages, l'homme maîtrisé par la faim, est habitué à courir après le gibier et il est rare qu'il ne l'atteigne point.

Il va sans dire qu'un mouvement de cette espèce ne saurait se soutenir long-temps. La station verticale, toute difficile et pénible qu'elle est, n'exige pas une contraction permanente de la généralité des muscles. On peut très-bien se tenir dans cette attitude en ne contractant qu'une moitié du corps et laissant l'autre dans le relâchement. Dans la marche ordinaire, la dose de forces dépensée par les muscles est assez peu considérable pour qu'il y ait des hommes qui marchent sans s'arrêter des journées entières et n'éprouvent aucune fatigue. Mais voyez au contraire l'agitation de toutes les parties du corps dans une course un peu rapide ; voyez ces violentes impulsions que les membres communiquent au tronc, comme elles se succèdent rapidement, et comme elles acquièrent une énergie toujours croissante ; voyez ces im-

partie antérieure de la branche du pubis comprise entre son épine et l'éminence iléo-pectinée. De là il se dirige obliquement en bas et en dehors, et, après s'être converti en un mince tendon, s'implante sur la bifurcation interne de la ligne âpre du fémur.

Il répond, en devant, à l'aponévrose crurale, aux vaisseaux et aux nerfs cruraux; en arrière, à la capsule de l'articulation iléo-fémorale, à l'obturateur externe et au petit adducteur.

2. Le *petit adducteur*, situé au-dessous du pectiné et du moyen adducteur, aplati, membraneux et triangulaire, naît de la partie inférieure de l'épine du pubis. Cette insertion se fait par de courtes fibres aponévrotiques. Les fibres charnues qui succèdent se portent, diver-

PLANCHE CXXVI.

Muscles grand, moyen, petit fessiers, et autres du plan postérieur du bassin.

A. Face postérieure du sacrum. — B. épine iliaque postérieure et supérieure. — C. grand ligament sacro-sciatique. — D. fémur. — E. grand trochanter. F. petit trochanter.

N° 1. Muscle grand fessier. — 2, 3, 4. ses insertions supérieures à la crête iliaque, aux tubercules du sacrum et au coccyx. — 5. son tendon terminal. — 6. insertion de ce tendon sur les aspérités qui s'étendent du grand trochanter à la ligne âpre du fémur. — 7. muscle moyen fessier, d'un côté recouvert par le grand fessier, et de l'autre soulevé avec une airigne par son bord inférieur pour laisser voir en 8 le muscle petit fessier. — 9. insertion inférieure du moyen fessier sur la face externe du trochanter.

10. Muscle pyramidal. — 11. obturateur interne. — 12. jumeau pelvien supérieur. — 13. jumeau pelvien inférieur. — 14. carré de la cuisse. — 15. obturateur externe.

pétueuses oscillations des bras en opposition constante avec le jeu des jambes et nécessaires pour maintenir un équilibre toujours prêt à se rompre; voyez, enfin, ce rejet en arrière de la tête et des épaules à la faveur duquel le tronc est maintenu dans un état de fixité qui facilite le jeu des membres inférieurs, et cette respiration haletante, courte et précipitée dénotant le concours qu'apporte le thorax à cette fixité du tronc! Les forces s'usent vite dans le fracas d'un pareil exercice, et l'on n'a point de peine à croire que des coureurs aient succombé, épuisés de fatigue, au pied du but qu'ils venaient de toucher.

Natation.

Jusqu'ici nous n'avons parlé que de la progression de l'homme sur un plan résistant. Un autre mode de progression qui, à la vérité, ne lui est pas naturel, mais qu'il peut se rendre très-familier par l'exercice, est celui qui s'opère sur une surface liquide.

L'homme a une pesanteur spécifique plus considérable que celle de l'eau. Si donc il cherche à se tenir debout et à marcher sur cet élément, entraîné irrésistiblement par sa gravité il doit plonger au fond. Pour paralyser cet effet, il n'a qu'à opposer à la surface du liquide tout ce qu'il peut donner d'étendue à son corps: la résistance de l'appui sera dès-lors d'autant plus forte que celui-ci sera heurté dans une plus grande étendue; mais encore elle ne sera pas suffisante.

On voit bien, à la vérité, des hommes à poitrine très-large et doués de beaucoup d'embonpoint, se tenir à la surperficie du liquide, après qu'ils ont aspiré une grande quantité d'air. Ces gens-là sont alors dans la condition des noyés qui remontent et surnagent à la surface de l'eau, lorsqu'à la suite de décompositions organiques, leur

PLANCHE 126.

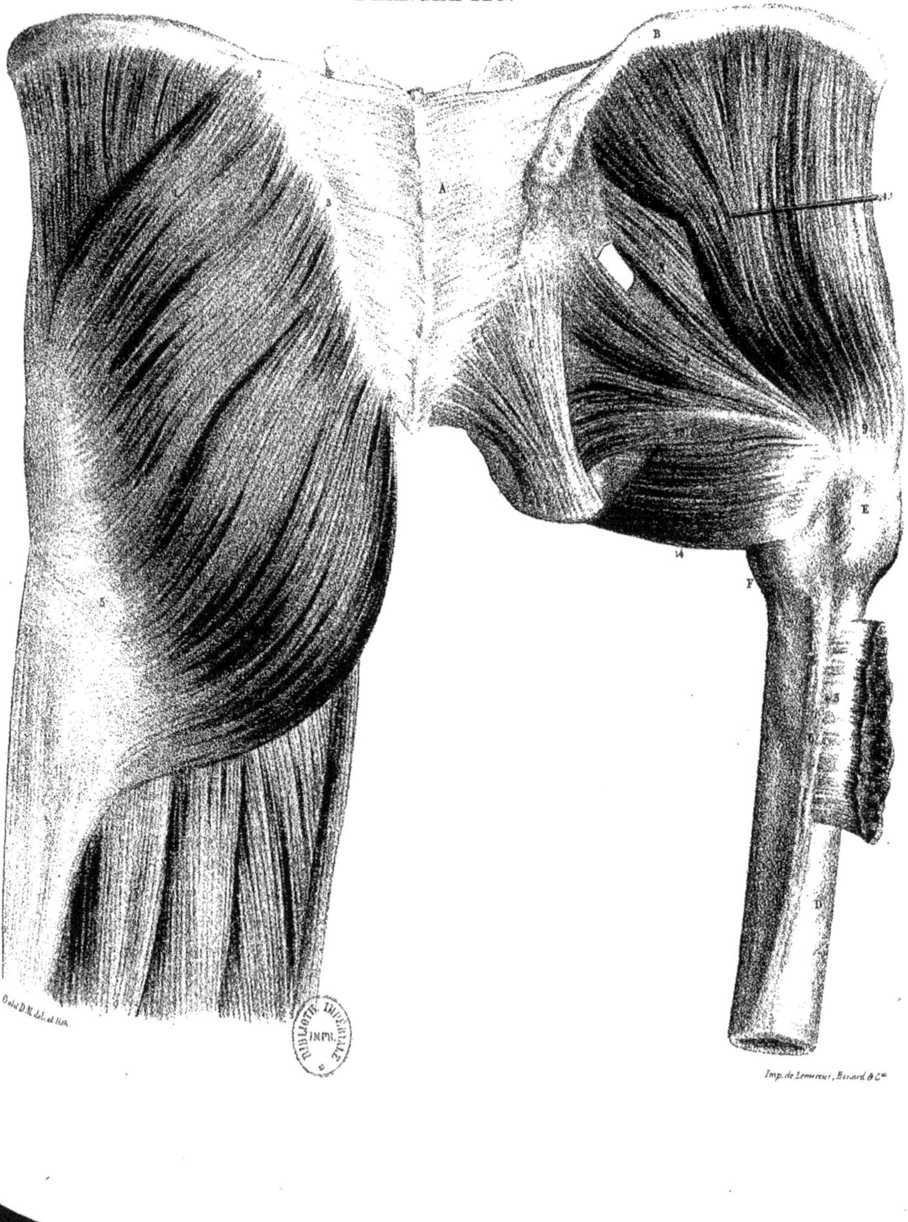

Ould D.M. del. et lith.

Imp. de Lemercier, Bénard & Cie

geantes, en bas et en dehors, et se terminent à la partie moyenne de la ligne âpre du fémur.

Ce muscle, avons-nous dit, est caché sous le pectiné et sous le moyen adducteur. Il recouvre lui-même une partie du grand adducteur.

3. Le *grand adducteur*, profond et triangulaire comme le précédent, mais beaucoup plus étendu, plus épais et plus interne, s'attache, par son sommet qui est supérieur, à la branche du pubis, ainsi qu'à la branche et à la tubérosité de l'ischion. Ces insertions sont aponévrotiques; la masse charnue qui en résulte se dirige en bas et en dehors en s'élargissant considérablement, et se divise en trois faisceaux qui se terminent par des attaches aponévrotiques, le supérieur à la bifurcation externe et supérieure du fémur; le moyen à l'interstice de la ligne âpre du fémur; l'inférieur à la tubérosité du condyle interne du même os.

Ce muscle, dont la base mesure ainsi presque toute la hauteur de la cuisse, est recouvert par le moyen adducteur et par le couturier; il recouvre le demi-tendineux, le demi-membraneux, le biceps et le grand fessier.

4. Le *moyen adducteur*, placé sur le précédent dont il imite la forme dans des limites cependant plus étroites, naît de l'épine et de la symphyse du pubis par un tendon très-long et aplati, et se termine par une large aponévrose sur l'interstice de la ligne âpre du fémur.

Il n'est recouvert que par l'aponévrose crurale et par le muscle couturier.

Muscles rotateurs en dehors. Ils occupent les parties profondes de la région tissu cellulaire se trouve dilaté par l'eau et par le gaz. Mais à défaut de ces conditions assez rares, l'homme, couché sur l'élément humide, ne peut pas vaincre les lois de l'hydrostatique, s'il n'exécute avec ses membres une espèce de jeu qui force cet élément à lui fournir des points d'appui tout aussi résistants que ceux qu'il trouverait sur une surface solide. Cette proposition a besoin de développement.

Ce qui rend la nage de l'homme difficile et périlleuse, ce qui fait que cet exercice est loin d'être naturel chez lui, c'est le poids de la tête; car, supposez les bras appliqués contre le tronc et immobiles, la tête privée de base de sustentation plongera au fond de l'eau.

Les muscles extenseurs de la tête doivent donc s'affermir dans une contraction forte et permanente afin de tenir cette masse à une certaine hauteur du liquide : D'ailleurs l'exercice de l'acte respiratoire ne saurait se passer de cette condition. Les bras en même temps doivent se porter loin du tronc et en avant pour former dans ce sens une base sustentatrice. Mais ils doivent aussi agiter le liquide à la manière de deux rames, le frapper plus vîte qu'il ne peut fuir pour s'appuyer sur lui, et, à l'aide de cet appui, procurer au corps son élancement. De leur côté les membres inférieurs ne sauraient demeurer inertes, car ils tendraient par leur poids à reprendre leur situation verticale. Il faut qu'ils se fléchissent et qu'aussitôt après ils s'étendent d'une manière brusque pour refouler le liquide, lequel fuyant moins vite que les membres ne s'étendent, réfléchit sur le tronc une partie de l'impulsion qu'il a reçue et le pousse en avant. Au surplus, voici le mécanisme de la nage dans l'ordre de succession de ses divers mouvemens.

Le corps du nageur est un bateau auquel les membres servent de rames. A peine est-il

fessière et sont au nombre de six : le *pyramidal*, les *deux obturateurs*, les *deux jumeaux* et le *carré crural*.

1. Le *pyramidal* est un petit muscle de la forme que son nom indique. Couché le long du bord inférieur du moyen fessier, il s'insère, par sa base qui regarde en dedans, au bord externe des trous sacrés antérieurs et au grand ligament sacro-sciatique; par son sommet, qui est tendineux et tourné en dehors, il se termine à l'angle postérieur et supérieur du grand trochanter.

Il répond, en devant, au rectum, au plexus sciatique, aux vaisseaux hypo-

---

PLANCHE CXXVII.

Muscles du membre abdominal.

Fig. 1. Plan antérieur et superficiel.

A. Epine iliaque antérieure et supérieure. — B. pubis. — C. rotule. — D. tibia. — E. malléole interne. — F. malléole externe.

N° 1. Muscle couturier. — 2. tenseur de l'aponévrose crurale. — 3. extrémité inférieure des psoas et iliaque réunis. — 4. pectiné. — 5. moyen adducteur. — 6. droit interne. — 7. portion moyenne du triceps fémoral ou droit antérieur. — 8. portion externe du triceps, ou vaste externe. — 9. portion interne du triceps, ou vaste interne. — 10. tendon rotulien. — 11. jambier ou tibial antérieur. — 12. long extenseur commun des orteils. — 13. péronier antérieur. — 14. extenseur propre du gros orteil. — 15. long péronier latéral. — 16. tendon de l'extenseur propre du gros orteil. — 17, 17, 17, 17. tendons de l'extenseur commun. — 18, 18, 18, 18. pédieux ou accessoire de l'extenseur commun.

Fig. 2. Plan antérieur et profond.

N° 1. Muscle obturateur externe. — 2. petit adducteur. — 3. grand adducteur. — 4. moyen adducteur. — 5. portion externe du triceps crural. — 6. extenseur propre du gros orteil. — 7. long péronier latéral. — 8. court péronier latéral. — 9, 9, 9, 9. pédieux. — 10, 10, 10, 10. interosseux.

jeté à l'eau, les membres thoraciques se rapprochent au-devant de la tête, et, appliqués l'un contre l'autre par le plan palmaire des mains, ils fendent la surface liquide à la manière d'une proue. En même temps les membres abdominaux se raccourcissent pour s'allonger immédiatement après et prendre sur le liquide un point d'appui d'où le tronc s'élance en avant. Il s'exécute alors un véritable saut qui fait gagner au corps sur la surface de l'eau une étendue d'autant plus considérable que l'extension des rames postérieures a été plus prompte et plus violente. Mais c'est aux rames antérieures à compléter cette impulsion. Les mains se détachent et s'éloignent l'une de l'autre. Elles frappent l'eau par côté et d'avant en arrière en décrivant chacune un demi-cercle, et, s'appuyant sur elle comme sur un corps solide, elles décident la projection du tronc en avant.

Ce premier pas exécuté, que les mains se rejoignent, que les membres abdominaux recommencent leur jeu, qu'une succession de travail s'établisse entre les deux paires de rames, mais surtout qu'une certaine étude apprenne à combiner, à mettre en harmonie ces divers mouvemens, et l'homme marchera sur l'eau avec autant de facilité que les espèces animales organisées pour vivre dans cet élément.

Préhension.

Sous ce titre nous comprenons les exercices extrêmement diversifiés que l'homme exécute à la faveur de ses membres thoraciques. C'est pour lui une prérogative inappréciable que celle de saisir avec ces instrumens les objets qui l'entourent, de les approcher de son corps ou de les repousser à des distances que sa volonté détermine, ou bien encore de les apprécier dans la plupart de leurs qualités physiques et de leur imposer

PLANCHE 127.

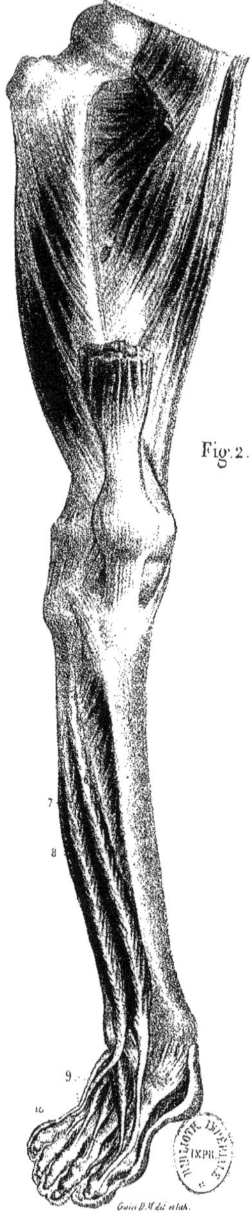

Fig. 2.

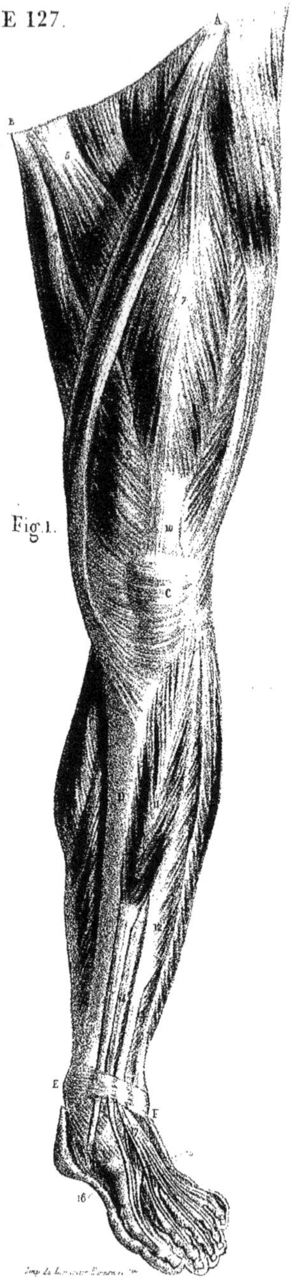

Fig. 1.

gastriques et à l'articulation iléo-fémorale; en arrière, au sacrum et au grand fessier.

2. L'*obturateur interne*, situé dans l'excavation du bassin, triangulaire et réfléchi sur lui-même, s'insère, d'une part, à la circonférence interne du trou sous-pubien, ainsi qu'à la membrane aponévrotique qui oblitère ce trou. Tous les faisceaux charnus, issus de ces divers points, convergent vers un tendon commun qui se réfléchit à angle droit sur le corps de l'ischion, et va se terminer dans la cavité digitale du grand trochanter.

Par sa face antérieure ce muscle est en rapport avec la paroi interne du bassin, et, par la postérieure, avec l'aponévrose pelvienne et le muscle releveur de l'anus.

3. L'*obturateur externe*, semblable pour la forme au précédent, mais moins volumineux que lui, occupe la circonférence externe du trou sous-pubien à laquelle il adhère, ainsi qu'à la membrane obturatrice. De ces points d'origine il se dirige en dehors en convergeant vers un sommet tendineux qui se réfléchit entre la tubérosité sciatique et la cavité cotyloïde, et va se terminer dans la cavité trochantérienne, au-dessous de l'obturateur interne et des jumeaux.

Recouvert par les adducteurs, le carré et le pectiné, il recouvre la membrane obturatrice.

4. Les *jumeaux*, au nombre de deux, distingués en *supérieur* et *inférieur*, sont légèrement écartés à leur origine, qui a lieu à l'épine sciatique et à la tubérosité de l'ischion; mais ils se réunissent près de leur terminaison, laquelle se fait dans la cavité trochantérienne. Le tendon de toutes les formes que sa riche imagination lui inspire. C'est également à l'aide de ces instrumens qu'il fait jaillir au dehors et met en scène ses affections intérieures, qu'il complète l'image expressive ou mimique de sa physionomie, et donne à sa pensée une énergie que la parole seule, qui en est du reste le premier interprète, ne saurait lui communiquer.

On sent que ces nobles usages ne pouvaient s'allier avec ceux de la progression. Les membres thoraciques sont trop grêles, trop courts, trop mobiles, pour qu'ils puissent servir de point d'appui à la machine humaine; les mains sont trop délicates, trop souples et capables de trop grandes choses pour que la nature les eût sacrifiées à une si grossière destination.

Toutefois, il est des circonstances où l'homme utilise les bras dans l'acte des mouvemens progressifs : c'est lorsqu'un sol ingrat qu'il lui importe de franchir le contraint à grimper ou à ramper; mais c'est là une preuve de l'aptitude de l'homme à produire tous les mouvemens possibles, le vol excepté, une preuve qu'en lui seul se résument tous les modes de motilité animale.

Hors ces cas, les membres thoraciques exercent sur les corps extérieurs des mouvemens d'un ordre particulier dont les principaux se rapportent à la *traction*, à la *sustentation*, à la *compression*, à la *répulsion*, et qui tous présupposent la *préhension* ou l'acte par lequel la main entre en rapport avec ces corps par un simple contact ou bien en se moulant sur eux.

Dans l'acte de la *préhension*, le degré de distance où se trouve l'objet à saisir, décide de la nécessité de fléchir ou d'étendre le membre thoracique, et de faire agir tout l'ensemble du membre ou seulement quelques-unes de ses parties. Mais dans tous les cas, à l'avant-bras est dévolu le rôle le plus important,

l'obturateur interne, intermédiaire à ces deux muscles, remplit l'écartement qu'ils laissent dans le premier sens; il se loge ensuite dans une gouttière qu'ils forment au moment de leur jonction.

5. Le *carré crural* quadrangulaire, assez épais, placé immédiatement au-dessous du jumeau inférieur, s'implante, d'une part, à la lèvre externe de la tubérosité sciatique; de l'autre, sur la ligne qui joint le grand au petit trochanter. Ses rapports sont les mêmes que ceux des rotateurs précédens.

Muscles rotateurs en dedans. Ici devraient encore trouver place les *muscles moyen* et *petit fessiers*; lesquels prennent la part la plus active dans ce mouvement. Un autre muscle, moins important sous le rapport de l'énergie d'action, est le *tenseur de l'aponévrose crurale*.

Ce muscle, situé à la région supérieure et externe de la cuisse, se trouve contenu dans l'épaisseur de l'aponévrose fémorale. Il naît, par un tendon, de l'épine antérieure et supérieure et de la lèvre externe de l'os iliaque. De là ses fibres charnues descendent verticalement entre les deux lames de l'aponévrose crurale, et, par l'intermédiaire de celle-ci, s'implantent sur la ligne âpre du fémur. Ce muscle est sous-cutané, et il recouvre le moyen fessier, l'extrémité supérieure du droit antérieur et une portion du triceps.

§. 13. — *Muscles qui meuvent la jambe sur la cuisse.*

Ils se divisent en *fléchisseurs* et en *extenseurs*.

car c'est la rotation du radius sur le cubitus qui place la main dans la position la plus favorable pour que l'acte se réalise. Le contact établi entre la main et l'objet extérieur, ou un rapprochement suffisant une fois fait, les doigts se fléchissent sur ce corps, ils l'appliquent contre la paume de la main, ils l'entourent, le serrent à la manière de crampons, et le bras le transporte alors dans le sens que la volonté commande.

Bien que les membres thoraciques remplissent l'office principal dans les actes divers attribués à ces organes, il faut reconnaître que le corps tout entier y prend aussi une part fort active. Cette coopération est d'autant plus marquée, que la résistance extérieure est plus difficile à vaincre. Ainsi, quand il s'agit d'opérer la *traction*, les bras s'étendent et les mains saisissent le corps extérieur; mais, en même temps, les pieds se fixent fortement sur le sol, la tige vertébrale s'allonge, et, après ces actes préparatoires, une flexion brusque générale s'opère qui rapproche les extrémités thoraciques et l'objet extérieur qui fait corps avec elles, des extrémités abdominales énergiquement cramponnées sur le sol.

Dans l'acte de la *sustentation*, le poids de la tête et du tronc étant accru de celui de l'objet extérieur, le corps acquiert la plus grande tendance à se renverser en avant. Il faut donc que les membres abdominaux s'affermissent le mieux possible, il faut que les muscles spinaux se raidissent avec beaucoup de violence sur la colonne vertébrale pour contre-balancer le poids du tronc et celui de l'objet soutenu, et aussi pour ménager des points d'appui assez solides aux muscles qui donnent aux bras une situation horizontale permanente.

La *compression*, quand le corps extérieur est d'un petit volume, s'exerce avec la main seulement : elle se lie alors à une contraction

Muscles fléchisseurs. Ils sont au nombre de six : le *couturier*, le *droit interne*, le *demi-tendineux*, le *demi-membraneux*, le *biceps* et le *poplité*.

1. Le *couturier*, le plus long des muscles du corps humain, est superficiellement placé à la partie interne et antérieure de la cuisse. Il s'étend de l'épine iliaque antérieure et supérieure au côté interne de la crête du tibia. Il traverse donc en diagonale tout le plan antérieur de la cuisse. Son insertion supérieure est tendineuse; l'inférieure est aponévrotique, et se fait remarquer par sa grande étendue qui lui a valu le nom de *patte d'oie*.

Simplement recouvert par l'aponévrose fascia-lata, il recouvre la masse commune au psoas et à l'iliaque, le droit antérieur, le triceps crural, les adducteurs et le droit interne.

2. Le *droit interne*, superficiellement et verticalement placé sur la face interne de la cuisse, s'insère en haut, par des fibres aponévrotiques, à côté de la symphyse du pubis et à la branche ascendante de l'ischion. En bas, près du genou, ses fibres charnues presque parallèles se convertissent en un tendon qui contourne la tubérosité interne du fémur et du tibia, et vient s'épanouir sur la crête du tibia, en renforçant la patte d'oie formée par le couturier.

3. Le *demi-tendineux* occupe la face postérieure et interne de la cuisse. Il procède du bord interne de la tubérosité sciatique et va en grossissant jusques vers le milieu de son trajet. Il diminue alors progressivement de volume, se convertit en un tendon très-long, et

vigoureuse mais exclusive des muscles fléchisseurs des doigts. Mais si ce corps est d'un volume qui dépasse certaines limites, il est saisi entre les bras demi fléchis et le tronc, et sa compression est mesurée au degré de flexion des membres thoraciques. Lorsqu'il s'agit d'une pression du genre de celle qu'on exerce en imprimant un cachet, on incline le poids du tronc sur un des membres thoraciques fortement tendu, de manière à ce que ce poids traversant l'axe du membre, tombe perpendiculairement sur l'objet soumis à la pression.

Enfin la *répulsion* qui comprend l'action de *pousser* une masse mobile et celle de la *lancer* au loin, exige assez constamment le concours de toutes les parties du corps. Dans le *pousser* les mouvemens préparatoires sont l'inverse de ceux qui disposent à la traction. Au lieu de s'étendre d'abord, le corps se plie entre le sol et l'obstacle à mouvoir, à la façon d'un arc dont les deux bouts sont rapprochés. Arrive ensuite la détente, l'allongement des membres et du tronc, et la masse mobile ébranlée parcourt une distance égale à celle que mesure le corps en passant de la flexion à l'extension. Veut-on *lancer* l'objet mobile? le membre thoracique se fléchit, il tourne à la manière d'une fronde sur l'épaule qui lui sert d'appui, il se donne ainsi un élan comme le fait le corps qui se dispose au saut par une course préalable; puis tout-à-coup, les diverses fractions du membre s'étendent avec force, et le mobile reçoit une impulsion proportionnelle à l'impétuosité de la détente. Ici encore le corps entier prend part au phénomène. Il s'affermit sur ses membres abdominaux, et il agrandit sa base de support dans le sens par où doit se faire la projection, parce qu'au moment où la détente arrive, le tronc qui accompagne le mouvement du bras, se précipiterait contre le sol, si la ligne de gravité, en se déplaçant, ne trouvait pas à

se termine avec les deux muscles précédents sur la crête du tibia.

Recouvert par l'aponévrose crurale et par le grand fessier, il recouvre le demi-membraneux et le grand adducteur.

4. Le *demi-membraneux*, situé verticalement à la région postérieure interne de la cuisse, s'étend de la partie postérieure et externe de la tubérosité sciatique à la tubérosité interne du tibia. Mince, aplati et tendineux en haut, il est très-épais et charnu à sa partie moyenne. Il redevient tendineux en bas et se divise en trois expansions qui se perdent sur la tubérosité interne du tibia et sur la capsule articulaire correspondante.

Il est recouvert par l'aponévrose crurale, par les muscles biceps et demi-tendineux, et il recouvre le carré crural, le grand adducteur et le jumeau interne.

5. Le *biceps fémoral*, situé en dehors de la face postérieure de la cuisse, se compose supérieurement de deux portions distinguées en *longue* et en *courte*. La première naît par un gros tendon de la partie postérieure et externe de la tubérosité sciatique; la seconde de l'interstice de la ligne âpre du fémur. Ces deux portions dirigées obliquement en bas, l'une en dehors, l'autre en dedans, se rencontrent et se réunissent non loin du jarret, et alors, converties en un tendon commun très-épais, elles se terminent sur la tête du péroné et sur la tubérosité externe du fémur.

Le biceps est recouvert par l'aponévrose crurale et par le muscle grand fessier; il recouvre le demi-tendineux, s'établir sur une base nouvelle de sustentation.

Des signes, de la voix et de la parole.

Telle que nous venons de la dépeindre, la puissance de l'homme sur l'Univers, bien qu'elle soit pour lui un moyen de conservation et une source féconde de bonheur, n'aurait point répondu à l'exigence entière de ses besoins. Doué d'une sensibilité si exquise, travaillé intérieurement par des passions si diverses et si impérieuses, entouré en outre d'une infinité d'êtres sensibles comme lui, et comme lui entraînés à mille penchans, il devait posséder encore un instrument particulier avec lequel il pût exprimer ses affections, commander le respect ou la crainte, inspirer le plaisir ou l'amour, faire entendre, en un mot, toutes les vibrations de son âme. Cet instrument est celui de la voix.

Il est vrai que rigoureusement l'homme, pour réfléchir au-dehors les agitations de son âme, aurait pu être réduit aux mille variations de forme qu'il sait donner à son système musculaire, aux attitudes diverses qu'il peut prendre, et au jeu si actif de sa physionomie. On sait jusqu'à quel point une pantomime bien faite peut ébranler une masse de spectateurs. Le rire, le sanglot, le bâillement, le soupir sont des phénomènes expressifs de l'homme intérieur. L'entraînement qu'un orateur excite dans son auditoire est autant l'effet de l'éloquence de ses gestes que celui de sa parole. C'est par les mouvemens de son corps, par le jeu de sa physionomie, par les gestes, en un mot, que le sourd-muet exprime ses volontés, et ce mode de communication le sourd-muet le cultive avec tant de bonheur, qu'il fait saisir très-aisément les plus légères modifications des sentimens intérieurs qui l'animent.

Il n'est pas jusqu'aux affections organiques qui ne trouvent dans les signes, dans les atti-

le demi-membraneux et le grand adducteur.

6. Le *poplité*, mince, triangulaire, et le plus petit de tous les fléchisseurs de la jambe, siége exclusivement dans le creux du jarret. D'une part, il s'insère à la face postérieure de la tubérosité externe du fémur, de l'autre, au tiers supérieur de la face postérieure du tibia. Sa direction est donc oblique de haut en bas et de dehors en dedans.

Recouvert par l'extrémité supérieure des muscles du mollet, par les vaisseaux et les nerfs poplités, il recouvre l'articulation péronéo-tibiale et le tibia.

Muscles extenseurs. On n'en compte que deux : le *droit antérieur de la cuisse* et le *triceps fémoral.*

1. Le *droit antérieur*, étendu verticalement sur la partie centrale du plan antérieur de la cuisse, fusiforme, quoique un peu aplati d'avant en arrière, procède en haut, par un très-fort tendon, de l'épine iliaque antérieure et inférieure et du rebord de la cavité cotyloïde. Les fibres charnues qui naissent en grand nombre de la face postérieure et des bords de ce tendon, constituent une énorme masse qui va grossissant de plus en plus jusques vers le milieu de la cuisse, pour diminuer ensuite et se perdre sur un autre tendon plus large et plus épais, au moyen duquel elle se confond avec le triceps et s'implante en avant et sur les côtés de la rotule.

2. Le *triceps fémoral*, vaste muscle qu'on devrait appeler biceps fémoral antérieur, par opposition au biceps précédent situé en arrière, et parce qu'il tudes et dans des contractions musculaires spéciales une exacte manifestation extérieure. A la manière seule dont les traits de la face se crispent et grimacent chez certaines personnes, on détermine quelquefois le siége et le caractère de maladies profondément cachées dans l'organisme. Or, si ces affections, soit morales, soit organiques, durent un certain temps et acquièrent un haut degré d'intensité, l'impression matérielle qu'elles laissent sur la périphérie du corps devient un signe révélateur assez fidèle des sentimens habituels qui dominent tout l'organisme. C'est sur ce fait bien avéré qu'est fondée la science de la physiognomonie dont nous allons exposer tout à l'heure les caractères principaux et les moins contestables.

Mais la voix, outre qu'elle est un ornement dans l'animation des êtres organisés et qu'elle sert de complément à leur puissance, la voix communique encore à ces êtres les sensations les plus délicates. Ce concert harmonique, qui, de nuit et de jour, retentit sous la voûte céleste, est une émanation de la vie qui traverse l'espace, s'insinue dans la nature entière, et fait de l'Univers comme un seul corps vivant. Rien n'égale les jouissances que cette mélodie fait naître dans le cœur; elle est la source de ces affections pures qui jettent dans l'extase le principe sentant ou multiplient ses idées.

La voix est donc le moyen de communication le plus puissant dont jouissent les êtres animés. Elle n'a pas été donnée à la généralité de ces êtres, parce qu'ils n'ont pas tous le même degré de sensibilité. La nature a disposé de ses ressources d'après les besoins de chaque organisme. Or, qu'avaient à faire d'une fonction si délicate et si expressive ces animaux bas placés dans l'ordre zoologique, qui n'ont aucun penchant, nul intérêt à sortir de leur individualité? Au contraire, l'instrument de la voix est d'autant plus perfectionné

se compose de deux portions seulement au lieu de trois, enveloppe toute l'étendue du corps du fémur, excepté son angle postérieur. Sa portion externe (vaste externe des auteurs) émane de la base du grand trochanter et de la lèvre externe de la ligne âpre du fémur. Elle se porte presque verticalement en bas et se perd insensiblement par l'intermédiaire de fibres aponévrotiques sur la face postérieure et sur le bord externe du tendon rotulien du muscle droit antérieur. La portion interne (vaste interne), moins volumineuse que la précédente, naît de la face antérieure du col du fémur et de la lèvre interne de la ligne âpre du fémur. Elle se contourne sur la face interne de cet os, et s'implante sur le bord interne du tendon rotulien.

Ce muscle et le droit antérieur avec lequel il se confond, sont recouverts par l'aponévrose crurale et par les muscles tenseur de cette aponévrose et couturier. Ils recouvrent eux-mêmes l'articulation coxo-fémorale et les trois faces du corps du fémur.

§ 14. *Muscles qui meuvent le pied sur la jambe.*

Ils se rapportent aussi à la *flexion* qui ne compte qu'un seul agent, le *jambier antérieur*, et à l'*extension* qui en comprend sept, les *deux jumeaux*, le *soléaire*, le *plantaire grêle*, le *jambier postérieur* et les *deux péroniers latéraux*.

1. Le *jambier antérieur*, situé le long de la face externe du tibia, charnu dans sa moitié supérieure et tendineux dans l'autre moitié, s'insère, en haut, à la

chez les êtres d'une organisation élevée, que ces êtres ont un plus grand besoin de faire saisir promptement, énergiquement, et même hors de la portée de la vue, leurs volontés et leurs sensations diverses. Aussi l'homme possède-t-il, entre tous les animaux, la voix la plus parfaite, et, entre tous, il a seul le don de la parole.

Le larynx est l'instrument où se forme la voix. La description de cet organe devait, d'après le plan que nous nous sommes imposé, trouver sa place dans la colonne anatomique. Mais les rapports sont tellement intimes entre la structure de l'instrument et les caractères du phénomène, il y a une si grande liaison entre la formation du son vocal et les changemens que le larynx fait éprouver à la masse d'air qui le traverse, que nous croyons mieux faire, pour l'intelligence du lecteur, en enlaçant dans le même cadre les deux ordres de considérations.

Le tuyau cartilagineux par lequel passe l'air qui doit vivifier le sang veineux dans les cellules pulmonaires, offre à son origine, à la partie moyenne et antérieure du cou, un renflement considérable qui est connu sous le nom de *larynx*. Quatre pièces cartilagineuses mobiles les unes sur les autres, un fibro-cartilage, deux ligamens, une toile muqueuse et neuf muscles, tels sont les élémens principaux du larynx, lequel, malgré sa dépendance de la trachée-artère, constitue, par sa composition et ses usages, un appareil particulier.

1. *Cartilages du larynx*. Ce sont : le *cricoïde*, le *thyroïde* et les *aryténoïdes*.

Le *cricoïde* est comme le premier anneau de la trachée-artère, mais il est plus large que les autres cerceaux de ce tube, et il sert de support au thyroïde et aux aryténoïdes.

Le *thyroïde*, placé au-dessus du précédent, constitue la majeure partie du larynx. C'est une grande lame presque quadrilatère, re-

tubérosité externe du tibia, à la moitié supérieure de la face externe de cet os, ainsi qu'au ligament interosseux; en bas, au premier os cunéiforme et au premier métatarsien. Il répond, en devant, à l'aponévrose jambière et au ligament annulaire du tarse; en dedans, au tibia; en dehors, à l'extenseur commun des orteils et à l'extenseur propre du gros orteil.

2. Les *jumeaux* et le *soléaire* ne constituent qu'un seul muscle à trois têtes, et représentent toute la masse charnue du mollet. Les *jumeaux* superficiellement placés, aplatis d'avant en arrière et distingués en *externe* et *interne*, procèdent, chacun par un tendon, de la face postérieure du condyle correspondant du fémur. Ils ne tardent pas à se réunir, et, au point de jonction, ils forment un raphé sur la ligne médiane du mollet. Le *soléaire*, plus profond, aplati et ovalaire, naît du tiers supérieur de la face postérieure du péroné et du tibia. Après un court trajet, il s'adosse à la face antérieure des jumeaux, et alors, ces trois muscles réunis en un seul se transforment en un tendon très-large et volumineux qui, sous le nom de *tendon* d'*Achille*, s'implante sur la face postérieure du calcanéum.

Le triceps sural (dénomination collective de ces trois muscles) est sous-cutané. Il recouvre le poplité et les autres muscles de la région profonde de la jambe.

3. Le *plantaire grêle*, accessoire du triceps sural, n'est qu'un petit cordon fusiforme, mi-partie charnu et tendi-

courbée d'avant en arrière, de manière à former sur la ligne médiane un angle vertical très-saillant, vulgairement nommé *Pomme-d'Adam*. Ses bords latéraux dirigés verticalement et appuyés sur la colonne vertébrale, se terminent chacun par deux éminences ou *cornes*, dont l'inférieure s'articule avec le cricoïde.

Les *aryténoïdes*, au nombre de deux, très-petits et de la forme d'une pyramide, ou mieux encore d'un bec d'aiguière, ce qui leur a valu la dénomination qu'ils portent, reposent, par leur base, sur la partie postérieure du cricoïde. Ils sont donc opposés, par leur situation, au cartilage thyroïde qui forme la charpente antérieure du larynx.

2. *Fibro-cartilage.* Connu sous le nom d'*épiglotte*, il consiste en une lame ovalaire, élastique, située entre la base de la langue et l'ouverture supérieure du larynx. Par une extrémité, il adhère au centre du bord supérieur du thyroïde, et par l'autre, il est libre, de manière que, dans l'acte de la déglutition, il tombe comme un pont-levis sur l'ouverture supérieure du larynx, et s'oppose ainsi à la pénétration du bol alimentaire dans cet organe.

3. *Ligamens.* Ce n'est point de quelques membranes ligamenteuses qui unissent entr'eux les cartilages du larynx et en font comme une seule pièce que nous voulons parler ici, mais bien de véritables ligamens existans dans la cavité du larynx et concourant très-puissamment à la formation de la voix. Ce sont les *cordes vocales*, au nombre de deux, parallèles l'une à l'autre et étendues horizontalement de la base des cartilages aryténoïdes à la face postérieure du thyroïde. L'intervalle compris entre les deux cordes vocales forme *la glotte*, fente longitudinale, dirigée d'avant en arrière, et d'une longueur qui varie entre dix et douze lignes.

4. *Membrane muqueuse.* Sans une parti-

neux, qui émane de la face postérieure du condyle externe du fémur, chemine entre le jumeau externe et le soléaire, et se termine à la face postérieure du calcanéum.

4. Le *jambier postérieur*, profondément placé derrière la jambe, entre le tibia et le péroné, allongé et penniforme, procède de la face postérieure du ligament interosseux, ainsi que du tiers supérieur du tibia et du péroné. Ses fibres se jettent successivement sur un tendon médian, qui glisse sous la malléole interne, et se termine sur un tubercule de la face interne du scaphoïde. Ses rapports, en devant, sont établis avec le tibia, le péroné et le ligament interosseux; en arrière, avec le triceps sural et les fléchisseurs des orteils.

5. Le *long péronier latéral*, superficiellement placé à la face externe de la

---

PLANCHE CXXVIII.

Muscles du membre abdominal.

Fig. 1. Plan postérieur et superficiel. N° 1 muscle grand fessier coupé. — 2. vaste externe. — 3. biceps. — 4. demi-tendineux. — 5. demi-membraneux. — 6. droit interne. — 7. tendon terminal du couturier. — 8. jumeau interne. — 9. jumeau externe. — 10. soléaire. — 11. tendon d'Achille. — 12. long fléchisseur propre du gros orteil. — 13. court fléchisseur commun des orteils. — 14, 14, 14. lombricaux. — 15. adducteur du gros orteil. — 16. abducteur du petit orteil.

Fig. 2. Plan postérieur et profond. N° 1. vaste externe. — 2. grand adducteur. — 3. vaste interne. — 4, 4. jumeaux coupés à leur origine. — 5. poplité. — 6. jambier postérieur. — 7. long fléchisseur commun des orteils et 8 son accessoire. — 9. long fléchisseur propre du gros orteil. — 10. long péronier latéral. — 11. court fléchisseur du gros orteil. — 12. abducteur du gros orteil. — 13. court fléchisseur du petit orteil. — 14. interosseux.

cularité importante qui s'y rattache, nous nous serions dispensé de parler de cette membrane qui n'est qu'une continuation de celle qui tapisse la bouche, les fosses nasales et le pharynx. Cette particularité consiste en deux replis situés au-dessus des cordes vocales et formant, par leur écartement et leur parallélisme, une seconde glotte. Il résulte de cette conformation que la cavité du larynx simule deux enfoncemens ou *ventricules* bornés en haut par les deux replis membraneux, et, en bas, par les deux cordes vocales.

5. *Muscles.* Très-petits et au nombre de neuf, quatre pairs et un impair, ils se rapportent tous aux modifications de la glotte qu'ils ont pour objet d'*allonger* ou de *raccourcir*, d'*élargir* ou de *resserrer*. Ce sont: pour le premier mouvement, les *crico-thyroïdiens antérieurs* qui tirent en avant le cartilage thyroïde, et les *crico-aryténoïdiens postérieurs* qui font basculer en arrière les arythénoïdes; pour le second, les *thyro-aryténoïdiens* placés dans l'épaisseur des cordes vocales, et renversant les cartilages aryténoïdes vers le centre de la cavité laryngée. La dilatation de la glotte est effectuée par les *crico-aryténoïdiens latéraux* qui inclinent en dehors les cartilages aryténoïdes. Enfin sa constriction est sous la dépendance d'un seul muscle l'*aryténoïdien*, lequel, en s'étendant d'un cartilage aryténoïde à l'autre, rapproche ces deux corps, et, avec eux, l'extrémité postérieure des cordes vocales.

Ces considérations physiques jettent déjà le plus grand jour sur le mécanisme admirable de la formation de la voix.

« Si l'on prend, dit M. Magendie, la trachée-artère et le larynx d'un animal ou d'un homme, et qu'avec un gros soufflet on pousse de l'air dans la trachée, en le dirigeant vers le larynx, aucun son n'est produit, mais seulement un léger bruit, résultat du frottement de l'air contre les parois du larynx. Si, conti-

PLANCHE 128.

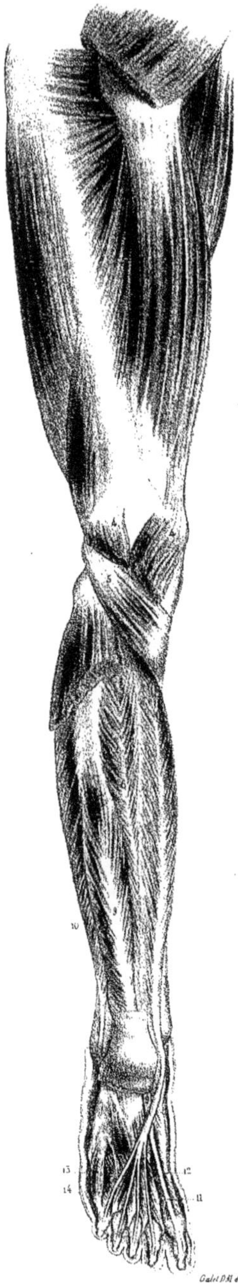

Fig. 2.

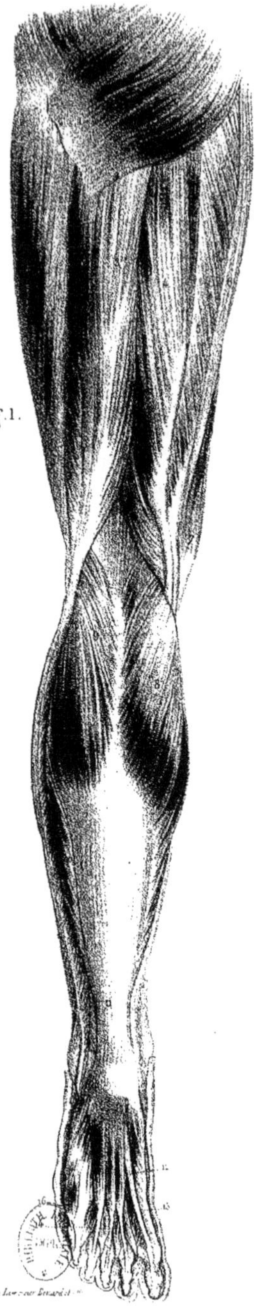

Fig. 1.

Galet D.M. del et lith.

Imp. de Lemercier Benard et Cie

jambe, naît du tiers supérieur de la face externe du péroné. Prismatique d'abord et très-épais, il va ensuite s'amincissant jusques vers le tiers inférieur de la jambe. Il se transforme alors en un tendon qui se contourne sur le plan postérieur de la malléole externe, glisse sur le côté externe du calcanéum et du cuboïde, et s'implante sur l'extrémité postérieure du premier os métatarsien.

6. Le *court péronier latéral*, sous-jacent au précédent et plus petit que lui, émane de la moitié inférieure de la face externe du péroné. Il se termine, en bas, par un tendon qui passe, lui aussi, derrière la malléole externe, mais qui se termine à l'extrémité postérieure du cinquième os métatarsien.

Les deux péroniers latéraux sont recouverts par l'aponévrose jambière. Ils recouvrent le péroné, le grand extenseur des orteils et le grand fléchisseur du gros orteil.

§ 15. *Muscles qui meuvent les orteils.*

Ici, comme à la main, il y a des *fléchisseurs*, des *extenseurs*, des *adducteurs* et des *abducteurs*, et, de même qu'à la main, la dénomination des agens désigne leurs usages. C'est assez dire que nous adopterons ici le même ordre de description que nous avons suivi pour les muscles moteurs des doigts.

1. *Extenseur commun des orteils.* situé superficiellement sur le plan antérieur de la jambe et en dehors du jambier antérieur, ce muscle prend son origine à la tubérosité externe du tibia

nuant de souffler, on rapproche les cartilages aryténoïdes, de sorte qu'ils se touchent par leur face interne, il se produira un son qui aura quelque analogie avec la voix de l'animal auquel appartient le larynx servant à l'expérience. »

Avant même la constatation de ces faits, on savait positivement que la voix est produite à la glotte par le passage de l'air expulsé des poumons. Que l'on fasse une ouverture à la trachée-artère ou au larynx, au-dessous des cordes vocales, la voix sera perdue; que l'on ferme très-exactement cette ouverture, on rétablira la fonction. Mais que l'on ouvre le larynx au-dessus des cordes vocales, la voix ne sera point éteinte.

Tout démontre une connexion nécessaire entre l'acte respiratoire et la phonation. Parcourez l'échelle zoologique, la première classe animale que vous rencontrerez sans poumons sera silencieuse. Il en est du larynx, ou mieux encore des cordes vocales pour l'accomplissement de la voix, comme des lèvres pour la production du sifflement. Le larynx est sans contredit un instrument musical : c'est un sifflet comme le dit son étymologie grecque, un sifflet qui résonne quand une masse d'air vibre dans son intérieur.

Toutefois, nous nous garderons d'établir aucune identité entre le larynx et tel ou tel instrument de musique. Nous trouvons entre l'un et les autres autant de différence qu'il en existe entre la nature de la voix et celle du son de ces instrumens. Il n'y a de commun que le passage brusque d'une colonne d'air dans un tube, mais toutes les autres circonstances diffèrent, et nous ne croyons pas qu'on puisse avec raison nous démentir, si nous affirmons que la voix humaine a un caractère *sui generis*, et qu'il n'y a rien de vrai dans le rapprochement que quelques physiologistes ont voulu faire entre un cor, une flûte, un haut-bois, etc., et l'organe vocal de l'homme.

et à la face antérieure du péroné. Il renferme dans son épaisseur un tendon très-épais qui reçoit toutes les fibres charnues et qui commence à régner seul au niveau du coude-pied. Ce tendon, qui continue le muscle, s'engage alors sous le ligament annulaire du tarse, devient horizontal de vertical qu'il était d'abord, et se divise de suite en cinq portions dont l'une appelée par les auteurs *tendon du péronier antérieur*, s'implante à l'extrémité postérieure du cinquième os métatarsien, tandis que les autres suivent la face dorsale des quatre derniers orteils, et se terminent sur leurs phalanges unguéales.

En haut, ce muscle adhère au jambier antérieur. Il en est séparé vers le milieu de la jambe par le tendon de l'extenseur propre du gros orteil.

2. *Extenseur propre du gros orteil.* Il occupe de même le plan antérieur de la jambe. Il est très-aplati transversalement, et il s'insère, par sa partie supérieure et charnue, à la face interne du péroné, et, par sa partie inférieure et tendineuse, sur la face dorsale de la dernière phalange du gros orteil.

Placé entre le jambier antérieur et l'extenseur commun des orteils, il est recouvert, en haut, par ces muscles; en bas, par la peau et le ligament annulaire.

3. *Court extenseur commun des orteils* ou *pédieux*. Ce muscle est limité sur la face dorsale du pied. Simple à son origine, qui se trouve à la partie antérieure de la face externe du calcanéum, il se divise de suite en quatre faisceaux qui se portent en avant et en dedans, se

Le larynx doit donc être étudié dans son organisation propre, car tous ses changemens de forme, et la disposition variable de chacune de ses parties composantes, et les divers degrés de consistance dont ces parties sont susceptibles, peuvent seuls expliquer les modifications innombrables que la voix éprouve tant dans son timbre que dans son intensité.

Essayons de saisir les rapports qui unissent les divers états de la matière laryngée, avec la production des différens sons de la voix.

M. Magendie a mis à découvert la glotte d'un chien criard par une incision entre l'os hyoïde et le cartilage thyroïde, et il a vu, dans les sons graves, les ligamens de la glotte vibrer dans toute leur longueur, et l'air expiré sortir par toute l'étendue de la glotte.

« Dans les sons plus aigus, dit-il, les ligamens ne vibrent plus par leur partie antérieure, mais seulement par leur partie postérieure, et l'air ne sort plus que par la portion de glotte qui vibre : cette ouverture se trouve par conséquent diminuée. »

« Enfin, quand les sons deviennent très-aigus, les ligamens ne présentent plus de vibrations qu'à leur extrémité aryténoïdienne, et l'air expiré ne sort plus, si ce n'est par cette portion de la glotte. Il paraît que le terme de l'acuité des sons arrive, parce que la glotte se ferme entièrement et que l'air ne peut plus sortir à travers le larynx. »

Or, on ne peut mettre en doute que, dans des circonstances analogues, ces mêmes modifications se présentent dans le larynx de l'homme. L'analogie de structure est trop frappante pour qu'il n'existe point identité de phénomènes.

Il faut donc que, pour la production des sons aigus, les muscles destinés à rapprocher et à raccourcir les lèvres de la glotte, en-

convertissent chacun en un petit tendon et se terminent sur la face dorsale de la première phalange du gros orteil et sur les secondes et dernières phalanges des trois orteils suivans.

Recouvert par les tendons du long extenseur commun, il recouvre le tarse, le métatarse et les muscles interosseux dorsaux.

4. *Long fléchisseur commun des orteils.* Il fait partie de la couche postérieure profonde de la jambe. Né de la partie moyenne du plan postérieur du tibia, il descend verticalement jusqu'à la malléole interne. De là il glisse, converti en tendon, sous cette malléole, traverse la voûte sous-tarsienne en se portant horizontalement en avant, et se divise en quatre cordons qui s'implantent à la face plantaire des phalanges unguéales des quatre derniers orteils.

Ce muscle recouvre le tibia et le jambier postérieur. Il est recouvert par le soléaire et par le court fléchisseur commun.

Il existe un muscle *accessoire* du long fléchisseur commun. C'est un faisceau charnu assez volumineux, quadrilatère, situé en arrière de la plante du pied, attaché, d'une part, à la face inférieure du calcanéum, et, de l'autre, au bord externe du tendon du long fléchisseur.

5. *Court fléchisseur commun des orteils.* Couché sur la partie moyenne de la plante du pied, entre l'aponévrose plantaire et le muscle accessoire du long fléchisseur, il est très-étroit et épais à sa partie postérieure, qui s'insère en dedans de la tubérosité externe du calcanéum,

trent en contraction, et que, pour les sons graves, cette action se transporte sur les muscles dilatateurs. Mais il est une autre circonstance qu'on peut apprécier à la simple vue chez les personnes maigres, et qui joue un grand rôle dans la phonation : c'est un mouvement de totalité du larynx qui s'abaisse dans les intonnations graves, et s'élève, au contraire, et va toucher la base de la langue dans les sons très-aigus. Ces modifications qui ont pour objet d'allonger ou de raccourcir le tuyau vocal étendu de l'ouverture du larynx jusqu'aux lèvres, rappellent les conditions d'un tuyau d'orgue qui fait entendre des sons d'autant plus graves que sa longueur est plus considérable.

Ainsi se trouvent réunies dans ce tout petit appareil, les circonstances les plus propres à donner à la voix une immense étendue de ton. Mais, entre l'état physique nécessaire pour produire le son le plus grave et celui qui préside à la formation du son le plus aigu, il se passe des modifications innombrables résultant des variations d'épaisseur, de dureté et d'élasticité des cordes vocales, du degré de contraction des muscles qui doivent abaisser ou élever le larynx, élargir ou rétrécir la glotte, agrandir ou resserrer les ventricules laryngés et le tuyau vocal; et c'est à ces changemens si diversifiés que doivent être attribuées les différences incalculables de ton, de timbre et d'intensité que présente la voix humaine. Aussi l'influence que cette voix exerce sur la sensibilité animale est au-dessus de tout ce que pourrait produire un instrument de musique quelconque. Elle inonde le cœur des jouissances les plus pures et les plus suaves. Mais, pour développer toute la richesse de ses effets, il faut qu'elle soit dirigée par un goût naturel et par certaines règles qui, apprenant à combiner les sons vocaux, for-

aplati au contraire et large en devant où il se divise en quatre tendons qui s'implantent à la face inférieure des secondes phalanges des quatre derniers orteils.

6. *Long fléchisseur du gros orteil.* Il siége en arrière de la jambe, parmi les muscles de la couche profonde. Charnu d'abord et vertical à sa naissance des deux tiers inférieurs de la face postérieure du péroné, il devient tendineux derrière l'articulation du pied. Il se contourne alors sous la voûte du calcanéum, parcourt d'arrière en avant la plante du pied, et finit par se perdre sur la face inférieure de la phalange unguéale du gros orteil.

7. *Court fléchisseur* et *adducteur du gros orteil.* Ces deux petits muscles occupent le côté interne de la plante du pied. Ils procèdent de la face inférieure du calcanéum, et se terminent, le premier, sur le plan inférieur ; le second, sur le côté interne de la seconde phalange du gros orteil.

8. *Abducteur du gros orteil.* Très-épais et triangulaire, il est étendu sur tout le plan qui forme la face inférieure des quatre derniers os métatarsiens. Né du cuboïde et de l'extrémité postérieure des 3e et 4e métatarsiens, il se termine en devant à la base de la 1re phalange du gros orteil.

9. *Court fléchisseur* et *abducteur du petit orteil.* Ils longent le côté externe de la plante du pied. Le premier s'étend du bout postérieur du 5e métatarsien à la face inférieure de la 1re phalange du petit orteil; le second de la face inférieure et externe du calcanéum au côté externe de la 1re phalange du même ment un art très-difficile et toujours susceptible de perfectionnement.

Chaque homme a sa voix particulière ; chaque âge, chaque sexe a la sienne, ce qui tient à des modifications de la matière laryngée, lesquelles, pour n'être pas toujours appréciables, n'en sont pas moins réelles. Le larynx de l'enfant, plus petit, plus flexible que celui de l'adulte, ne produit que des sons aigus, qu'une *voix flûtée*, comme on le dit. Le larynx de la femme offre un plus grand volume que celui de l'enfant, mais sa voix n'en a guère une plus grande intensité ; ce qui s'explique par la délicatesse de sa constitution, et par le peu de rigidité des élémens constitutifs de son larynx. Puis il faut dire encore que la femme s'étudie, pour plaire, à donner à sa voix cette douceur et ce moelleux qu'elle sait être au nombre de ses principaux agrémens, et qu'en modérant toujours l'agrandissement de sa glotte, elle ne profite pas de toute l'énergie vocale dont son larynx est susceptible.

En général, la force de la voix coïncide avec l'ampleur de la poitrine. Tout homme chez lequel les poumons ont de grandes dimensions, possède une voix très-sonore. C'est à l'âge de la puberté que ce caractère de la voix humaine commence à se bien prononcer. En même temps que les organes génitaux subissent un grand développement, une révolution s'opère dans la matière composante du larynx. La nutrition s'active d'abord dans les muscles, bientôt les cartilages s'épaississent, s'étendent, le thyroïde fait en avant une forte saillie, ce qui dénote que les cordes vocales éprouvent à leur tour un grand allongement. La voix *mue* alors, comme on le dit en terme vulgaire, c'est-à-dire qu'elle se renforce parce que la colonne d'air qui traverse la glotte a un diamètre presque double de celui qu'elle avait auparavant, et que les parois sur les-

orteil. Ces deux muscles constituent l'éminence hypothénar du pied par opposition à l'abducteur, au court fléchisseur et à l'adducteur du gros orteil qui forment l'éminence thénar.

10. *Lombricaux* et *interosseux*. Ils sont la répétition très-exacte de leurs homonymes à la main.

§ 16. — *Muscles qui meuvent la face.*

Ces muscles qui peuvent tous être appelés *peauciers*, parce que tous ont des points d'adhérence à la peau, ou *expressifs* parce qu'ils impriment à la physionomie des modifications qui trahissent les sentimens intérieurs, ces muscles accumulés presque tous sur la face, sont au nombre de 45; 22 de chaque côté et un seul sur la ligne médiane.

Leur classification, du point de vue physiologique, est facile à faire, car, comme ils se partagent les mouvemens qui s'exécutent autour des cavités où siègent les organes des sens, on peut les diviser en muscles des *paupières*, du *nez*, des *lèvres* et des *oreilles*.

1. *Muscles des paupières.* Ils sont les uns *dilatateurs*, les autres *constricteurs*. Il y a deux dilatateurs, l'*élévateur de la paupière supérieure* adhérant d'une part à la paroi supérieure de l'orbite, de l'autre au cartilage tarse de la paupière, et l'*occipito-frontal* étendu de la ligne courbe supérieure de l'occipital au sourcil, et interrompu à sa partie moyenne par une aponévrose qui répond à la calotte du crâne.

On compte aussi deux constricteurs, le *sourcilier*, petit faisceau charnu couché quelles se brise cette colonne, ayant acquis plus d'étendue et de dureté, doivent avoir aussi plus de résonnance.

L'homme est encore doué de la *parole*. Mais qu'est-ce que la parole? C'est la voix modifiée dans le tuyau vocal par les mouvemens de la bouche, de la langue et des lèvres. C'est la voix *articulée*, laquelle est une prérogative exclusive de l'être intelligent.

Il est des animaux, et le singe est en première ligne, qui, possédant un instrument vocal en tout semblable au nôtre, pourraient tout aussi bien que nous articuler leur voix, s'ils avaient des idées à émettre. Mais force est à eux de se taire, puisqu'ils n'ont rien à dire.

L'homme sourd de naissance et l'idiot sont dans le même cas; le premier, parce qu'il n'a aucune idée du son, le second, parce qu'il ne peut saisir aucun rapport entre les modifications sonores qu'il perçoit et celles qu'il pourrait produire lui-même.

Et l'on conçoit sans peine que la parole présuppose l'intelligence, quand on sait qu'elle n'est qu'une représentation de cette intelligence elle-même; or, voici ce qui rend évidente cette corrélation.

Les idées que le principe intellectuel élabore, demeureraient ensevelies dans l'organe encéphalique, si certains signes ne leur prêtaient comme une sorte d'existence matérielle, en les jetant dans le domaine du monde extérieur, revêtues de certaines formes appréciables. Ces signes, ces formes appréciables ne sont autre chose que les sons articulés, *ou les mots*, dont le nombre est proportionné à la diversité des idées qui peuvent être émises. Chaque son est l'expression convenue d'une idée, de sorte qu'un ensemble, une série continue de sons articulés constitue la parole ou le langage.

Le langage est donc une création de l'homme : il est le fruit de son éducation. Le

sur la moitié interne de l'arcade sourcilière, et l'*orbiculaire des paupières* qui parcourt circulairement les deux paupières, et adhère très-intimement, au moyen d'un petit tendon, à l'apophyse montante de l'os maxillaire.

2. *Muscles du nez.* Leur action est à peine sensible et ils sont au nombre de quatre : le *pyramidal*, petite languette charnue détachée de l'occipito-frontal et recouvrant le dos du nez; le *triangulaire* étendu de la fosse canine au dos du nez; l'*élévateur commun de l'aîle du nez et de la lèvre supérieure* couché, comme le triangulaire, sur le côté de cet organe, et ayant son point fixe ou d'origine sur l'apophyse montante de l'os maxillaire; enfin, l'*abaisseur de l'aîle du nez* fixé au fibro-cartilage de l'aîle du nez et à la partie de l'os maxillaire supérieur qui correspond aux alvéoles des dents incisives.

3. *Muscles des lèvres.* Ils comprennent un seul *constricteur* : l'*orbiculaire des lèvres* formé de deux faisceaux ova-

---

PLANCHE CXXIX.

Muscles de la face.

N° 1. Muscle occipito-frontal. — 2. orbiculaire des paupières. — 3. sourcilier. — 4. élévateur de la paupière supérieure. — 5. pyramidal. — 6. triangulaire. — 7. élévateur commun de l'aîle du nez et de la lèvre supérieure. — 8. abaisseur de l'aîle du nez. — 9. petit zygomatique — 10. orbiculaire des lèvres. — 11. élévateur propre de la lèvre supérieure. — 12. grand zygomatique. — 13. canin. — 14. buccinateur. — 15. triangulaire des lèvres. — 16. carré. — 17. houppe du menton. — 18. peaucier. — 19. auriculaire antérieur. — 20. auriculaire supérieur. — 21. temporal.

besoin de vivre en société l'a fait naître : les progrès de la civilisation l'ont perfectionné. Mais, en raison des circonstances très-différentes au milieu desquelles se trouvent placés les divers peuples de la terre, le langage de chacun d'eux est empreint d'une couleur bien tranchée qui le distingue de celui des autres. Règle générale, la douceur, la mollesse des sons caractérisent la langue des peuples qu'un ciel trop chaud ou un excès de civilisation jettent dans l'indolence, tandis que l'énergie, l'âpreté du langage appartiennent aux peuples qui luttent sans relâche contre un froid glacial, ou qui ne peuvent qu'à grands efforts de bras, se procurer leurs moyens d'existence. « Il semble, dit M. Richerand, que les peuples des pays froids soient engagés à user des consonnes (élémens des langues rudes) préférablement aux voyelles, parce que leur prononciation n'exige point un égal degré d'ouverture de la bouche, et ne donne pas lieu, par conséquent, à l'admission continuelle d'un air glacé dans les organes pulmonaires. »

En remontant le cours des progrès de l'esprit humain, on arrive, par une conjecture qui a toutes les apparences de la vérité, au berceau des langues. Sans doute que les premiers hommes qui vivaient dans une même famille, au milieu des mêmes circonstances, convinrent entr'eux d'attacher à telle modification sonore l'idée de tel ou tel objet; que ces hommes qui, dans la série des siècles, se sont multipliés pour composer une nation, se transmirent de proche en proche les mêmes conventions, en se bornant à les modifier. De là l'origine des langues et leur perfectionnement. Mais telle est l'influence des circonstances extérieures sur le caractère des langues qu'une même nation a, dans la sienne, des nuances nombreuses dépendantes de la nature du sol, des qualités de l'air et des eaux, des

PLANCHE 129.

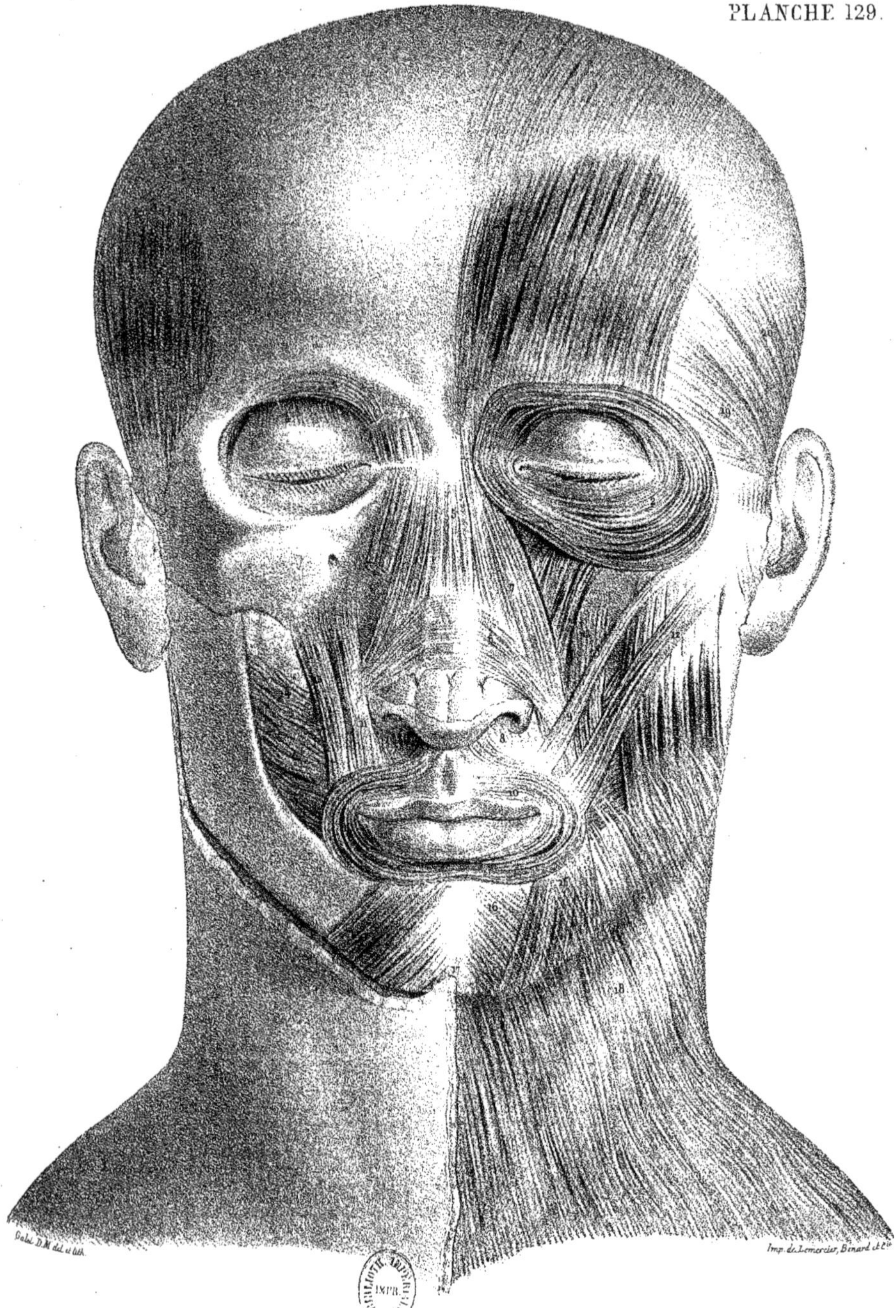

Gobi D.M del. et lith.

Imp. de Lemercier, Benard et Cie

laires qui s'entrecroisent aux commissures; et dix *dilatateurs*, savoir : l'*élévateur commun de l'aîle du nez et de la lèvre*, déjà mentionné; l'*élévateur propre de la lèvre supérieure* dont le point d'origine est à la base de l'orbite ; le *grand zygomatique* allant de la pommette à la commissure labiale; le *petit zygomatique* sous-jacent au précédent, ayant même point de départ et finissant à la circonférence externe de l'orbiculaire ; le *canin* qui naît de la fosse canine et se termine à la commissure labiale ; le *buccinateur* occupant l'épaisseur de la joue, joignant le bord alvéolaire supérieur à l'inférieur, et finissant à la commissure labiale ; l'*abaisseur de l'angle des lèvres* ou *triangulaire des lèvres* adhérant, par sa base, à la ligne oblique externe de la mâchoire inférieure, et, par son sommet, à la commissure ; l'*abaisseur* ou *carré de la lèvre inférieure*, étendu de la mâchoire inférieure à la lèvre correspondante ; la *houppe* ou le *releveur du menton*, occupant l'épaisseur du menton sous la forme d'un cône à sommet supérieur ; enfin le *peaucier* proprement dit, vaste pannicule charnue qui recouvre toute la face antérieure du cou, en s'étendant de la ligne oblique externe de la mâchoire inférieure à la partie antérieure et supérieure de l'épaule et du thorax.

4. *Muscles des oreilles*. Ils sont dilatateurs du conduit auditif externe et au nombre de trois. On les appelle *auriculaires* distingués en *antérieur*, *supérieur* et *postérieur*. Du cartilage de l'oreille où ils prennent naissance, ils vont, en rayonnant sur la surface de la tempe, usages, des habitudes, du genre de vie, etc. C'est ce qui donne lieu aux *idiômes*.

Toutefois, dans les langues et dans les idiômes, on voit régner toujours les mêmes élémens, les *voyelles* qui sont les sons vierges, les plus naturels, les plus faciles puisqu'ils consistent en une simple émission de la voix, et les *consonnes* qui servent à lier les voyelles et qui sont le produit du jeu varié du tuyau vocal. Toutes les nuances reposent sur les combinaisons différentes de ces deux seuls élémens et sur la manière de les émettre. La multiplicité des voyelles caractérise les langues douces, molles, efféminées, celle des consonnes les langues rudes, vigoureuses et mâles.

Terminons ces considérations sur la parole par l'examen d'une anomalie singulière désignée sous le nom de *Ventriloquie*.

D'après l'étymologie du mot, et surtout d'après l'illusion où nous jettent les personnes qui offrent ce phénomène, on serait conduit à penser qu'indépendamment de l'organe vocal siégeant au haut du cou, il en existe un autre dans les profondeurs de la cavité abdominale. Mais observons que l'expression est mal choisie, car le larynx est l'unique instrument producteur de la voix, et quant au prestige qui, de nos jours encore, fascine tant de dupes, il ne résiste point à l'appréciation de l'intensité de la voix.

Le degré d'intensité du son est toujours relatif à la distance que celui-ci parcourt, ainsi qu'à la nature du milieu qu'il traverse. Or, supposez un larynx qui sache donner au son vocal toutes les modifications que lui prête cette double condition physique, et vous aurez tout le secret du ventriloque. « Il existait naguère au Palais-Royal, dit M. Richerand, un homme qui pouvait dialoguer avec une telle vérité, que l'on croyait assister à la conversation de deux personnes placées à une

se perdre, le premier, sur le muscle occipito-frontal; le second, sur l'aponévrose épicrânienne et, le dernier, sur l'apophyse mastoïde.

Article deuxième.

Aponévrologie.

Tout l'ensemble du système musculaire et certains muscles en particulier, sont contenus dans des espèces d'étuis très-résistans auxquels on a donné le nom d'*aponévroses* ou *fascia*. Ici devrait trouver sa place la description de ces toiles fibreuses. Mais comme ces organes n'entretiennent avec les phénomènes de la vie que des rapports fort éloignés, nous nous bornons à les représenter par le dessin, en adressant ceux de nos lecteurs qui voudraient les connaître à fond, aux ouvrages *ex-professo* publiés sur cette matière.

PLANCHES CXXX ET CXXXI.

Sujets d'aponévrologie.

Plans antérieur et posterieur.

certaine distance l'une de l'autre, et dont l'accent et la voix auraient été tout-à-fait différens. J'avais d'abord conjecturé, ajoute avec franchise ce physiologiste, que, dans ce sujet, une grande portion de l'air chassé par l'expiration ne sortait point par la bouche et les fosses nazales, mais qu'avalé et porté dans l'estomac, il allait se réfléchir dans quelques portions du tube digestif, et donner naissance à un écho véritable; mais, ayant depuis observé avec le plus grand soin ce curieux phénomène sur M. Fitz-James, qui le présentait dans sa plus grande perfection, j'ai pu me convaincre que tout son mécanisme consiste dans une expiration lente, graduée, filée, en quelque sorte, soit que, pour la ralentir, l'artiste use de l'empire qu'exerce la volonté sur les muscles des parois de la poitrine, soit qu'il tienne l'épiglotte légèrement abaissée au moyen de la base de la langue, dont il n'avance guère la pointe au-delà des arcades dentaires. »

Le ventriloque complète l'illusion en se tournant vers le lieu d'où la voix est sensée sortir. Il force ainsi le spectateur à diriger vers cet endroit toute son attention, et à y rapporter le départ de l'impression sonore qu'il perçoit.

PLANCHE 130.

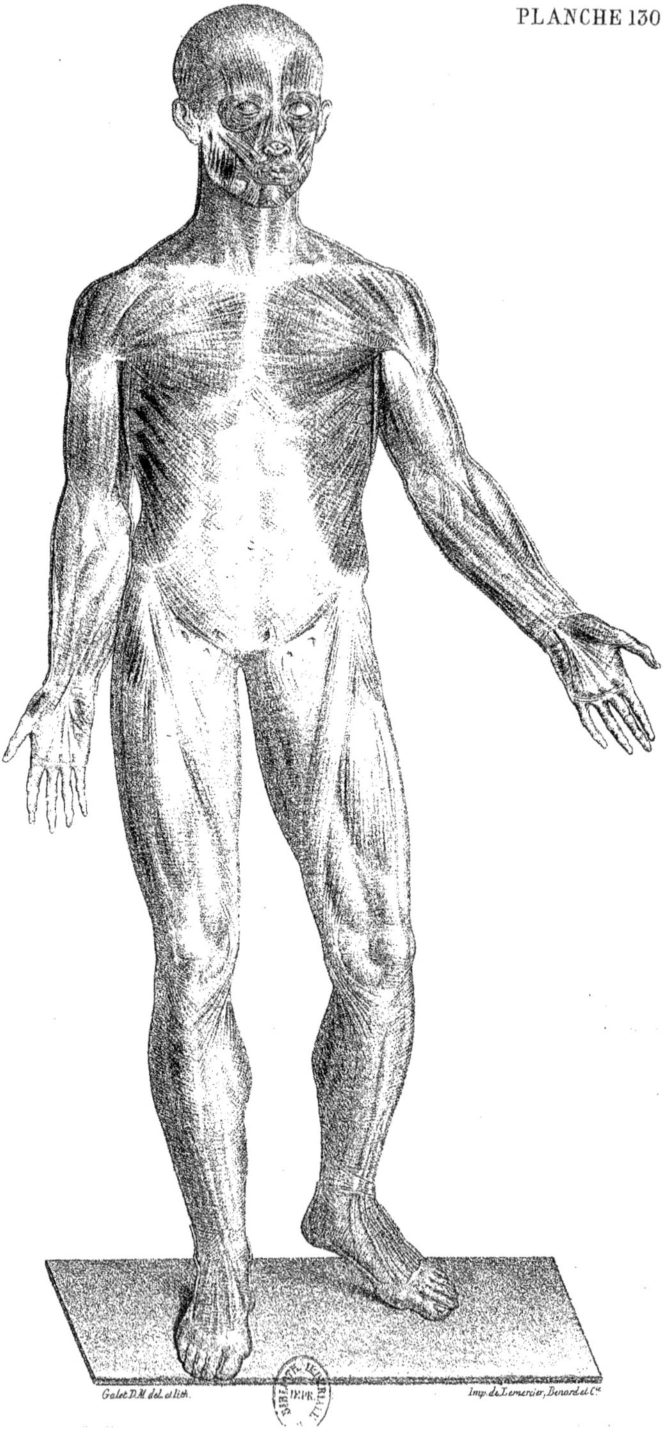

Galet D.M. del. et lith.

Imp. de Lemercier, Benard et Cie

PLANCHE 131.

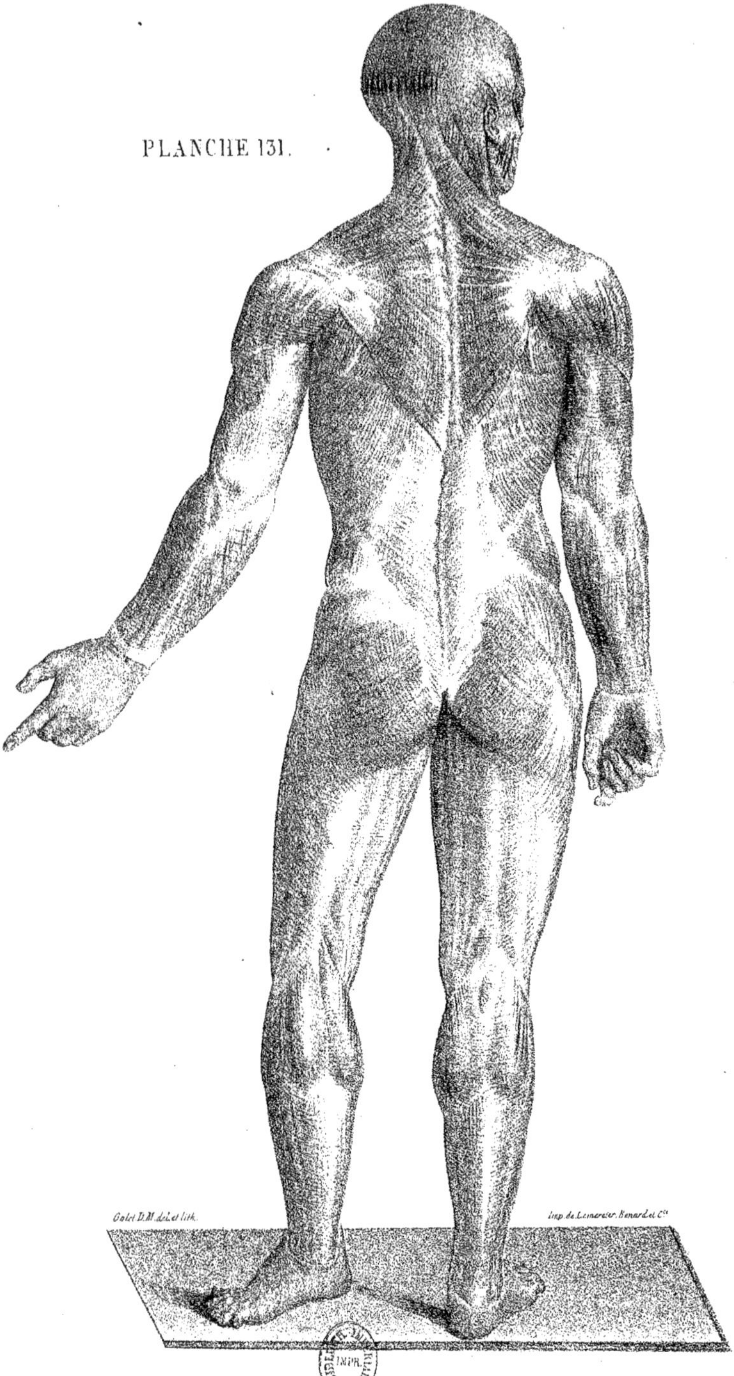

Galet D.M. del. et lith. Imp. de Lemercier, Benard et Cie

ERRATA.

ANATOMIE.

Page 7, ligne 27, *au lieu de* supérieures, *lisez* supérieurs.

Page 75, ligne 31, *au lieu de* du, *lisez* des.

Page 76, ligne 6, *au lieu de* ronds pronateurs, *lisez* rond pronateur.

Page 78, ligne 2, *au lieu de* au, *lisez* aux.

Page 131, ligne 21, *au lieu de* quadrilataire, *lisez* quadrilatère.

Même page, ligne 28, *au lieu de* après celles, *lisez* avec celles.

Page 133, ligne 33, *au lieu de* certains, les plus inférieurs, *lisez* certaines, les plus inférieures.

PHYSIOLOGIE.

Page 21, ligne 4, *au lieu de* celle, *lisez* celles.

Page 96, ligne 2, *au lieu de* président, *lisez* présidant.

Page 124, ligne 38, *au lieu de* entrecroisés, *lisez* entrecroisées.

Page 143, ligne 30, *au lieu de* dessinées, *lisez* dessinés.

Page 156, ligne 39, *au lieu de* réussirait, *lisez* réussiraient.

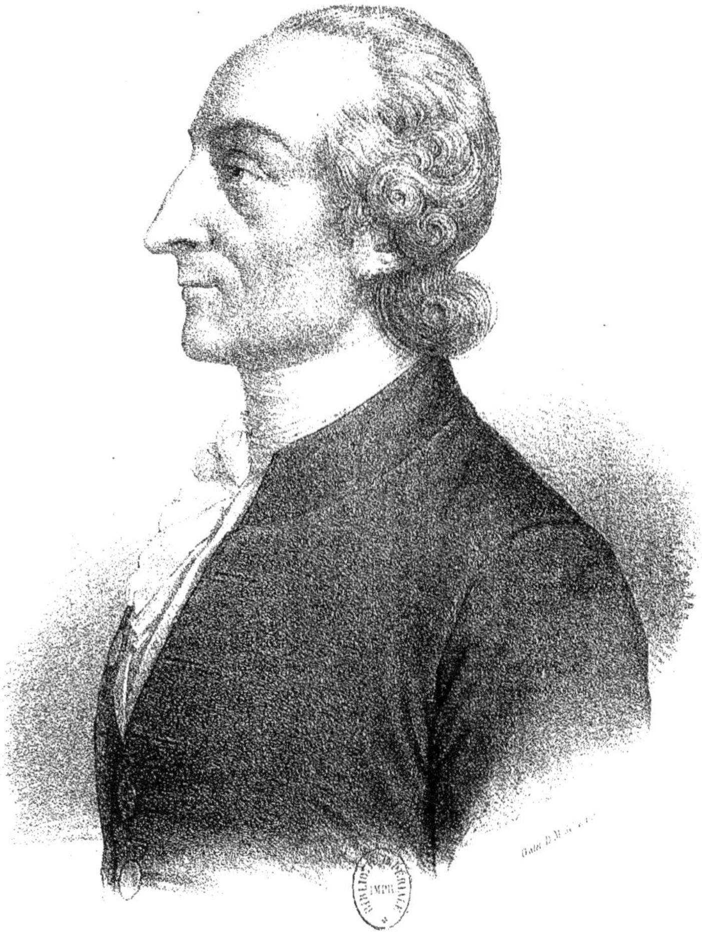

LAVATER.

SYSTÈME DE LAVATER.

L'enveloppe extérieure du corps humain est un miroir, dans lequel viennent se réfléchir, sous des formes plus ou moins sensibles, les nombreuses manières d'être de la vie intérieure. C'est un tableau riche de vérité, où la nature se plaît à retracer chacune de ses œuvres au fur et à mesure qu'elle les exécute dans son laboratoire. Pour qui sait lire dans cet objectif aux couleurs si changeantes, aux reflets si diversifiés, la grande énigme de la vie est en bonne partie résolue. Un observateur exercé n'a qu'à voir le phénomène, la couleur nouvelle qui se surajoute au tableau, il saisit la raison de son arrivée. Maître du lien qui unit l'effet à la cause, il marche, guidé par ce fil d'Ariane, de l'extérieur à l'intérieur, et du visible il pénètre dans l'invisible.

Voilà sur quelles considérations générales repose le système de Lavater, ou la *physiognomonie* dont l'objet est la connaissance des dispositions intérieures de l'homme d'après l'examen de son habitude extérieure, et notamment de sa physionomie. Maintes fois il vous est arrivé de vous prononcer sur le caractère d'une personne que vous voyiez pour la première fois; de la juger grossière ou gracieuse, irascible et sévère, ou douce et bienveillante, et de l'aimer ou de la haïr sans aucun autre motif que l'impression première qu'elle a produite sur votre esprit. Vous avez fait, sans vous en douter, de la science à la manière de Lavater.

Deux ordres principaux d'opérations intérieures se partagent l'exercice de la vie humaine. Les unes sont *morales*, les autres *organiques*. Celles-ci président à la réparation moléculaire de l'individu, celles-là à sa civilisation. La médecine s'est emparée, à elle seule, des actes organiques, et, après qu'elle a eu recueilli, à grands frais de recherches et d'observations, tous les phénomènes qui en dépendent, elle a appris à bien distinguer l'homme sain de l'homme malade, et à lui conserver ou à lui rendre la santé. Quant aux opérations morales, elles ont été exploitées par les psychologues qui ont eu la noble ambition de les faire servir à l'amélioration des destinées humaines. Mais, de bonne foi, en scindant de la sorte l'unité scénique de la vie, peut-on se flatter d'avoir édifié autre chose qu'une œuvre fragile et éphémère? Entre le développement des organes et celui des sentimens et des passions, il y a un rapport intime qu'il faut connaître, sous peine d'ignorer à jamais le dernier mot du plus simple problème de métaphysique. Il n'est rien que de vague, de conjectural, d'erroné dans toute doctrine de morale qui ne repose point sur la connaissance de la nature humaine physique. Les modifications que l'homme éprouve dans son existence, dans le mode d'être de ses organes, dans ses penchans, dans ses idées, ses goûts et ses besoins, lors des révolutions de ses âges, ou par l'effet de certaines mutilations, ou bien sous l'influence des climats, du régime et des professions, les bouleversemens que jettent dans l'ordre habituel des sentimens et des idées certaines maladies organiques, et notamment celles du bas-ventre; les alternatives plus ou moins prononcées de bien-être ou de mal-être, de gaîté et d'hypochondrie, que chacun éprouve presque journellement, et qui se lient, sans aucun doute, à quelque trouble des viscères ou du système nerveux interne : les différences si frappantes que les tempéramens impriment au caractère des penchans, des idées, et des affections, toutes ces circonstances, et tant d'autres qu'il nous serait facile de signaler encore, proclament hautement la corrélation établie entre les états moraux, d'une part, et les modifications organiques, de l'autre; ainsi que la nécessité d'étayer sur des études sérieuses d'anatomie et de physiologie, toute doctrine psychologique, politique et morale. Au surplus, tous les changemens de forme qui se passent à la périphérie du corps, et qui décèlent le développement de quelque péripétie intérieure, ont leur principal siége dans le système musculaire, dont la peau n'est qu'une dépendance. Ces mille nuances dans l'habitude extérieure du corps, ces attitudes innombrables que prennent simultanément ou successivement les membres et le tronc; ces agitations indéfiniment variées auxquelles se livrent les paupières, les yeux, les lèvres et toutes les parties du visage, circonstances qui sont autant de reflets de la vie intellectuelle et morale; c'est le système musculaire qui les provoque par ses contractions. C'est même, parce que ce système est le vrai théâtre où s'exécutent toutes les scènes mimiques de l'économie humaine, que nous plaçons ici nos considérations physiognomoniques, comme appendice à la mécanique animale.

Les anciens n'avaient point pris le change, comme tant de nos prétentieux philosophes modernes, sur la direction à donner aux fortes études touchant la science de l'homme. L'histoire est là pour nous apprendre que Pythagore dont l'école dota, pendant plusieurs siècles, le monde entier de vrais savans et de législateurs, corroborait de ses observations physiques son analyse des facultés intellectuelles; que Démocrite et Hyppocrate considéraient, sous un même point de vue, le petit monde et le grand monde, qu'ils ne séparaient point les mœurs des peuples de l'état particulier dans lequel les circonstances extérieures mettaient leur organisation matérielle. Bacon aussi, dans ses conceptions si ardues sur les lois universelles de la nature, ne perdit pas un instant de

---

PLANCHE PHYSIOLOGIQUE Ire.

Le loup et l'agneau. On ne pourrait presque jeter un horoscope sur la vie tout entière des deux sujets de cette scène. On prendrait pour première donnée l'opposition de leur constitution respective, les formes arrondies, molles, efféminées de l'un, la peau sèche, les traits durs, et les muscles saillants de l'autre. Mais les sentimens intérieurs qu'ils reflètent et qui s'harmonisent avec leurs qualités physiques, ces sentimens sont décisifs. Chez les enfans, les passions sont rarement fardées. La timidité, la poltronerie ne connaissent pas encore le point d'honneur. Aussi, voyez le faible agneau! il ne cherche pas à faire parade de qualités qui lui manquent; il fléchit tous ses membres, il se rapetisse, il s'efface: oh! s'il pouvait entrer dans le néant pour éviter l'orage qui gronde sur sa tête! L'enfant provocateur se grandit au contraire de tout l'espace que l'autre cherche à perdre. Pour en finir d'un coup, il consolide bien sa base de sustentation. Cet œil fixe et saillant, cette bouche serrée, ces membres convulsivement contractés, c'est la colère, la fureur qui va faire explosion, peut-être aussi la jalousie qui trouve enfin à se satisfaire.

PLANCHES PHYSIOLOGIQUES.

Système de Lavater.

Pl. 1.

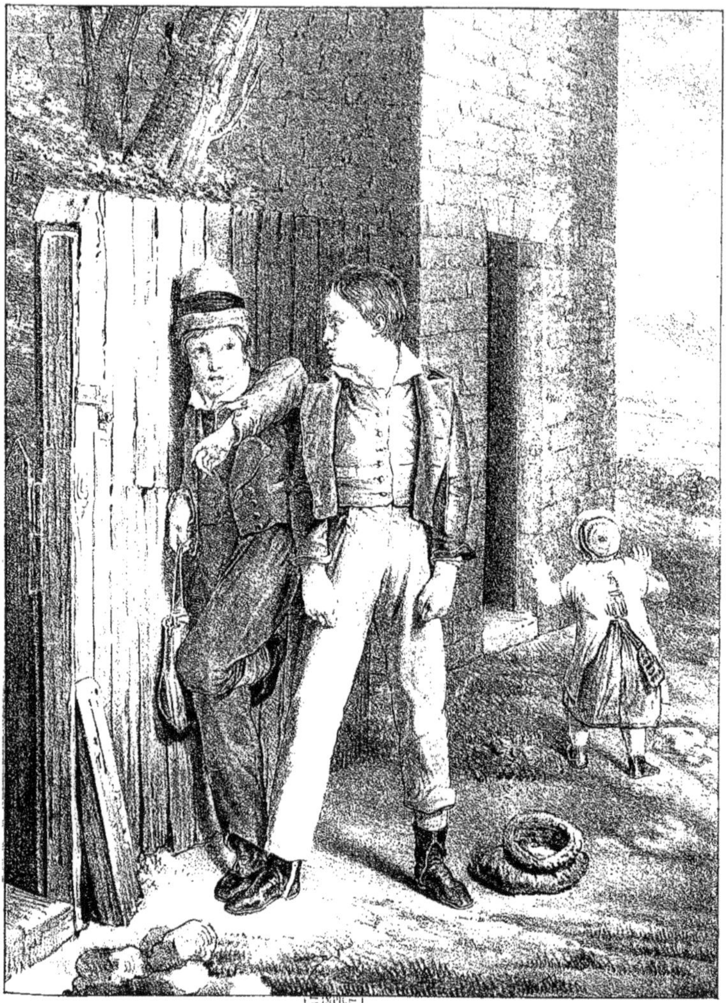

Lith. de Lemercier, Paris.

vue la physique animale; et Locke, qui était médecin, n'arriva à ses découvertes dans la métaphysique, la morale et l'art social, qu'à travers la voie de ses connaissances exactes sur l'homme matériel.

C'est donc un point bien éclairci pour nous : au médecin seul, ou plutôt à l'observateur qui a approfondi la structure intime de l'homme, la composition matérielle et les usages des différens organes, leurs influences réciproques, les modifications qui leur arrivent soit du dedans, soit du dehors, à lui seul le privilége de bien saisir tout le côté moral de l'homme, de lire à sa superficie ce qui se passe dans sa profondeur, et de dicter à l'humanité les lois qui doivent la conduire vers son amélioration.

Mais, dira-t-on, Lavater n'était guère versé dans les connaissances anatomico-physiologiques. Ministre du culte protestant, il s'occupa bien moins de recherches et de méditations sur la texture animale que de discussions religieuses. A lui pourtant l'honneur d'une doctrine qui touche d'une manière si directe et par toutes ses faces aux destinées de l'humanité. Nous répondrons que Lavater possédait le génie de l'observation, et qu'en lui, une forte raison, une subtilité d'esprit peu commune, et des travaux opiniâtres sur l'objet de ses prédilections, suppléaient jusqu'à un certain point à la solidité de ses connaissances. Loin de nous cependant l'idée de nous poser en complaisant thuriféraire devant l'oracle de Zurich. Il est des organisations supérieures chez lesquelles une sagacité toute spéciale, une imagination pétillante, une mémoire heureuse tiennent lieu de bien des conditions nécessaires pour des découvertes scientifiques. Lavater comptait au nombre de ces êtres privilégiés. Il possédait l'instinct du métier, il avait la pratique de la divination, il était, à proprement parler, une spécialité physiognomonique. Mais sa théorie où est-elle? S'il faut la débrouiller dans cet ouvrage prolixe, où ses mille dessins qu'il qualifie lui-même de caricatures, luttent d'imperfection avec l'exposition des faits, c'est à tomber de découragement en présence de cet amalgame d'observations isolées, diffuses ou incomplètes, de pensées vagues, obscures et incohérentes, de digressions futiles, de jugemens peu sévères, contradictoires ou erronés. Aussi notre intention ne saurait être, dans l'aperçu que nous voulons donner de la science physiognomonique, d'analyser les écrits de cet homme, d'ailleurs si recommandable. Nous nous contenterons d'indiquer et de découvrir les sources principales dans lesquelles on doit puiser les indications des sentimens moraux, et si nous citons quelquefois Lavater, ce sera dans ce qu'il a de vrai et de bien évident, écartant avec soin ses erreurs, ses énigmes et ses superfétations.

Chaque homme a une inclination naturelle à juger ses semblables sur leurs apparences. La nature, en le douant de cet instinct, a cherché à le mettre en garde contre les surprises plus ou moins funestes, auxquelles devaient nécessairement l'exposer l'égoïsme et toute la cohorte des passions de la société. Mais ce penchant peut l'induire en erreur. Il faut donc que, par des connaissances préalablement acquises, il soit à même de redresser ses jugemens : c'est un devoir que lui imposent son intérêt personnel, et surtout les égards qu'il doit à la famille universelle dont il est membre. Or, ces connaissances reposent sur l'étude de la *constitution des hommes*, de *leur tempérament*, de *leurs attitudes*, des *mouvemens du corps*, des *formes de la tête*, des *traits* et des *mouvemens du visage*, et des *inflexions de la voix*. Examiner chacune de ces circonstances dans leurs rapports avec les dispositions intellectuelles et morales, c'est exposer les règles de la vraie physiognomonie.

1.

Le système organique de l'homme nous est presque déjà connu par l'appréciation que nous avons faite de la majeure partie de ses instrumens constitutifs et des fonctions que ceux-ci exécutent. Mais chaque homme, quoique possédant un égal nombre d'organes, quoique bâti des mêmes matériaux que tous ses semblables, a son mode d'être qui lui appartient en propre, et qui ne ressemble qu'à lui-même. Il digère, il respire, il vit à sa manière. C'est là sa ***constitution.***

On acquiert l'idée la plus exacte de la constitution d'un individu, en étudiant son organisation matérielle et les forces vitales qui coïncident avec cette organisation.

L'***organisation matérielle*** offre à considérer :

1° La ***taille***, laquelle peut être grande, petite ou ordinaire. Une taille très-haute ou très-petite dénote peu d'énergie physique et beaucoup de faiblesse d'esprit. En général la plus grande harmonie existe entre tous les organes et toutes les fonctions chez les hommes d'une stature médiocre. Si leur corps est bien pris, comme on le dit, à une forte activité ils peuvent joindre la vivacité de l'esprit et la noblesse des sentimens.

2° Le ***volume du corps***, lequel sera gras, maigre ou moyen. Un individu est-il maigre, il faut considérer par quelle cause il l'est devenu. Il peut l'être par une disposition primitive de ses forces assimilatrices. Il peut l'être par suite d'un vice originel des poumons dont la faiblesse influe davantage sur l'assimilation moléculaire que celle de l'estomac, parce qu'on se nourrit moins par les alimens que l'on prend, que par l'air qu'on respire. Il peut l'être, enfin, par des évacuations excessives, constantes, habituelles, et surtout par des pertes séminales. Une exquise sensibilité, la vivacité de l'esprit, une tendance prononcée à toutes les passions, sont assez souvent le partage d'une pareille organisation. Mais telle est l'influence qu'à leur tour, ces circonstances exercent sur la physique, qu'il est bien difficile de dire si la maigreur est la cause ou l'effet de l'activité morale.

Chez un individu gros, il faut distinguer la grosseur par obésité de celle qui dépend

---

PLANCHE II.

Les ivrognes. S'il est des attitudes, des physionomies où se peignent les affections de l'âme les plus délicates, il en est d'autres où l'on ne saurait voir que l'état purement matériel de l'individu. Telle est la pose de ces trois ignobles buveurs qui n'ayant plus conscience d'eux-mêmes, ne méritent seulement pas d'être assimilés à des brutes. Les mouvemens volontaires que tous les animaux ont reçu dans l'intérêt de leur conservation, l'ivrogne du premier plan ne les possède plus. Ces yeux fermés, cette lèvre pendante, l'affaissement des joues et la flexion des membres, tout dénote chez lui une détente générale des organes. Le système nerveux est engourdi, la faculté des contractions musculaires momentanément suspendue. — Dans l'ivrogne du second plan, on croit apercevoir encore une pâle lueur d'opération mentale ; mais il est évident que tout va s'éclipser sous le dernier coup qui s'apprête.

Une âme noble et fière, un esprit dirigé vers le travail et la vertu ne se laissent jamais aller à cet excès de dégradation.

PLANCHES PHYSIOLOGIQUES.

Système de Lavater.

Pl. 2.

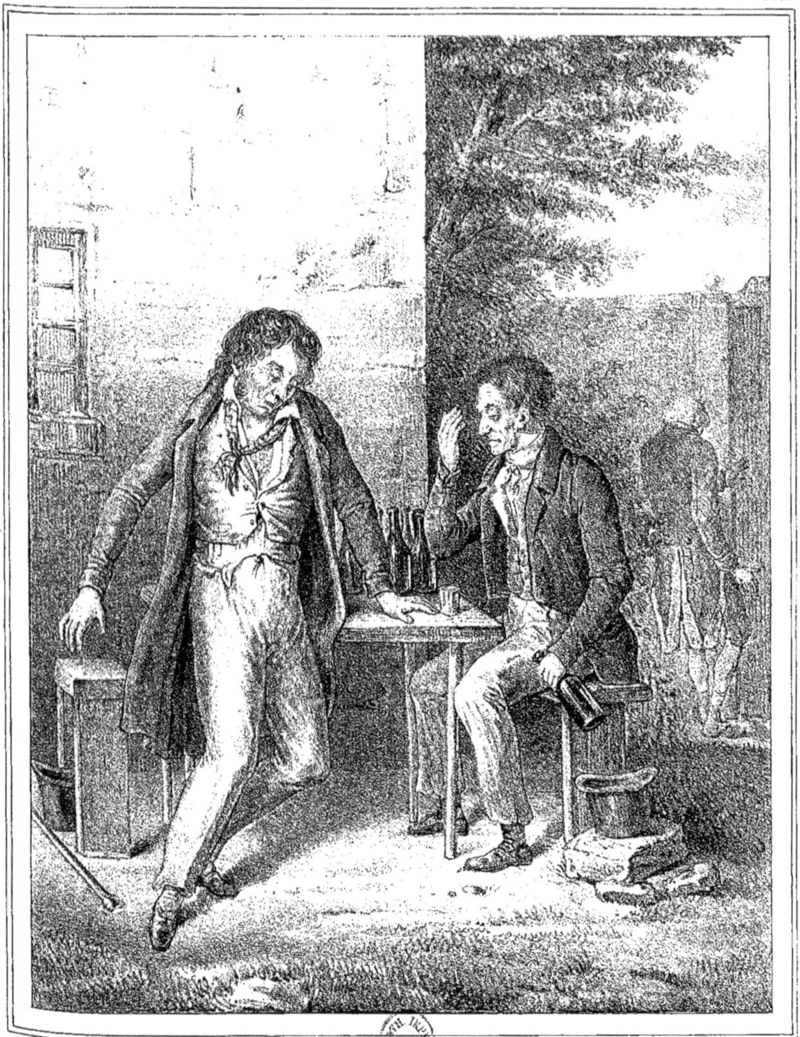

Lith. de Lemercier Paris

du volume des muscles. Dans le premier cas, les extrémités sentantes des nerfs sont comme ensevelies, délayées et perdues dans la masse des tissus cellulaire et graisseux. Au peu d'acuité des sensations répond une pauvreté frappante d'idées, qu'entretiennent d'ailleurs et l'amour du repos et le défaut d'exercice des sens. Les hommes bien musclés, au contraire, possèdent une dose considérable et presque égale de forces sensitives et de forces motrices. Leurs conceptions sont vigoureuses et profondes; leurs passions vives, impétueuses et durables; mais si le volume de leurs muscles dépasse certaines bornes, et se marie à une charpente osseuse large et très-élevée, leur énergie devient incalculable : c'est celle des hercules, laquelle malheureusement est en raison inverse de la force intellectuelle.

3° *Le volume proportionnel des trois grandes cavités du corps.* Nous parlerons ailleurs des qualités physiques particulières à la tête. Nous ne voulons signaler ici que la grande disproportion qui existe souvent entre le volume du crâne et celui de la face chez les scrofuleux et les rachitiques. Chose étonnante! D'ordinaire l'activité de l'esprit est le partage de ces constitutions indolentes et molles. On est frappé des réparties justes et promptes, des saillies piquantes, et de la prodigieuse mémoire des enfans scrofuleux qui sont pour la plupart *précoces*, comme on le dit. Néanmoins, si le volume du crâne, auquel ils doivent ces qualités, est porté à l'excès, alors le champ des expressions écrasé sous la masse de cette sphère, ne représente plus, au lieu de la vivacité d'esprit, qu'une stupidité grossière, qu'un idiotisme complet.

La poitrine peut être ou grande ou trop petite relativement à la taille. L'activité de l'hématose et de la circulation ne fait jamais défaut à une poitrine vaste, qui nécessairement renferme un cœur et des poumons volumineux. Grâce à cette organisation, tous les ressorts de l'économie jouent avec facilité, car ils sont bien trempés, bien entretenus, et le cerveau, vivement stimulé, a pour attributs une conception prompte, une imagination ardente et des passions impétueuses. Toutefois une exception est à faire à l'égard de ces organisations à vaste poitrine, où le système veineux prédomine sur l'artériel : car celles-ci rentrant dans la catégorie des constitutions adipeuses, doivent offrir des forces organiques et intellectuelles plus ou moins languissantes.

Si la poitrine est trop étroite, la circulation s'exerce lentement; les organes manquant de sucs réparateurs et de calorique, remplissent péniblement leurs fonctions, et les extrémités nerveuses presque desséchées et très-impressionnables donnent lieu à cet état d'inquiétude, de mal-être qui caractérise la mélancolie.

Enfin, le ventre qui contient les organes de la digestion, et qui acquiert un grand volume par suite de l'intempérance, peut devenir l'indice de certains penchans moraux, et accuser une tendance à l'abrutissement.

4° *La couleur de la peau.* La peau peut être brune, jaunâtre, blanche blafarde, blanche cirée, et blanche mêlée de rose. Un teint brun, un teint jaunâtre sont l'indice d'une constitution vigoureuse, surtout s'ils se marient à une injection prononcée des vaisseaux capillaires sanguins : ils accusent alors la propension à la colère, l'impétuosité de toutes les passions. Si la teinte jaune domine, on peut augurer une exquise sensibilité, un caractère ardent, capable de pensées profondes, de grands crimes, ou de grandes vertus.

La couleur blanche cirée appartient aux individus scrofuleux, surtout quand à cette couleur vient se mêler une légère teinte de rose.

La finesse et la rudesse de la peau offrent aussi leur intérêt. Cette enveloppe est-elle épaisse, raboteuse, hérissée d'éruptions, elle appartient aux corps vigoureux, assez souvent aux gens de la campagne. Si elle est mince, au contraire, lisse et très-polie, elle dénote la faiblesse : c'est la peau des enfans, des jeunes filles, celle des scrofuleux.

Les forces vitales qui animent l'économie, et dont l'appréciation, bien qu'on ne puisse l'obtenir que d'une manière approximative, éclaire d'une vive lueur les dispositions intellectuelles et morales, les forces vitales doivent être distinguées en *radicales* et *agissantes*.

Il est divers moyens par lesquels on peut mesurer les forces radicales. Le premier se tire de l'énergie même des actions, appréciée par ses résultats : chargez d'un lourd fardeau les vastes épaules d'un athlète, vous verrez ce que sont ses forces radicales à côté de celles d'un homme lymphatique. Un second moyen se déduit de la permanence d'action : celui-là est plus fort qui retient pendant plus long-temps sa respiration, qui chante pendant plusieurs heures, ou fait des courses d'une plus longue haleine sans se fatiguer. Un troisième, de la difficulté de dérangement des fonctions ou du rétablissement facile des indispositions et des maladies. Un autre encore, de la prompte réparation des forces dépensées. Un individu vient de faire une course pénible, il ne se tient plus sur ses jambes, il paraît épuisé. Eh bien, si, après un moment de repos, cet homme se sent tout aussi alerte et dispos qu'avant son exercice, vous pouvez affirmer que la vitalité a chez lui de profondes racines. Un dernier moyen se déduit du rapport établi entre les forces radicales et les forces agissantes, et ici nous devinerons les moyens d'évaluer ces derniers par l'appréciation même de leur spécialité. Il existe un état du système nerveux par lequel toutes les actions organiques se font avec une précipitation, une énergie qui ne s'harmonisent guère avec les formes grêles, souvent chétives de la constitution. Faiblesse, exaltation dynamique, voilà l'antithèse qui se présente alors. Cet état caractérise particulièrement les hommes de lettres, les penseurs profonds, les artistes, auxquels la suractivité du système

---

PLANCHE III.

Milton dictant le paradis perdu à ses filles. Quel contraste avec la scène qui précède! L'homme n'a de beauté réelle que celle que lui prêtent les reflets de son intelligence. Mais telle est la corrélation établie entre les dispositions morales et les affections intellectuelles qu'on peut conclure des unes aux autres par les mêmes manifestations extérieures. Les pensées de Milton se présentent avec toute leur grâce, leur coloris brillant, leur douceur et leur sublimité, dans la sérénité et l'harmonie de tous les traits de son visage, dans sa bouche riante, et dans la pose de son corps simple, calme et majestueuse. Or, à ces mêmes signes, on ne peut méconnaître le philanthrope dévoué et l'adorateur passionné de la divinité dont il chante les œuvres.

Qui pourrait exprimer tout ce qu'éprouvent de bonheur, de sentimens tendres et purs, d'exaltation sublime, ces jeunes filles dont l'une attend avec avidité l'idée nouvelle qui s'élabore dans l'esprit de son père, tandis que l'autre semble vouloir découvrir dans le ciel la réalité des scènes qu'elle vient d'entendre.

Jamais le souffle impur du vice n'effleura ces âmes si candides, enthousiastes du beau et de la vertu.

PLANCHES PHYSIOLOGIQUES.

Système de Lavater.

Pl. 3.

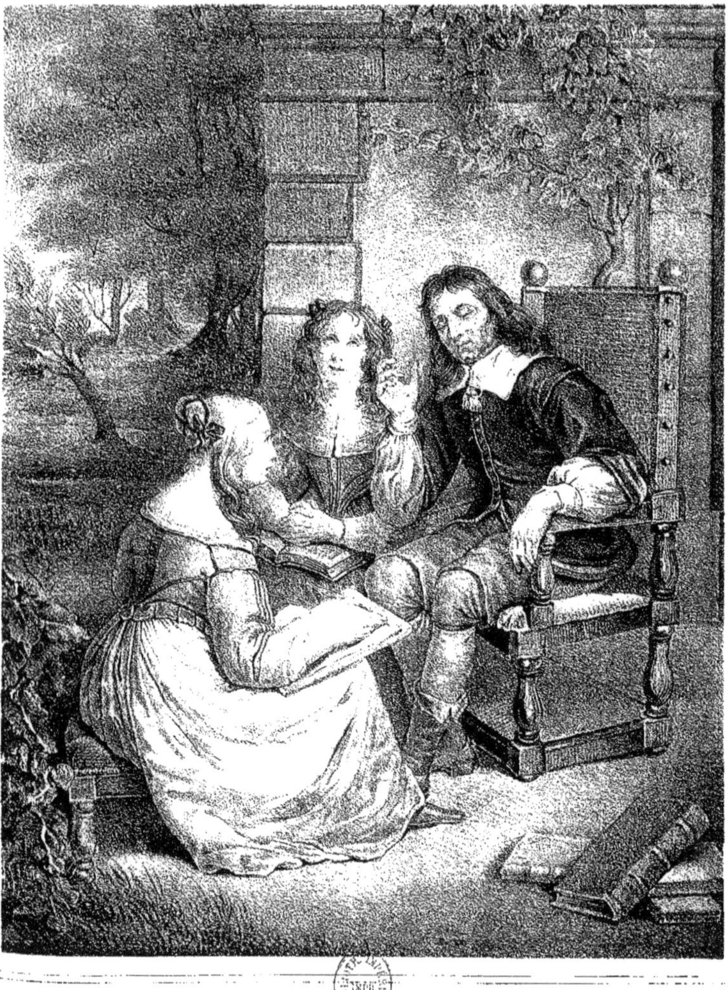

nerveux, l'irritabilité permanente du physique et du moral, donnent comme une existence toujours convulsive. Leurs forces agissantes ne cessent d'être en scène, et comme ils ne tiennent aucune ressource dynamique en réserve, la moindre secousse organique les épuise et les tue. Aussi, quand ils sont malades, faut-il être excessivement circonspect dans l'emploi des évacuations sanguines. La vie s'enfuit chez eux par tous les pores, ce serait en tarir la source que de lui ouvrir inconsidérément une issue artificielle. Chez ces individus, les penchans, les goûts, les habitudes, offrent les mêmes caractères que leur constitution physique. Quelle fréquence, quelle variété de sensations! c'est là qu'on peut avec fruit s'exercer dans l'art physiognomonique. L'espérance, la joie, l'enthousiasme, la colère, l'indignation, la jalousie, se peignent en traits de feu sur ces âmes ardentes qui ne voient toutes choses qu'à travers leur prisme d'exagération. Nous reviendrons sur ces qualités qui entrent comme élémens constitutifs d'un tempérament particulier, *le tempérament nerveux*, dont il va être question dans le paragraphe suivant.

2.

Que faut-il entendre par *tempérament?* On dit d'un homme qu'il est *sanguin*, d'un autre qu'il est *bilieux*: Faut-il admettre que chez l'un l'organe projecteur du sang, chez l'autre l'organe créateur de la bile jouissent d'une contexture physique et d'une énergie vitale relativement supérieures aux qualités analogues des autres organes? non sans doute: ces qualités sont du domaine de la *constitution*, et n'établissent point un *tempérament*. On ne peut pas dire, en effet, qu'à une poitrine vaste qui renferme de grands poumons, un cœur ferme et volumineux, et qui suppose, par cela même, une sanguification très-active, on ne peut pas dire qu'à une telle poitrine correspond nécessairement et exclusivement le tempérament sanguin; car que d'individus sanguins avec une poitrine étroite, que d'individus lymphatiques ou bilieux avec une poitrine très-ample. Le volume relatif de tel ou tel système d'organes n'est qu'une condition complétive d'un tempérament, mais il n'en est point l'élément essentiel. Ce qui caractérise, à proprement parler, le tempérament, c'est une proportion particulière et respective des solides, des fluides et des forces vitales, c'est une irritabilité spéciale ou une disposition de tous les organes, de tous les tissus à être plutôt affectés par un ordre d'agens que par un autre; de telle sorte que si la *constitution* représente le degré d'énergie des forces organiques, le *tempérament* en désigne le caractère propre et les diverses modifications.

Quoiqu'il y ait autant de tempéramens que d'individus, chaque homme différent de son semblable par quelques traits qu'il est facile de saisir, on voit pourtant que la nature a eu en mains quatre moules primitifs où ont été frappés les tempéramens principaux qui servent de type à tous les autres et qui sont le *sanguin*, le *bilieux*, le *lymphatique* et le *nerveux*.

Tempérament sanguin. Plutarque a tracé de main de maître, dans le portrait de Marc-Antoine, les linéamens distinctifs de cet état normal de l'organisme: explosion la plus violente de la fougue des sens à l'époque de la puberté; liaisons intimes avec les hommes les plus corrompus; prodigalités immenses en festins et en débauches; tiédeur et dégoût pour les jouissances pures de l'entendement, et asservissement aux passions les plus avilissantes ; barbe noire et épaisse, nez aquilin, front large, visage coloré, habitude du corps athlétique, attrait puissant pour la licence et le tumulte des camps, humeur joviale et pleine de jactance, valeur bouillante dans un jour de combat, mais inconstante mobilité et écarts fréquens de la carrière de l'ambition et de la gloire ; enfin, sacrifice éclatant et sans cesse renouvelé de la conquête du monde aux orgies de la voluptueuse Cléopâtre et à la dépravation des mœurs asiatiques.

L'homme sanguin a toutes ses fibres richement pourvues de fluide nutritif. Il y a chez lui, si l'on peut ainsi dire, exubérance de vie ; de là le bon état de ses organes, le teint fleuri du visage et les belles proportions du corps ; de là son imagination ardente, son amour pour les plaisirs des sens, l'impétuosité de toutes ses passions ; de là aussi la conscience de son bien-être qui lui vaut un caractère aimable et enjoué. Néanmoins si la constitution est faible, l'influence de celle-ci modère les effets du tempérament sanguin, lequel, pouvant encore s'allier à un ou à plusieurs des autres tempéramens, reçoit de cette mixtion des allures nouvelles, qui portent autant sur le moral de l'individu que sur ses habitudes physiques.

Tempérament bilieux. On ne peut méconnaître qu'un des principaux caractères de ce tempérament réside dans la prédominence relative du volume du foie, ou du moins dans la suractivité de ce viscère. La bile secrétée en plus grande abondance, active la sanguification, rend la nutrition plus facile et entretient le bon état des forces. Mais est-ce à dire que la tonicité, la raideur qu'ont tous les tissus chez les hommes bilieux dérivent essentiellement de l'influence de la bile ? n'en déplaise à la masse des physiologistes, mais nous serions aussi bien autorisés à prétendre que la grande activité du foie est une conséquence de l'excès de tonicité que le parenchyme hépatique partage avec tous les organes.

Ne vous attendez pas à retrouver ici, malgré l'activité de l'assimilation, ces formes douces et arrondies, ni cette souplesse des chairs, ni cette incarnation vermeille qui font des corps sanguins le type de la beauté humaine. Chez les bilieux la teinte dominante est un jaune foncé, les muscles sont fermes, nettement dessinés, les sensations profondes, énergiques, tenaces. Ce sont des hommes de ce tempérament, dit M. Richerand, qui, hardis dans la conception d'un projet, constans et infatigables dans son exécution, ont, à diverses époques, gouverné les destins du monde. Pleins de courage, d'audace et d'activité, tous se sont signalés par de grandes vertus ou par de grands crimes, ont été l'effroi ou

---

PLANCHE IV.

Une maison de fous. L'aliénation mentale est un état morbide du système nerveux. Cependant comme elle est la conséquence fréquente de l'exagération d'une idée ou d'une suite d'impressions morales, agréables ou pénibles, on retrouve assez ordinairement dans les traits de la manie le cachet des penchants naturels. Voyez ce maniaque armé de sa rapière et au regard farouche, cet autre revêtu des insignes de la royauté, ce troisième dans l'attitude de la méditation la plus sérieuse ; il y a là peut-être tout autant de romans du plus vif intérêt, toute la vie de ces organisations malheureuses trompées dans leurs espérances, dans leurs besoins moraux les plus impérieux. Or, comme aucune circonstance extérieure ou sociale, capable d'engendrer la dissimulation, n'est là pour tempérer la pantomime des affections de l'âme, il s'ensuit que les maniaques sont, en général, d'excellens modèles pour l'étude des passions humaines.

PLANCHES PHYSIOLOGIQUES.

Système de Lavater.

Pl. 4

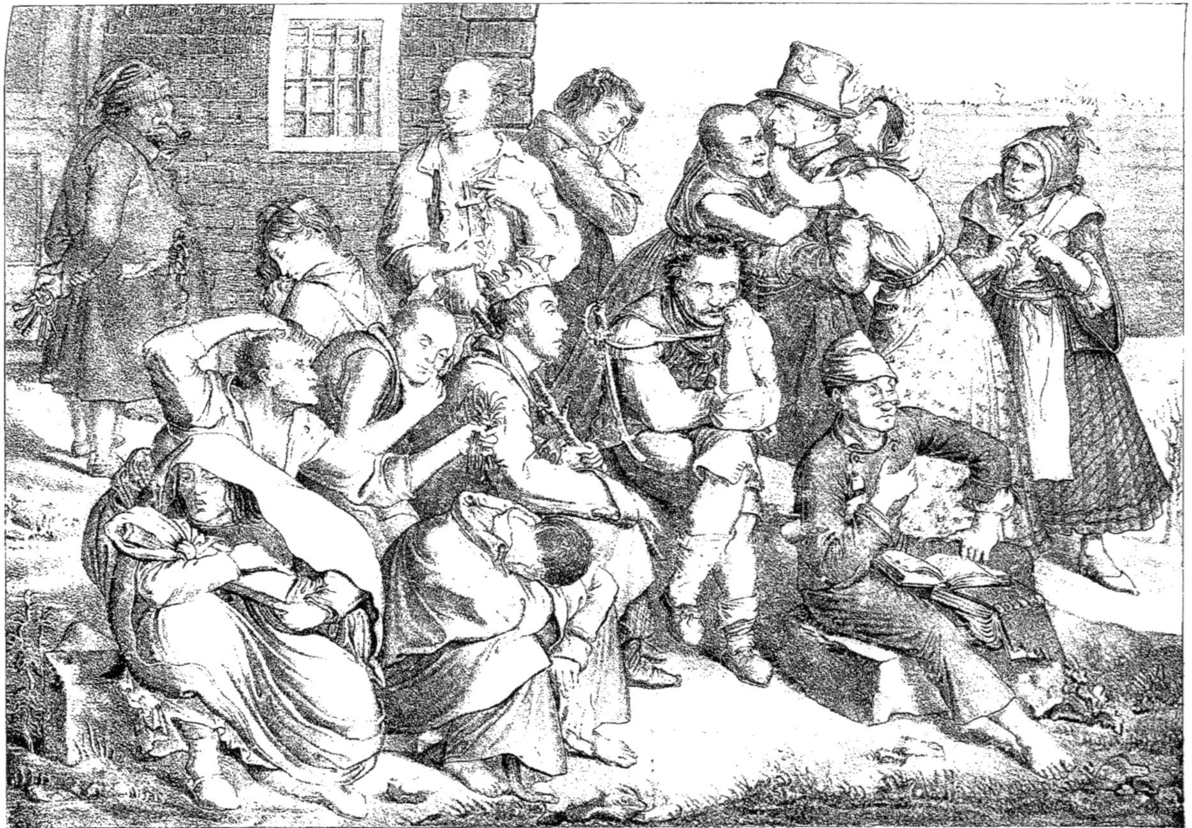

l'admiration de l'Univers : tels étaient Alexandre, Jules-César, Brutus, Mahomet, Charles XII, le czar Pierre, Cromwell, Sixte V, le cardinal Richelieu. Comme l'amour, chez les sanguins, l'ambition est, chez les bilieux, la passion dominante.

Les conditions caractéristiques de ce tempérament sont marquées d'une infinité de degrés, dont les deux extrêmes pourraient représenter des tempéramens spéciaux, tant leur opposition est frappante : d'un côté est le *bilieux doux ou modéré*, lequel s'allie assez ordinairement avec une certaine activité du système sanguin et offre alors l'harmonie la plus parfaite entre tous les organes, et le plus heureux assemblage des belles qualités morales. C'est ce tempérament, dit Cabanis, qui prédomine en France, depuis que les progrès de la civilisation ont adouci et définitivement fixé la nature de notre climat. D'autre part est le *bilieux exagéré* ou *atrabilaire*, premier degré de cet état morbide, connu sous le nom de *mélancolie* ou d'*hypochondrie*, et que l'auteur précité attribue à l'étroitesse de la région épigastrique et par suite à la langueur de la circulation. Deux caractères culminans de l'organisme atrabilaire sont l'excessive susceptibilité du système nerveux, et l'inertie des organes de la digestion. Il en résulte un état de malaise général et habituel qui, se joignant à une exaltation de la sensibilité, donne lieu à des idées sombres, lugubres, au penchant à la misanthropie, à la destruction, et constitue les caractères irascibles, acariâtres, jaloux, ombrageux et vindicatifs. L'histoire de tous les temps et de tous les pays est hérissée, à chaque pas, d'une célébrité qui n'a dû qu'à son tempérament atrabilaire d'avoir remué le monde par une grave conception et le plus ordinairement par l'atrocité de ses crimes.

Tempérament lymphatique. « Il est des hommes dont la complexion lâche et molle, la physionomie tranquille et presque insignifiante, les cheveux plats et sans couleur, les yeux ternes, les muscles faibles quoique volumineux, le corps chargé d'embonpoint, les mouvemens tardifs et mesurés, le pouls lent, petit, incertain, disparaissant sous le doigt, annoncent des dispositions physiques entièrement opposées à celles de tous les autres genres de tempéramens. Leurs sensations sont peu vives et peu profondes, leurs idées peu nombreuses et peu rapides, mais, par cette raison même, assez nettes ; leurs affections paisibles et douces, mais sans énergie. Ils mangent peu, digèrent lentement, dorment beaucoup, ne cherchent que le repos. Les travaux qui demandent l'activité, de la hardiesse, de la promptitude, de grands efforts, les effraient et les rebutent ; ils se plaisent et réussissent à ceux qui peuvent se faire à loisir et tranquillement, où l'attention et la patience tiennent lieu de tout. Leurs qualités morales répondent à leur constitution, à leurs habitudes physiques, à leurs penchans directs. Ils ont un esprit sage, un caractère sûr, une conduite modérée, des opinions et des goûts qui se plient facilement à ceux d'autrui. »

Tel est le tableau que Cabanis nous donne du tempérament lymphatique. On ne pourrait mieux choisir ses couleurs. Il est évident que la surabondance de la lymphe, en abreuvant toutes les molécules, relâche les tissus et prive les organes du ressort nécessaire pour que leurs fonctions s'exécutent avec énergie et activité. Tout le monde le sait, la graisse est mauvais conducteur de la sensibilité. Il en est de même du tissu cellulaire et des sucs lymphatiques qui, en ramollissant les solides, ralentissent la circulation sanguine, tempèrent la chaleur vitale, glacent l'imagination, ainsi que toutes les facultés de l'âme.

Tempérament nerveux. Une irritabilité excessive du physique et du moral est le caractère distinctif de ce tempérament particulier aux gens de lettres, aux poëtes, aux artistes et à toutes les femmes qui se nourrissent de lectures lascives ou se consument dans la mollesse et dans les plaisirs. On ne peut assurer que cette conflagration facile de la sensibilité dépende d'une prédominance de la pulpe encéphalique et nerveuse. Vous verrez cependant que tous les gens nerveux ont de très-petits muscles. A leur peau desséchée, incolore, à leurs joues creuses et à leurs membres effilés, vous reconnaîtrez aisément la langueur, l'inertie des fonctions assimilatrices. Il existe une telle antipathie entre l'activité musculaire et l'activité nerveuse, que l'une ne domine jamais qu'au grand préjudice de l'autre. Aussi dit-on avec raison que le sang et les muscles sont les modérateurs des nerfs.

Sous tous les rapports, vous trouverez une analogie manifeste entre le tempérament nerveux et le tempérament atrabilaire : mêmes caractères physiques, mêmes dispositions morales et intellectuelles. Seulement faut-il dire que ce dernier, ayant le centre phrénique ou le système nerveux abdominal plus particulièrement impressionnable, est, par le fait, plus enclin à l'hypochondrie que l'autre dont l'égale répartition de la surexcitabilité dans la masse entière du système nerveux, le rend tout aussi accessible aux passions gaies qu'aux affections tristes et mélancoliques.

Il est rare que les tempéramens se présentent dans cet état de simplicité et de netteté sous lequel nous venons de les envisager. Ils se multiplient au contraire autant que les individus eux-mêmes ; ils varient dans leur intensité ; ils se mélangent les uns avec les autres à différens degrés sur le même sujet ; ils sont modifiés par mille particularités dépendantes soit de la constitution, soit des circonstances externes dont le nombre est indéfini. C'est assez dire qu'on ne peut faire découler de l'analyse des tempéramens des préceptes sévères, irrécusables ou d'une application immédiate sur la nature des sentimens moraux et intellectuels.

PLANCHE V.

Le déluge. Comme le dit souvent Lavater, nous ne montrons ici qu'une caricature. Une copie de ce tableau sublime ne pouvait pas être autre chose, eussions-nous eu dans le crayon cent fois plus de finesse et de sentiment. Tout respire la terreur et la mort dans ce groupe que les eaux vengeresses s'apprêtent à dévorer. Sur le visage du sujet principal, il y a plus que des regrets et de l'effroi : une rage impuissante s'exhale de ses yeux effrayans, de ses traits qui grimacent, et de sa chevelure horrible. Vengeance, malédiction ! ! voilà peut-être ce que profère cette bouche si péniblement entr'ouverte. Ces bras qui se raidissent, ces pieds qui se cramponnent, ce torse vigoureux qui lutte vainement contre le double poids qui l'entraîne, tout souffre, tout blasphème : la mort est d'un aspect peut-être moins hideux, dans son état de dessèchement et de dégradation.

Quelle expression dans la figure de l'enfant qui se débat sur le sein de sa mère ! On voit bien qu'il n'a d'autre souffrance que celle de la privation d'un lait dont la mort a tari la source.

Dans l'attitude du vieillard vous trouvez le laisser - aller d'une organisation épuisée et d'une sensibilité éteinte. Si l'on avait à se prononcer sur la passion qui le domine, peut-être pourrait-on, à bon droit, signaler l'avarice.

Système de Lavater. PL.5.

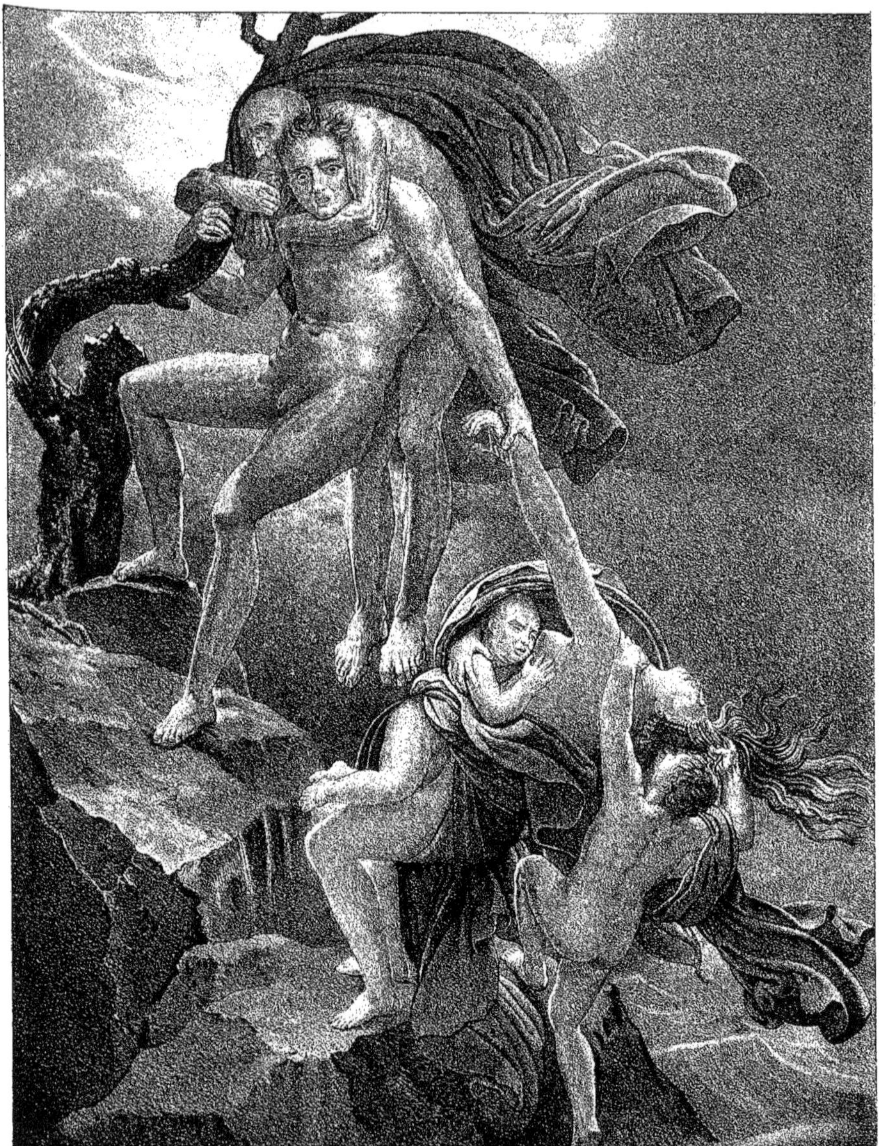

Lith. de Lemercier Paris

Nous n'avons donc offert jusqu'ici que des généralités sur la science physiognomonique. Dans les considérations qui vont suivre, au contraire, nous toucherons presque aux individualités, nous tracerons les caractères qui se lient directement à tel ou tel état de l'esprit et de l'âme; en un mot, nous ferons raisonner chaque son du clavier par la pression de sa touche correspondante.

3.

De tous les caractères révélateurs des inclinations morales, l'*attitude*, la *pose* ou le *maintien* du corps est sans contredit un des moins équivoques et des plus faciles à saisir. Quand on voit une tête immobile, une bouche béante, des yeux éteints, des bras pendans, des mains tournées en arrière et en dehors, il n'y a pas à s'y méprendre, c'est la stupidité, l'idiotisme le plus complet. L'attitude d'un homme réfléchi ne saurait adopter une tournure si grotesque. Il y a toujours l'accord le plus parfait entre les sentimens internes et la pose du corps. « Je n'attendrai jamais, dit Lavater, une humeur douce et tranquille d'un homme qui s'agite sans cesse avec violence, et je ne craindrai ni emportement ni excès de quelqu'un dont le maintien est toujours sage et posé. Je doute aussi, ajoute-t-il, qu'avec une démarche alerte on puisse être lent ou paresseux, et celui qui se traîne nonchalemment, à pas comptés, n'annonce guère cet esprit d'activité qui ne craint ni dangers ni obstacles. » Il n'est pas jusqu'aux attitudes de l'inaction la plus complète qui ne trahissent le mode d'être des dispositions intérieures. Autre chose, en effet, est le repos de l'idiot, qui, jeté sur sa chaise sans motif arrêté, est comme un être mort séparé de toute la nature; autre chose le repos du penseur profond, qui n'est là, de relais, que pour retremper les ressorts de son imagination épuisée.

Divers états de l'âme ont pour leur manifestation des poses corporelles tellement caractéristiques, qu'on ne peut se tromper ni sur leur nature ni sur le degré de leur intensité. Telles sont l'arrogance, l'effroi, la prière, la surprise et autres. A la poitrine qui s'élève par grandes secousses, aux bras tendus, aux poings serrés, aux yeux fixes, étincelans, vous reconnaîtrez la colère, la rage qui va éclater; et vous distinguerez toujours une attitude noble, décente, modeste, capable d'inspirer la confiance, de l'attitude d'un homme fat, prétentieux, insipide, dénué de toute espèce de mérite; celle d'un homme fortement préocupé d'une idée utile, de celle d'un viveur qui ne rêve que plaisirs et débauches.

Dans la société, rien n'est plus diversifié que les empreintes que chaque organisation reçoit des habitudes qui règlent son existence. On reconnaît l'homme de lettres, le magistrat, le militaire, le noble, le roturier, non-seulement à la différence du costume, mais encore à certaines manières du corps, à un certain air de profession ou de position sociale beaucoup plus significatif que toute espèce de livrée.

4.

Il s'offre dans l'économie animale deux centres nerveux bien distincts, d'où découlent deux ordres spéciaux de phénomènes : l'un est l'organe encéphalique, siége de la vie extérieure ou de relation, dont les actes sont sous la dépendance de la volonté ; l'autre est le nerf grand sympathique ou trisplanchnique, lequel préside à la vie intérieure, organique ou viscérale. La volonté n'a point de prise sur les actes de cette dernière vie, dont l'objet est le replâtrage moléculaire des organes.

Toutefois, malgré la séparation de leur siége, malgré la spécialité de leurs attributions, ces deux systèmes communiquent matériellement entr'eux, et les impressions que l'un perçoit retentissent dans l'autre avec plus ou moins d'énergie. Voilà pourquoi l'homme a beau stimuler sa volonté pour donner quelquefois le change sur les sentimens qui l'agitent, il ne peut échapper à l'œil observateur du physionomiste. Outre que, dans certains momens d'oubli, il laisse à découvert une portion de son secret, il est encore nécessairement trahi dans tous les cas par quelques phénomènes très-significatifs de la vie organique, et surtout par le trouble de la respiration et de la circulation sanguine. Qui ne sait, en effet, que la rougeur ou la pâleur du visage dans la honte ou l'effroi, les tremblemens convulsifs des membres dans la colère, et, dans une douleur profonde, l'écoulement des larmes, les sanglots, l'oppression, etc., sont des signes expressifs contre lesquels tombe, impuissant, tout ordre de la volonté ?

Malgré leur multiplicité, les mouvemens physiognomoniques du corps se rangent tous dans trois seules catégories : mouvemens *convulsifs*, mouvemens *concentrés*, mouvemens *expansifs*.

Aux premiers de ces mouvemens se rapportent les passions dites *convulsives*, la crainte, la terreur, le désespoir, la fureur érotique, la colère, la haine, la douleur. Les secousses que ces passions impriment au système musculaire sont quelquefois si

---

PLANCHE VI.

Premier tableau. *L'arrogance et la timidité.* L'homme qui sent son infériorité, sa dépendance à l'égard d'un autre homme, et qui est dominé par la crainte d'un châtiment quelconque, cherche à devenir petit ; son corps s'affaiblit, ses extrémités se rapprochent ; il incline la tête et il ferme les yeux comme pour implorer sa grâce, ou pour se soustraire aux regards qui le menacent. Cet excès de timidité part d'un bon naturel ; mais il décèle aussi une dégradation de l'âme.

Si différente que soit l'allure de l'arrogance, elle n'en a pas plus de dignité. Tout homme qui mésuse des avantages de sa naissance, en humiliant son semblable, qui se rengorge parce qu'il est bien nourri et qui affecte des airs de prétention et d'autorité envers qui ne peut point lui répondre, cet homme est sous l'empire de sa vie animale ; sa moralité est mauvaise et son intelligence à peu près nulle.

Second tableau. *La prière, le désir de la liberté, la fatuité.*

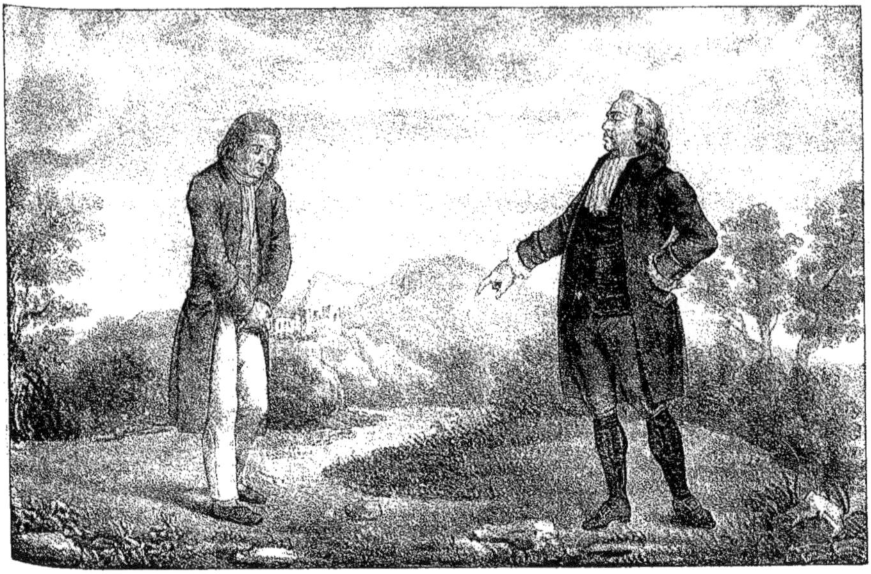

PLANCHES PHYSIOLOGIQUES.

Système de Lavater.

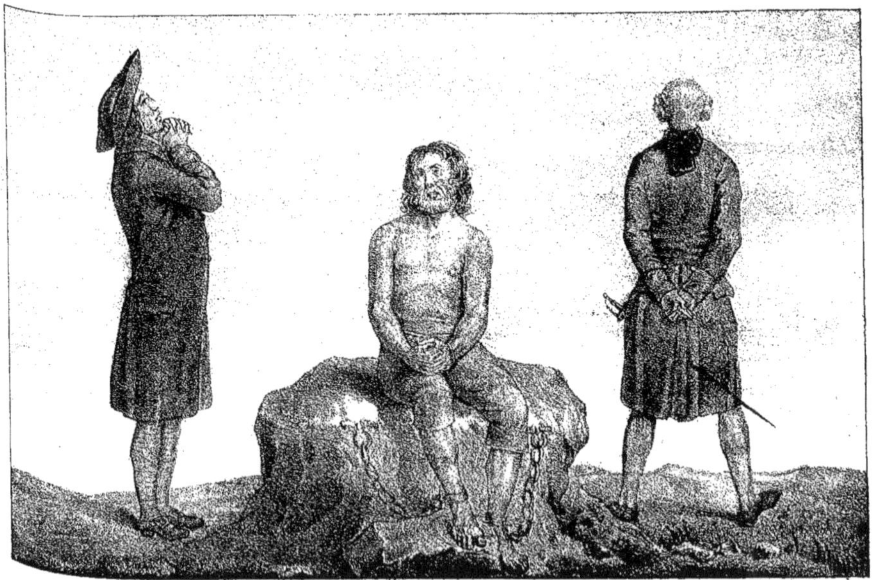

Lith. J. Lemercier Paris

violentes, qu'on dirait des attaques spasmodiques ou des accès de frénésie. Le trouble de la circulation et de la respiration n'y est pas moins intense. La pâleur ou la lividité de la face, les sanglots, l'angoisse, la suffocation y sont parfois les signes précurseurs de l'asphyxie et de la mort. Inutile de dire que ces passions ne peuvent être maîtrisées par la volonté, et qu'il ne faut rien moins qu'une éducation forte pour les modérer quelque peu.

Les mouvemens *concentrés* réfléchissent les passions dites *oppressives*, et ils se manifestent primitivement dans les organes de la région épigastrique. Le chagrin, l'envie, le repentir, la jalousie, la dissimulation, la timidité agissent par constriction sur la base de la poitrine. Les orifices du cœur se resserrent, le cours du sang se ralentit, la respiration devient pénible, suffoquante, et, par suite de ce trouble profond, le visage se crispe, se décolore, et un froid glacial pénètre tous les membres. Dire que ces passions ébranlent violemment le système nerveux trisplanchnique, c'est déclarer que les principaux phénomènes qui en émanent sont nécessairement involontaires.

Enfin les mouvemens du troisième ordre appartiennent aux passions *expansives*, parmi lesquelles on compte l'espérance, l'amour, la clémence, la dévotion, la joie, l'ambition généreuse et toutes ces affections pures de l'âme qui nous attachent à la vie, parce qu'elles en sont le plus bel ornement. L'effet le plus manifeste de ces doux sentimens, c'est la dilatation de la généralité des organes. « La joie, disait Descartes, rend la couleur plus vive et plus vermeille, parce qu'en ouvrant les écluses du cœur, elle fait que le sang coule plus vite en toutes les veines, et que, devenant plus chaud et plus subtil, il enfle médiocrement toutes les parties du visage. » En effet, c'est le propre des passions expansives de donner à la face un coloris brillant, du moelleux à tous ses contours, et de lui imprimer une sérénité qui dénote et le contentement de l'âme et l'état de bien-être des diverses parties du corps.

5.

On lit dans les Éloges des Savans : « Un étranger, qui se nommait *Kubisse*, passant dans une salle chez M. *de Langes*, fut tellement frappé à la vue d'un portrait qui y était avec plusieurs autres, qu'il oublia de nous suivre, et s'arrêta à considérer ce tableau. Environ un quart d'heure après, ne voyant pas venir M. Kubisse, nous fûmes à lui et le trouvâmes les yeux encore fixés sur le portrait. — Que pensez-vous de ce portrait? lui dit M. de Langes, n'est-ce pas celui d'une belle femme? — Oui, répondit M. Kubisse; mais si ce portrait est bien ressemblant, la personne qu'il représente a l'âme la plus noire : ce doit être une méchante diablesse. — C'était le portrait de *la Brinvilliers*, célèbre empoisonneuse, presque aussi connue par sa beauté que par ses forfaits qui l'ont conduite sur le bûcher. »

Lavater, à la première vue d'un seigneur Suédois qui lui faisait visite, distingue en lui des traits qui pronostiquent un meurtrier. Il cherche à se défendre contre cette impression que ne justifient ni les manières polies de ce personnage, ni l'ensemble de sa physionomie, en apparence douce et bienveillante. Mais peu de temps après, il apprend que cet homme avait été un des assassins de Gustave III.

Dans une autre circonstance (et il nous serait facile de multiplier les exemples de ces vrais tours de force en fait de prévisions), Lavater offrit à Mercier, auteur du Tableau de Paris, une éclatante preuve de sa sagacité physiognomonique. M. Lavater, j'arrive il y a à peine quelques instans.... regardez-moi bien ; j'ai fait le voyage de Paris à Zurich pour vous voir, pour livrer ma figure à vos observations.... Devinez qui je suis. — Je vous ai déjà regardé avec beaucoup d'attention. Plusieurs traits vous caractérisent.... D'abord vous écrivez.... vous vous livrez peut-être, par profession, aux travaux littéraires. Oui vous êtes sûrement homme de lettres. — Il est vrai, mais dans quel genre ? — Je ne sais ; cependant il me semble que vous êtes philosophe, que vous saisissez les ridicules, que vous avez du courage, de l'originalité, beaucoup de trait dans l'esprit ; que vous pourriez bien être l'auteur du Tableau de Paris, dont je viens de finir la lecture.

Il est donc véritablement possible de découvrir, au seul aspect de la physionomie, les penchans les plus déliés, les plus secrets du cœur humain, et les dispositions intellectuelles les plus délicates ? à cet effet, il faut avoir un bien grand usage du monde et beaucoup de perspicacité, posséder une masse d'observations faites du point de vue de la physiognomonie, et épurées par une raison froide et sévère ; enfin, et pardessus tout, il faut connaître à fond les rapports que les diverses modifications de la tête entretiennent avec les sentimens moraux.

Du crâne. Nous ne dirons qu'un mot des signes qui se déduisent de la conformation du crâne, nous réservant de développer largement, dans l'analyse du système de Gall, tout ce qui se rapporte à cette intéressante portion de la tête.

Le crâne humain est bien proportionné lorsqu'il est aplati des deux côtés et qu'il s'élève en bosse au front et à l'occiput. Si le renflement frontal l'emporte sur celui de l'occiput, alors l'intelligence et toutes les facultés qui en dépendent, la raison, la bonté, la justice, etc., prédominent sur les besoins physiques, sur les penchans grossiers. Le contraire a lieu si à un occiput très-développé correspond un front bas et écrasé. Une trop grosse tête est l'indice de la stupidité ; trop petite elle dénote l'ineptie.

De la face. La face doit être examinée dans son ensemble et dans les diverses parties qui la constituent, les ***sourcils***, les ***yeux***, le ***nez***, les ***joues***, la ***bouche*** et le ***menton***.

Dans son ensemble, la face humaine est généralement ovale. Lorsque sa hauteur l'emporte d'un tiers sur sa largeur, elle dévoile de belles qualités tant de l'esprit que du cœur. Si sa largeur est trop considérable, et si le nez fait peu de saillie, entre deux

---

PLANCHE VII.

Les Tempéramens. Fig. 1. tempérament bilieux. — *Fig.* 2. t. sanguin. — *Fig.* 3. t. lymphatique. — *Fig.* 4. t. nerveux. — *Fig.* 5. force musculaire.

[illegible] PHYSIOLOGIQUES,

Système de Lavater.

Pl. 7.

Fig. 1.

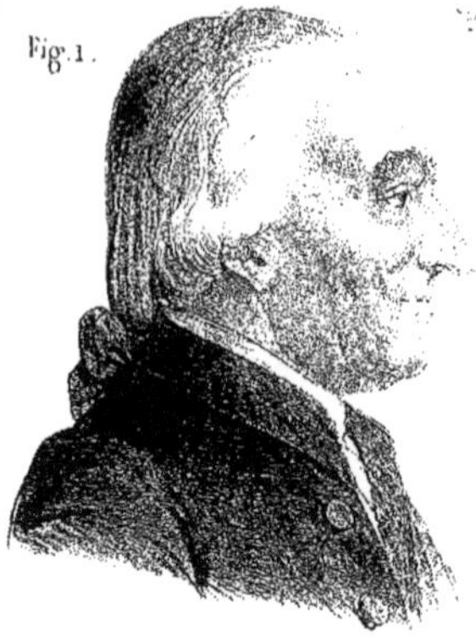

Fig. 2

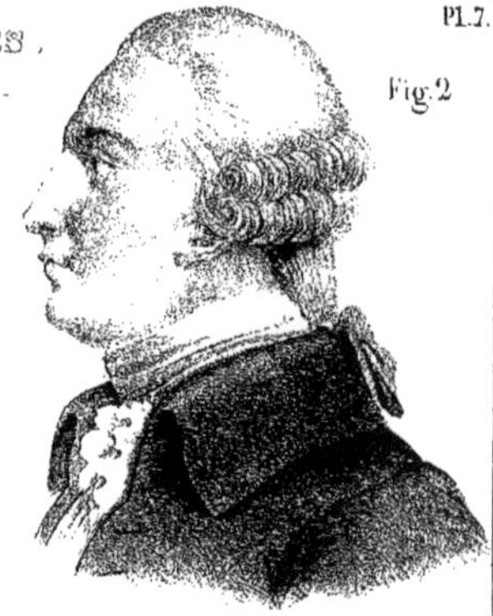

Fig. 3.

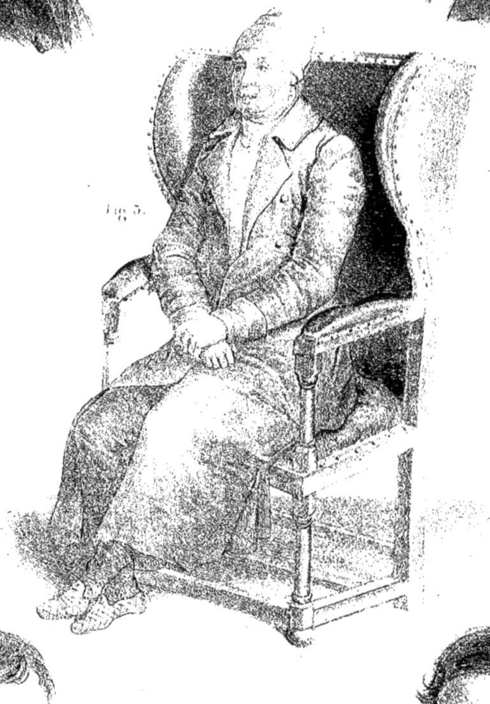

Fig. 4

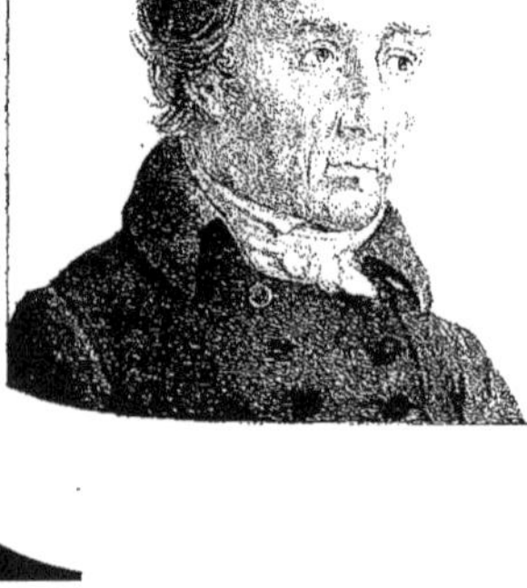

Fig. 5.

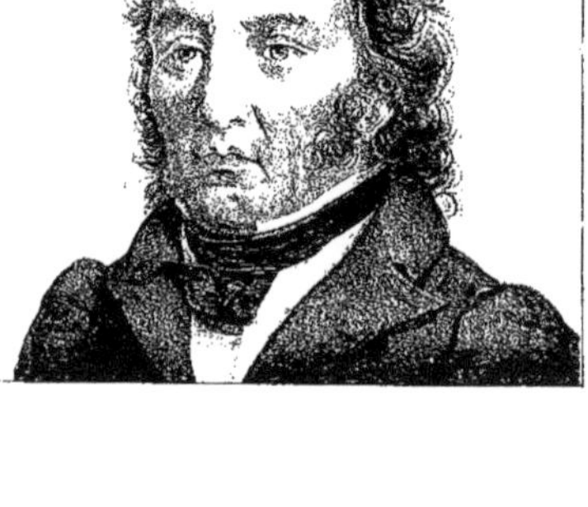

pommettes très-volumineuses, l'esprit se montre lourd, grossier et borné, le caractère opiniâtre. Un visage arrondi, des contours légers et coulans sont opposés à l'énergie et à l'élévation des sentimens. Un visage aplati dénote assez souvent le fanatisme.

« Tout visage est stupide dont la partie inférieure, à compter du nez, se divise en deux parties égales, par la ligne centrale de la bouche. — La nature a posé le cachet de la bêtise sur le visage dont le front, mesuré sur la surface avec souplesse, se trouve plus court que le nez, mesuré de même, depuis l'extrémité du front, quand même la mesure prise perpendiculairement se trouverait égale. — C'est un visage stupide que celui où l'espace, depuis l'angle de l'œil jusqu'au milieu de l'aile du nez, se trouve plus court que l'espace qui s'étend de ce milieu de l'aile du nez au coin de la bouche. — C'est encore un indice de stupidité que des yeux distans l'un de l'autre de plus de la largeur d'un œil. » (Lavater.)

Des sourcils. On accorde généralement des sourcils souples et doucement arqués aux personnes d'un caractère doux, prévenant et modeste. On remarque, au contraire, chez les gens irascibles, intraitables, des sourcils très-épais, rudes et hérissés. L'épaisseur des sourcils, quand elle coïncide avec leur applatissement et avec la direction droite et parallèle de leurs poils, dénote une raison froide, un jugement sain et vigoureux.

« Lorsque la forme des sourcils est moitié horizontale, moitié courbée, la force de l'esprit se trouve réunie à une bonté ingénue. — Jamais je n'ai vu un penseur profond, ni même un homme ferme et judicieux, avec des sourcils minces, placés fort haut, partageant le front en deux parties égales. — Les sourcils minces sont une marque infaillible de flegme et de faiblesse. Ce n'est pas qu'un homme colère et très-énergique ne puisse avoir des sourcils clairs, mais leur modicité diminue toujours la force et la vivacité du caractère. — Anguleux et entrecoupés, ils dénotent l'activité d'un esprit productif. — Plus ils s'approchent des yeux, et plus le caractère est sérieux, profond et solide. — Une grande distance de l'un à l'autre annonce une conception aisée, une âme calme et tranquille. » (Lavater.)

Des yeux. Quoi de plus expressif que la physiognomonie des yeux! Les mouvemens qu'ils exécutent, les traits de lumière qu'ils dardent, leur forme, leur situation, leur couleur, tout donne à ces organes un rang de supériorité dans la mimique des sentimens moraux.

« Les yeux bleus annoncent de la faiblesse, un caractère plus mou, plus efféminé que ne font les yeux bruns ou noirs. Ce n'est pas qu'il n'y ait des gens très-énergiques avec des yeux bleus; mais, sur la totalité, les yeux bruns sont l'indice plus ordinaire d'un esprit mâle, vigoureux et profond.

» Les gens colères ont les yeux de différentes couleurs, rarement bleus, plus souvent bruns ou verdâtres. Les yeux de cette dernière espèce sont, en quelque sorte, un signe distinctif de la vivacité et du courage. On voit rarement des yeux d'un bleu clair à des personnes colères, et presque jamais à des mélancoliques. Cette couleur semble s'attacher plus particulièrement aux phlegmatiques, qui conservent encore un fond d'activité.

» Quand le bord ou la dernière ligne circulaire de la paupière d'en haut décrit un plein cintre, c'est la marque d'un bon naturel et de beaucoup de délicatesse; quelquefois aussi d'un caractère timide, féminin ou enfantin.

» Lorsque la paupière se dessine presque horizontalement sur l'œil, et coupe diamétralement la prunelle, je m'attends ordinairement à un homme très-fin, très-adroit, très-rusé; mais il n'est pas dit pour cela que cette forme détruise la droiture du cœur.

» Des yeux larges, où il paraît beaucoup de blanc au-dessous de la prunelle, sont communs au tempérament flegmatique et au tampérament sanguin. Mais dans la comparaison ils sont aisés à distinguer : les uns, en effet, sont faibles, battus et vaguement dessinés; les autres sont pleins de feu, fortement prononcés et moins échancrés, ils ont des paupières plus égales, plus courtes, mais en même temps moins charnues.

» Des paupières reculées et fort échancrées annoncent, la plupart du temps, une humeur colérique; on y reconnaît aussi l'artiste et l'homme de goût. Elles sont rares chez les femmes, et tout au plus réservées à celles qui se distinguent par une force d'esprit ou de jugement extraordinaire. » (Lavater.)

Du nez. « Un beau nez ne s'associe jamais avec un visage difforme. On peut être laid et avoir de beaux yeux; mais un nez régulier exige nécessairement une heureuse analogie dans les autres traits du visage. On voit mille beaux yeux contre un seul nez parfaitement beau; et là où il se trouve, il suppose toujours un caractère excellent, distingué.

» Pour qu'un nez soit parfaitement beau, il faut que sa longueur égale celle du front; qu'il offre une légère cavité près de sa racine; que le dos en soit large, surtout vers le milieu, et à bords presque parallèles; que le bout ne soit ni dur ni charnu, ni trop pointu, ni trop large; que les ailes se dessinent distinctement, et que les narines se retrécissent insensiblement; et que le bas du nez, dans le profil, n'ait que le tiers de sa longueur.

» Un nez qui rassemble toutes ces perfections, exprime tout ce qui peut s'exprimer. Cependant nombre de gens du plus grand mérite ont le nez difforme; on en voit de très-honnêtes, très-généreux, tres-judicieux, avec un petit nez échancré en profil, quoique d'ailleurs heureusement organisé. Les nez qui se courbent en haut de la racine conviennent à des caractères impétueux, appelés à commander, à opérer de grandes choses, fermes dans leurs projets et ardens à les poursuivre. Socrate, Boerhaave, Lairesse avaient le nez fort laid, et n'en étaient pas moins de grands hommes; mais le fond de leur caractère était une humeur douce et patiente.

» La narine petite est le signe certain d'un esprit timide, incapable de hasarder la moindre entreprise. Lorsque les ailes du nez sont bien dégagées, bien mobiles, elles dénotent une grande délicatesse de sentiment qui peut aisément dégénérer en sensualité ou volupté. » (Lavater.)

Des joues. « Des joues charnues indiquent en général l'humidité du tempérament et un appétit sensuel : maigres et retrécies, elles sont l'indice de la sécheresse des humeurs, et de la privation des jouissances. D'ailleurs le chagrin creuse les joues; la rudesse et la bêtise leur impriment des sillons grossiers. La sagesse, l'expérience et la finesse d'esprit les entrecoupent de traits légers et gracieusement ondulés.

» Certains enfoncemens triangulaires qui se remarquent quelquefois dans les joues, sont les signes infaillibles de l'envie ou de la jalousie naturelle. Une joue, au contraire, naturellement gracieuse, agitée par un doux tressaillement qui la relève vers les yeux, est le garant d'un cœur sensible, généreux, incapable de la moindre bassesse.

» Ne vous fiez pas trop à un homme qui ne sourit jamais agréablement; la grâce du sourire est le véritable baromètre de la bonté du cœur et de la noblesse du caractère.» (Lavater.)

De la bouche et des lèvres. « On remarque un parfait rapport entre les lèvres et le caractère. Qu'elles soient fermes, qu'elles soient molles et mobiles, le caractère est toujours d'une trempe analogue.

» De grosses lèvres bien prononcées et bien proportionnées, qui présentent des deux côtés la ligne du milieu également bien serpentée, et facile à reproduire au dessin, de telles lèvres sont incompatibles avec la bassesse; elles répugnent aussi à la fausseté et à la méchanceté : tout au plus on pourra leur reprocher quelquefois un peu de penchant à la volupté.

» Une bouche resserrée, dont la fente court en ligne droite, et où le bord des lèvres ne paraît pas, est l'indice certain du sang-froid, d'un esprit appliqué, ami de l'ordre, de l'exactitude et de la propreté. Si elle remonte en même temps aux deux extrémités, elle suppose un fond d'affection, de prétention et de vanité; peut-être aussi un peu de malice, le résultat ordinaire de la frivolité.

» Des lèvres charnues ont toujours à combattre la sensualité et la paresse.

» Une lèvre de dessus qui déborde un peu est la marque distinctive de la bonté; non que je refuse absolument cette qualité à la lèvre d'en bas qui avance, mais dans ce cas je m'attends plutôt à une froide et sincère bonhomie, qu'au sentiment d'une vive tendresse.

» Une lèvre inférieure qui se creuse au milieu, n'appartient qu'aux esprits enjoués. Regardez attentivement un homme gai, dans le moment où il va produire une saillie, le centre de sa lèvre ne manquera jamais de se baisser et de se creuser un peu.

» Une bouche bien close annonce le courage, et, dans les occasions où il s'agit d'en faire preuve, les personnes même qui ont l'habitude de tenir la bouche ouverte, la ferment ordinairement. Une bouche béante est plaintive, une bouche fermée souffre avec patience. » (Lavater.)

Du menton. « Une longue expérience m'a prouvé qu'un menton avancé annonce toujours quelque chose de positif; au lieu que la signification du menton reculé est toujours négative.

» Un menton pointu passe ordinairement pour le signe de la ruse : cependant j'ai reconnu cette forme aux personnes les plus honnêtes; chez elles la ruse n'était qu'une bonté raffinée.

» Un menton mou, charnu et à double étage est, la plupart du temps, la marque et l'effet de la sensualité. Les mentons angulaires ne se voient guère qu'à des gens sensés, fermes et bienveillans. Les mentons plats supposent la froideur et la sécheresse du tempérament. Les petits caractérisent la timidité. Les ronds, avec la fossette, peuvent être regardés comme le gage de la bonté. » (Lavater.)

6.

Il ne suffit pas à qui veut approfondir en détail le langage physiognomonique, d'apprécier la coupe, la configuration, les contours des diverses parties du visage. Il lui importe encore de remonter sinon à l'origine de ces empreintes, laquelle est insaisissable, du moins à une cause modificatrice très-puissante, à l'action des muscles dont les frémissemens constituent le jeu de la physionomie, changent ou altèrent profondément toutes les parties qui se prêtent à leurs adhérences.

Les muscles du visage ont une spécialité de fonctions qui leur donne une haute importance. La nature en les établissant au seuil du sanctuaire de l'intelligence, semble n'avoir songé qu'à les faire servir de miroirs réflecteurs de la vie morale. Ils ne sont point, comme les autres muscles de l'organisme, séparés de la peau par une aponévrose, ils se lient, au contraire, d'une manière intime à cette enveloppe qu'ils plissent et qu'ils froncent dans leurs contractions, et sur laquelle ils laissent une empreinte plus ou moins nette et durable des agitations qu'ils reçoivent de la part des sentimens internes. Cependant ils ne concourent pas tous d'une même manière, ni avec une égale énergie à cette éloquente expression. Il en est parmi eux qui paraissent exclusivement appelés à ouvrir la scène d'une fonction tout animale, la digestion : ce sont les temporaux, les masséters et les buccinateurs, dont l'action se concentre sur la mâchoire inférieure pour opérer la division, le broiement des substances alimentaires. Eh bien ! ces mêmes muscles sont loin d'être étrangers à toute manifestation intellectuelle et morale. Très-volumineux et placés sur les côtés du visage, ils communiquent à celui-ci, quand ils se développent outre mesure, quelque chose de dur et de sauvage ; ils présagent alors un penchant à la sensualité, ou des inclinations brutales et sauvages. Ne serait-ce pas à ce signe que Lavater aurait reconnu le meurtrier de Gustave III ? On sait encore que dans les passions sombres, dans la colère, dans la rage les temporaux et les masséters se contractent avec la plus grande énergie ; ils impriment alors à la physionomie un trait caractéristique qui n'est pas loin d'être effrayant.

PLANCHE VIII.

Napoléon. Nous n'essayerons pas de rattacher la capacité intellectuelle et morale du grand homme aux linéamens de sa physionomie. La nature a de ces mystères qu'il n'est donné à aucune perspicacité de pénétrer ; et si nous offrons le portrait de Napoléon, c'est dans l'intention de faire voir que la physiognomonie a des bornes en dehors desquelles il existe encore des individualités humaines qu'elle ne peut atteindre.

Assurément il n'est pas une seule partie de cette tête si admirablement modelée, qui ne proclame et la profondeur du génie et l'inflexibilité du caractère. Mais qu'il y a loin d'une si simple indication à cette supériorité prodigieuse appelée à personnifier la plus grande époque de l'humanité, et à promener dans l'Europe les institutions civilisatrices, en contraignant les grands du monde à se prosterner devant elle !

[illegible] PHYSIOLOGIQUES.

Système de Lavater. Pl VIII

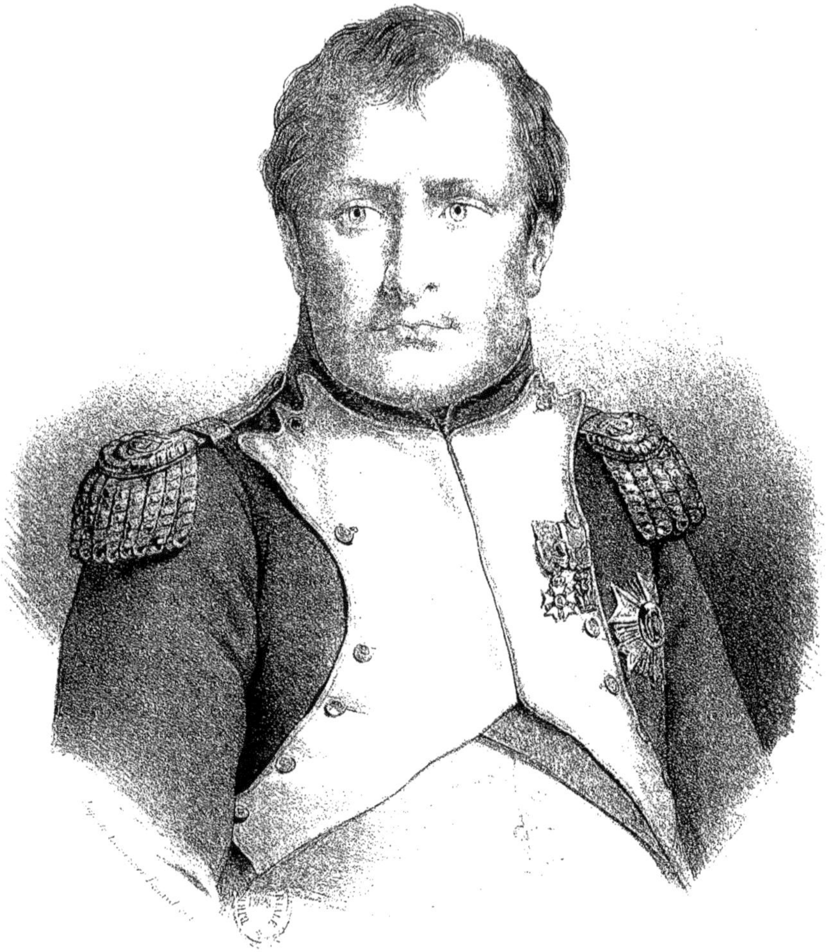

Quant aux autres muscles de la face, ils sont tous au service exclusif de la vie de relation, à l'exception pourtant de l'orbiculaire des lèvres, lequel remplit un rôle dans le premier temps du travail digestif.

Nous pourrions, comme nous l'avons fait pour les mouvemens physiognomoniques du corps, diviser ici les mouvemens de la face, en convulsifs, concentrés et oppressifs, et les analyser du point de vue de cette distinction. Mais, pour plus de simplicité, nous adopterons, dans cet examen, le classement choisi plus haut pour la description des muscles peauciers ou expressifs, et nous indiquerons successivement les mouvemens du front, ceux des paupières, du nez, des lèvres et des yeux.

Mouvemens du front et des paupières. Quatre muscles sont appelés à communiquer au front et aux paupières des frémissemens et des ondulations, dont le principal objet est l'expression de la tristesse de l'âme. Ce sont le frontal et son accessoire le pyramidal du nez, le sourcilier, l'orbiculaire des paupières. Supposez tous ces muscles dans un état de contraction forcée, et toute la cohorte des passions oppressives et convulsives, la haine, la terreur, le remords, l'envie, la jalousie, tout ce qu'il y a dans l'âme de plus sombre, de plus mélancolique, viendra se peindre à la partie supérieure du visage. Ces mille rides qui incisent transversalement le front, c'est le muscle frontal qui les trace, et celles qui s'échappent en rayons divergens, de l'angle externe de l'œil, c'est l'orbiculaire qui les produit en ramenant vers l'œil une partie de la peau du front et des joues. L'envie et la colère n'ont pas de signe plus caractéristique que le froncement avec tuméfaction de la partie supérieure du nez où siége le muscle pyramidal; et la douleur physique, la noire hypochondrie n'ont pas d'expression plus constante, ni plus énergique que le gonflement, les bosselures du sourcil et son inclinaison vers le globe de l'œil, phénomènes déterminés par la contraction du muscle sourcilier.

Il existe à la région qui nous occupe, un cinquième muscle qui a ceci de remarquable : c'est que son éloquence réside particulièrement dans son état de flaccidité. Ce muscle est le releveur de la paupière supérieure. Il est antagoniste de l'orbiculaire; mais quand il se relâche, il laisse la paupière s'abaisser sur le globe de l'œil, ce qui exprime la modestie, la pudeur, la langueur, voir même la coquetterie.

Mouvemens du nez. Quoique bien moins appréciable que celle de toutes les autres parties du visage, la mobilité du nez ne peut être révoquée en doute. Nous venons de voir le muscle pyramidal qui en fronce sensiblement la face dorsale; viennent ensuite le transverse, le releveur commun de l'aile du nez et de la lèvre supérieure, et l'abaisseur de l'aile du nez, dont l'action est assez puissante pour imprimer à cet organe des modifications qui n'échappent point à l'œil exercé du physionomiste. Le transverse et le releveur commun élèvent l'aile du nez et la dilatent. On sait que ce mouvement est particulier à l'orgueil, au contentement, à la volupté. Il est donc du domaine des passions expansives, et il coïncide presque toujours avec la contraction des zygomatiques. Quant à l'abaisseur ou myrtiforme, il est l'antagoniste des précédens, il abaisse et resserre la narine, et il agit dans la douleur, dans la contrainte; il exprime la timidité et la froideur.

Muscles des lèvres. Quand même on ne saurait pas, *à priori*, tout ce que possèdent d'éloquence ces deux voiles mobiles qui forment la paroi buccale antérieure, on le devinerait sans peine à ne voir que la multiplicité des muscles qui s'y donnent comme rendezvous. Les trois modes primitifs d'affections morales, convulsion, oppression et expansion, trouvent là des représentans énergiques qui peuvent, dans cette spécialité, tenir lieu à eux seuls de tous les autres agens de la physionomie. Il y a d'abord l'orbiculaire des lèvres, auquel est dévolue l'occlusion de la bouche. Ces lignes verticales et serrées qui sillonnent les lèvres, lorsque l'âme est flétrie par des chagrins profonds et persévérans, ces rides sont le résultat de la contraction permanente du muscle orbiculaire. Il y a ensuite le releveur commun du nez et de la lèvre supérieure, le releveur propre, le canin, le zygomatique, tous au service des passions expansives. Haller attribuait à un écartement entre le grand et le petit zygomatique, la fossette qui se remarque sur les joues de certaines personnes dans le sourire. Cette fossette gracieuse est d'autant mieux prononcée que les zygomatiques destinés à relever l'angle des lèvres, dans le rire, se contractent avec plus de fréquence et d'énergie. On trouve enfin les muscles abaisseurs de la lèvre inférieure, le carré, le triangulaire et le peaucier proprement dit, lesquels allongent le visage en attirant en bas l'angle des lèvres, et peignent la douleur et toutes les passions oppressives sous des traits qui donnent à la face quelque chose de sombre et de profondément mélancolique.

Mouvemens des yeux. Nous nous dispenserons de parler de ces mouvemens, attendu qu'il n'est personne qui ne connaisse et leur variété et leur valeur immense en fait d'expression. On sourit avec les yeux ; avec eux on appelle, on menace, on implore. Le ***regard***, en un mot, a un langage tout particulier, mais d'une éloquence qui rivalise avec celle des lèvres. C'est ce qui faisait dire à Buffon, que la vue est le sens de l'esprit et la langue de l'intelligence.

PLANCHE IX.

Fig. 1. Le cardinal de Richelieu.

Fig. 2. Le prince de Bénevent.

Nous mettons ici en parallèle ces deux hommes d'état, à cause du rapprochement qu'on peut faire dans le degré d'influence qu'ils ont exercé l'un et l'autre sur le monde politique et dans les moyens qu'ils ont mis en usage pour se cramponner au pouvoir.

La ruse est l'expression la plus saillante de ces deux physionomies. Mais à travers ce voile qui leur est commun, on voit percer un trait d'originalité : la cruauté dans l'un, une froide impassibilité, la soif du sang, et dans l'autre la finesse d'esprit, la dissimulation et une sorte de flagornerie dédaigneuse. Ces paupières, qui marchent horizontalement sur le globe de l'œil, sont, dans l'un et dans l'autre, la circonstance physique la mieux marquée et la plus significative. Lavater a raison d'attribuer ce trait aux hommes fins, adroits et rusés.

Talleyrand offre en outre des yeux à demi fermés, signe infaillible de malice et de perfidie. Il est aussi d'observation que les personnes qui ont l'intervalle naso-buccal très-étendu montrent un jugement droit, beaucoup de savoir faire et une extrême finesse d'esprit. Cette particularité est très-frappante sur l'homme qui a toujours su vendre ceux qui l'ont acheté.

Chez Richelieu, il y a du *tigre* dans l'ensemble de *la physionomie*, et dans chaque trait, si sèchement arrêté, une volonté de fer.

Fig. 1.

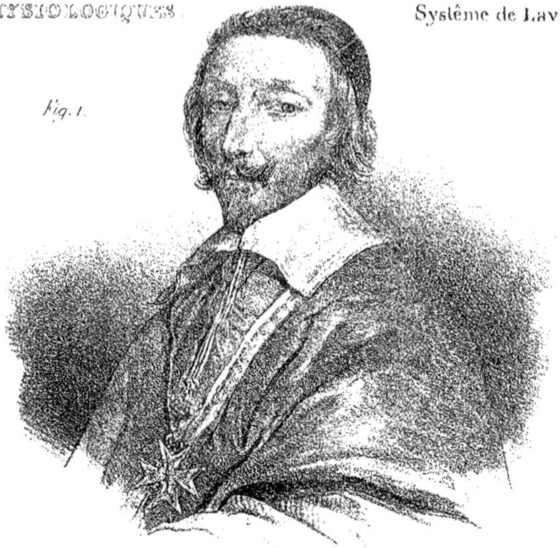

Fig. 2

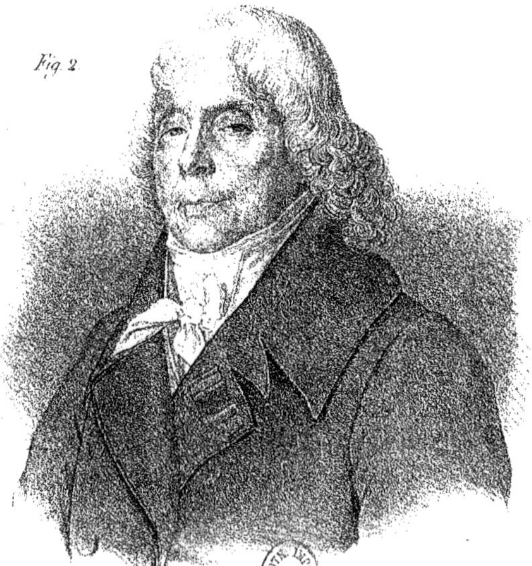

Imp. de Lemercier, Bénard et Cie

7.

Tous les caractères physiognomoniques que nous avons passés jusqu'ici en revue, exigent dans l'observateur qui veut en apprendre la signification, l'exercice libre du sens de la vue. Mais un aveugle peut-il lire dans le cœur humain? Cela lui est aussi facile qu'il peut l'être à un sourd d'interpréter jusqu'aux moindres nuances des expressions physionomiques. Jean-Jacques, qui ne connaissait point l'Anglais, assistait, à Londres, à une représentation, par Garrick, du *Roi Léar*. Après la chute du rideau, Garrick lui demanda comment il avait fait pour comprendre. *Je n'en ai pas perdu un mot*, lui répondit Jean-Jacques. Eh bien! il est aussi des signes qui s'adressent exclusivement au sens de l'ouïe. Ces signes sont, à la vérité, moins nombreux que ceux dont s'emparent les yeux; mais, en revanche, ils l'emportent sur ces derniers en franchise et en vérité, parce qu'ils sont plus instinctifs que volontaires. Ces signes sont ceux de la voix. Qui ne sait que l'effroi, la douleur, la surprise sont manifestés par des cris dont la nuance ne laisse pas le moindre doute sur la nature du sentiment qui les provoque? Assistez à une représentation théâtrale : vous saisirez toutes les situations, tous les caractères, vous frémirez, vous serez ému jusqu'aux larmes, ou vous vous laisserez aller à une hilarité folle, sous la seule impression du timbre de la voix, de ses inflexions variées, de sa douceur, de sa force, de son éclat, etc. En général, les sentimens gais donnent du retentissement à la voix, de la volubilité à la parole; les passions tristes, au contraire, rendent la voie sonore, lugubre et profonde. Ce sont toujours les deux ordres des résultats des sentimens expansifs et des sentimens concentrés. Il est des voix plaintives, saccadées, entrecoupées de sanglots : le chagrin, le déchirement de l'âme n'ont pas d'interprétation plus éloquente. L'ironie a son timbre de voix, ses désinences de parole; l'orgueil, l'arrogance ont les leurs. L'homme au cœur plaqué d'airain ne parle pas de la même manière qu'une âme tendre et bienveillante. Et, en vérité, nous pourrions parcourir les innombrables cases des sentimens moraux, partout nous trouverions une nuance bien caractéristique du son vocal correspondant.

Nous bornons ici nos considérations sur les principales vues qui ont dirigé Lavater pour l'établissement de son système. Il n'est point de circonstance se rattachant par quelques points à l'habitude extérieure de l'homme que Lavater n'ait fait servir à ses démonstrations. L'influence de tous les modificateurs externes, climats, professions, corps alimentaires, etc.; celle des âges, des sexes et des races, la manière de se vêtir, celle de se coiffer, la démarche, le sommeil, une pose quelconque, le moindre trait, Lavater a tout mis à contribution. Mais on nous accordera, sans doute, que, pour notre objet, nous ne devions pas le suivre dans ce vaste terrain qui, du reste, est encore, dans bien des parties, à l'état de landes, malgré le soin que l'intrépide Allemand a apporté à le défricher. Nous avons dû ne point dépasser la lisière, et nous en tenir aux résultats anatomico-physiologiques, les seuls qui soient, en physiognomonie, d'une application rigoureuse, universelle, inattaquable. Nos excursions futures sur la crânioscopie, nous dédommageront du regret de n'avoir pas pu fouiller plus au loin dans la gangue du pasteur de Zurich.

PLANCHE X.

Est-il physionomie plus atroce, plus scélératement lâche et perfide que la première de cette planche? c'est celle de Louis XI. Tout y est dur et péniblement contracté. Les traits s'y croisent comme pour dévoiler le conflit de mille passions. Ce front ridé et sourcilleux porte l'empreinte de la défiance, de l'inquiétude, de la mélancolie la plus lugubre; ces yeux caves et sombres expriment l'habitude des projets sinistres; et cette bouche, qui ne sourit que par les commissures, ne respire qu'hypocrisie, débauche et perversité.

Mais une circonstance digne, entre toutes les autres, de fixer l'attention, c'est l'hétérogénéité qui existe entre les diverses parties du visage. C'est une erreur de la nature que l'association de ces tout petits yeux à un nez si volumineux et à de si vastes pommettes. Et cette lèvre inférieure pendante et très-développée s'allie mal avec la supérieure maigre, raide et presque imperceptible. Que pouvait-on attendre, en fait de qualités morales, de ces disproportions physiques si choquantes?

Fig. 2. Le génie de *Voltaire* se lit tout entier sur ce front, type de beauté organique. Le reste de la physionomie exprime énergiquement l'originalité de ses conceptions.

Fig. 3. Le comte de *Mirabeau* se présente un jour chez Lavater. Monsieur le sorcier, lui dit-il, que pensez-vous de ma physionomie? regardez-moi bien, car si vous vous trompez, je vous fais passer pour un charlatan. Lavater fait deux pas en arrière. « Puisque vous le voulez, je vais vous satisfaire. Votre physionomie m'annonce que vous êtes né avec tous les vices et que vous n'avez rien fait pour les réprimer. »

Mais ce jugement était incomplet. Mirabeau, après ses écarts de jeunesse, devait être un jour, comme orateur et comme homme d'état, une célébrité et l'orgueil de la France.

FIN DU TROISIÈME VOLUME.

PLANCHES PHYSIOLOGIQUES.

Système de Lavater.

PL. X.

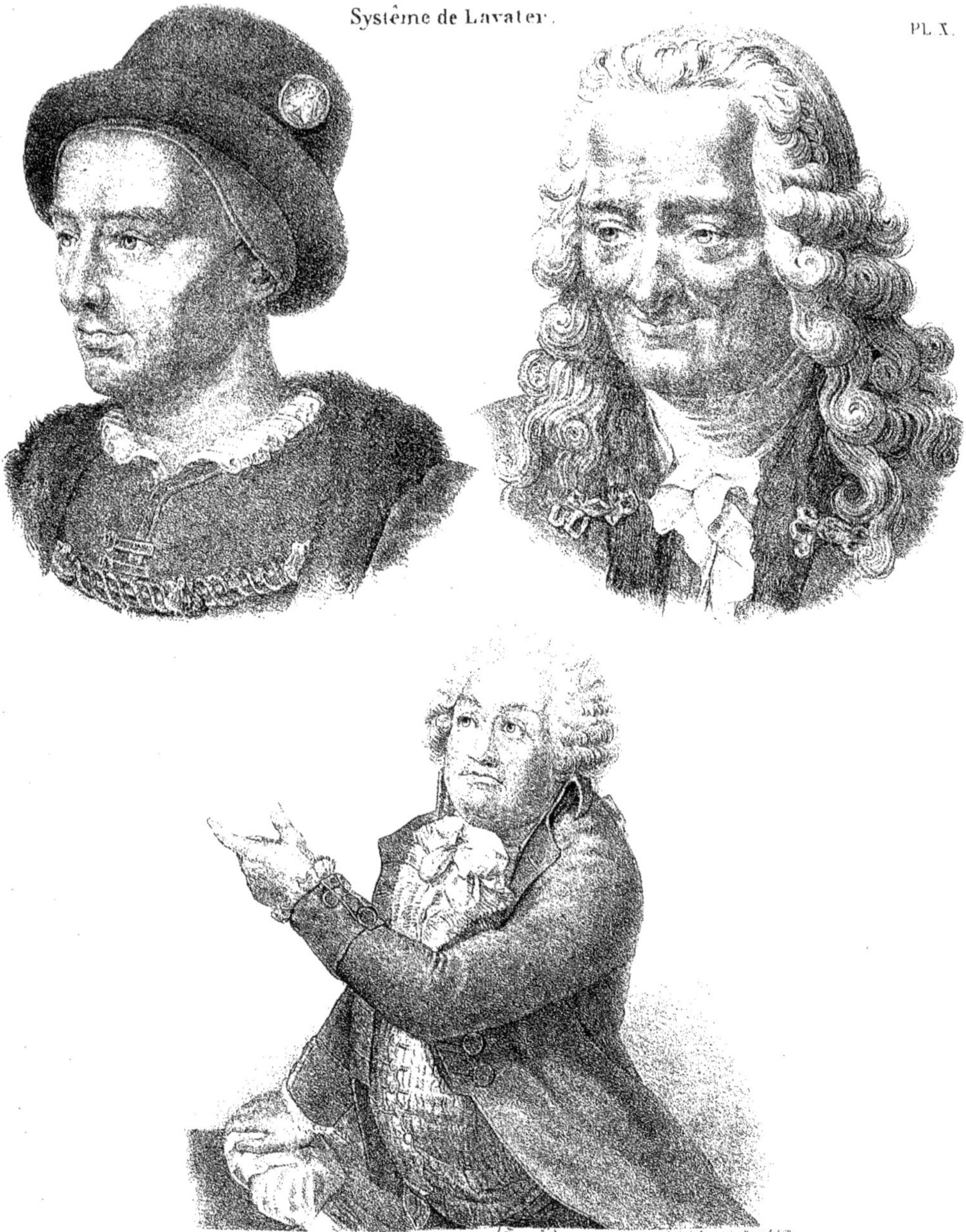

Lith. de Lemercier, Benard et Cie